E-Book inside

Mit dem Kauf dieses Buchs erhalten Sie das zugehörige E-Book gratis. Sie können dabei aus drei Dateiformaten wählen: EPUB (gängiges Format für E-Reader und Tablets), PDF (für PC und Laptop) oder MOBI (für den Amazon Kindle). So kommen Sie an Ihr kostenloses E-Book:

Rufen Sie im Internet diese Website auf:
↗ http://www.junfermann.de/ebook-inside

Geben Sie den unten stehenden Code in das dafür vorgesehene Feld ein und klicken Sie → Code einlösen. Nach Eingabe Ihrer E-Mail-Adresse und Auswahl des E-Book-Formats erhalten Sie sofort einen Download-Link für das gewünschte E-Book an Ihre E-Mail-Adresse.

Bitte beachten Sie, dass der Code für Sie personalisiert wird und nur einmal gültig ist. Die Datei müssen Sie zunächst auf Ihrem Computer speichern, bevor Sie sie auf ein mobiles Endgerät überspielen können.

3NG7EYMZ

Alice Romanus-Ludewig

Resilienz- und bindungsorientierte Traumatherapie (RebiT)

Ein Handbuch

www.junfermann.de

blogweise.junfermann.de

www.facebook.com/junfermann

twitter.com/junfermann

www.youtube.com/user/Junfermann

www.instagram.com/junfermannverlag

ALICE ROMANUS-LUDEWIG

RESILIENZ- UND BINDUNGSORIENTIERTE TRAUMATHERAPIE (REBIT)

EIN HANDBUCH

Junfermann Verlag
Paderborn
2019

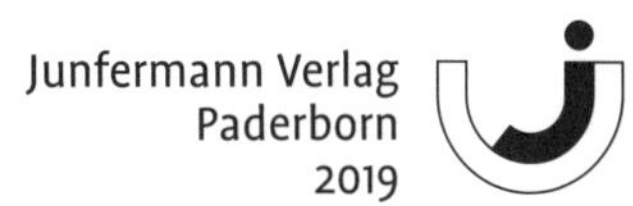

Copyright

Coverfoto © cosmosvisions/stock.adobe.com

Covergestaltung / Reihenentwurf JUNFERMANN Druck & Service GmbH & Co. KG, Paderborn

Satz & Layout JUNFERMANN Druck & Service GmbH & Co. KG, Paderborn

Bibliografische Information der Deutschen Nationalbibliothek

Die Deutsche Nationalbibliothek verzeichnet diese Publikation in der Deutschen Nationalbibliografie; detaillierte bibliografische Daten sind im Internet über http://dnb.d-nb.de abrufbar.

ISBN 978-3-95571-844-2
Dieses Buch erscheint parallel als E-Book.
ISBN 978-3-95571-845-9 (EPUB), 978-3-95571-848-0 (PDF), 978-3-95571-847-3 (MOBI).

Für Carsten, Florian, Fanita und Filip.

Inhalt

Vorwort

Dies ist ein ungemein praktisches Buch, um gleich einen der größten Vorteile zu benennen. Alice Romanus-Ludewig ist es gelungen, ein Kompendium zusammenzustellen, das jedem eine Hilfe bietet, der eine Systematik für die Praxis der Traumatherapie sucht: Wie geht Traumatherapie? Was kommt wann „dran"? In welcher Reihenfolge sollten die traumatherapeutischen Interventionen erfolgen? Antworten auf diese und ähnliche Fragen werden nicht nur für alle Professionellen interessant sein, die sich einem leidgeprüften Menschen gegenübersehen und zweifeln, wo sie anfangen sollen und „wie dann weiter". Sondern die Rat- und Hilfesuchenden selbst werden hier fündig, wenn sie sich fragen, was denn Traumatherapie eigentlich leisten kann, was man da „macht", wie das geht. Es wird sie vielleicht trösten zu lesen, dass es immer erst darum gehen wird, positive Erfahrungen wiederzubeleben, sich weiter zu stabilisieren, und erst dann darum, sich mit dem Grauen zu konfrontieren, um dessen Nachwirkungen zu verstehen, abzumildern oder sogar ganz loslassen zu können.

Die Autorin hat sich einen eigenen Namen für die Therapie-Inhalte ausgedacht: RebiT, also Resilienz- und bindungsorientierte Traumatherapie. Damit sind bereits zwei Schwerpunkte ihrer Arbeit benannt: Ressourcenaktivierung (Resilienz) und Bindungsorientierung. Entlang der üblichen Pfade der Traumabehandlung erläutert Frau Romanus-Ludewig nicht nur aus ihrer Praxiserfahrung heraus und anhand anschaulicher Beispiele, was diese Bereiche der Traumatherapie ausmacht, sondern sie ergänzt dies um Übungen, die leicht erlernbar, hilfreich und unterstützend sind, sowie wertvolle Erläuterungen zum Transfer in die jeweiligen Settings.

In den ersten Kapiteln werden das Konzept und die Vorgehensweise erläutert, zu dem auch – was leider vielen KollegInnen immer noch nicht selbstverständlich ist – ein intensives Bindungsinterview gehört. So legt Alice Romanus-Ludewig überhaupt im gesamten Verlauf der Therapie großen Wert auf Gespräche über die jeweilige Bindungssituation zwischen TherapeutIn und KlientIn. Erst danach folgt bei ihr ein Kapitel über traumaassoziierte Störungsformen – ein Aufbau, der zeigt: Traumadiagnostik ist Prozess-Diagnostik. Erst wenn unsere KlientInnen uns vertrauen und nur solange die Beziehung stimmt, geben sie uns nach und nach zu erkennen, was sie verstört, was ihnen fehlt, was sie brauchen und wo sie allein nicht weiterkommen.

Im Anschluss an diese Kapitel folgen weitere zum Ablauf der Traumatherapie, dazu gehört zunächst ein gründliches (Wieder- oder Weiter-)Aufbauen von Fähigkeiten, Kenntnissen und erfolgreichen Lebensstrategien. Dabei gefallen mir auch manche

Sammelbegriffe der Autorin wie zum Beispiel die „Big Five der Stabilisierungsphase". Darunter versteht Romanus-Ludewig das Erinnern und Verankern positiver Lebensereignisse, Imaginationsübungen, die Erarbeitung und Anwendung einer brauchbaren Skills-Liste, die Arbeit mit dem Spannungsregler und schließlich die Teilearbeit auf der inneren Bühne.

Die Traumadurcharbeitung schließlich braucht den richtigen Zeitrahmen, Motivation und ein sanftes, sorgsam kalibriertes Vorgehen, das die Autorin mit eigenen Praxiserfahrungen, Übungen und Hinweisen anreichert, wobei sie vor allem die Bildschirmtechnik zum Bearbeiten wählt, aber auch auf andere traumatherapeutische Bearbeitungsmöglichkeiten hinweist.

Besonders erfreulich: Die Autorin bleibt nicht am Ende der Durcharbeitung stehen, sondern betont ausdrücklich, wie wichtig es ist, die Trauerarbeit therapeutisch zu begleiten – für das die Klienten oft erst nach dem Erkennen und Anerkennen des eigenen Leids inneren Raum finden. Anschließend weist Alice Romanus-Ludewig noch auf verschiedene andere Störungsformen und Anwendungsbereiche ihres Ansatzes hin und schließt das Buch mit einigen im Anhang befindlichen Fragebögen und anderen sinnvollen Tools ab.

Dieses Buch empfehle ich allen, die Klarheit in ihr traumatherapeutisches Vorgehen bringen wollen, Struktur für die sonst oft unübersichtliche psychotherapeutische Begleitung traumatisierter Menschen brauchen und sich von originellen, teils auch neuen Zusammenstellungen und Übungen anregen lassen möchten.

Hier denkt, arbeitet und schreibt eine psychotherapeutische Kollegin, von der ich gern noch mehr hören und lesen möchte. Das werden sicher viele therapeutisch Tätige nach der Lektüre denken. Und wer selbst eine Traumatherapie sucht, wird in diesem guten, klaren, sehr schön lesbaren und sorgsam gestalteten Handbuch Ermutigung finden, sich nicht zu begnügen mit den schlechten Verhältnissen, sondern sich kompetent und bindungsorientiert auf dem Weg „heraus aus der inneren Not" begleiten zu lassen. Wie gut, dass Frau Romanus-Ludewig auch KollegInnen ausbildet, denn das Buch wird viele neugierig machen.

Michaela Huber im Frühjahr 2019

Einleitung

Resilienz- und Bindungsorientierung in der Traumatherapie – das ist doch nichts Neues, werden Sie sich jetzt vielleicht denken. Ja und Nein …

Ja, alle traumatherapeutischen Therapieansätze sind in gewisser Weise resilienz- und bindungsorientiert. Die psychotherapeutische Arbeit mit traumatisierten Menschen knüpft immer zuerst an deren Ressourcen bzw. deren Resilienz an. Die Klientinnen[1] und Klienten sind durch die ständige Präsenz des Traumas und die damit zusammenhängenden Symptome stark beeinträchtigt. Um eine erfolgreiche Traumabearbeitung durchstehen zu können, ist daher das Wiederentdecken der eigenen Widerstandskräfte unabdingbar. Es gilt, den so häufig sich aufdrängenden Schreckensbildern positive Bilder entgegenzusetzen, neben den oft kaum aushaltbaren Gefühlszuständen wieder angenehme Erfahrungen und Gefühlszustände zu ermöglichen. Und es gilt natürlich, den oft mit dem Trauma verbundenen schockierenden Beziehungserfahrungen wieder neue Erfahrungen folgen zu lassen, die von Vertrauen und Verlässlichkeit gekennzeichnet sind. In dieser Hinsicht ist also die resilienz- und bindungsorientierte Arbeit in der Traumatherapie nichts Neues, sondern Bestandteil aller traumatherapeutischer Ansätze.

Nein, denn die in diesem Buch vorgestellte Resilienz- und bindungsorientierte Traumatherapie (RebiT) stellt doch eine Ergänzung der bisherigen Ansätze dar. Das bezieht sich vor allem auf die eingängige Struktur und die hohe Praxistauglichkeit.

Im Austausch mit Kolleginnen und Kollegen[2], die mit mir die Weiterbildungen absolvierten, stellte ich fest, dass viele noch mehr Unterstützung dabei wünschten, das traumatherapeutische Wissen und Können in der Praxis zielgerichtet anzuwenden: Die Fülle an Übungen und Materialien war zu groß, vieles geriet im Laufe der Zeit in Vergessenheit, weil es nicht angewendet wurde. Mir selbst erging es ähnlich. Ich erinnere mich an Versuche, das Gelernte umzusetzen, und das sich schnell einsetzende Gefühl, den Überblick zu verlieren angesichts der vielen Möglichkeiten, traumatherapeutisches Handwerkszeug einzusetzen. Das verunsicherte und wirkte sich nicht zuletzt auf die Begleitung der Klientinnen nachteilig aus.

---

1 Mit der Bezeichnung „Klient" möchte ich zum Ausdruck bringen, dass sich der traumatisierte Mensch stets auf Augenhöhe mit den Behandelnden befindet. Therapeuten, die im kassenärztlichen Rahmen tätig sind, sprechen in der Regel eher vom „Patienten". „Klient" ist in diesem Fall dazu synonym zu verstehen.

2 Ich möchte in meinem Buch möglichst gendergerecht schreiben. Daher habe ich mich dazu entschlossen, die weibliche und die männliche Form abwechselnd zu gebrauchen.

Ich möchte an dieser Stelle unbedingt einem Missverständnis vorbeugen: Die beschriebenen Umsetzungsprobleme sind aus meiner Sicht „typisch Mensch", denn wir neigen dazu, bei Widerständen schnell zum Vertrauten und Gewohnten zurückzukehren. Das gilt natürlich auch für therapeutisch arbeitende Menschen, deshalb gerät viel Erlerntes in Vergessenheit. Ich möchte also keine Kritik üben an den Weiterbildungen und deren Qualität. Die Weiterbildungen, die ich absolvierte, waren in jeglicher Hinsicht exzellent und nicht nur fachlich, sondern auch menschlich sehr bereichernd. Wegen der dennoch bestehenden Schwierigkeiten bei der Umsetzung in die therapeutische Arbeit, die ich in meinem Alltag selbst erlebte und auch im kollegialen Austausch wahrnahm, wollte ich einen Beitrag für die bessere Umsetzbarkeit des so wertvollen Erlernten leisten. Der RebiT-Ansatz soll also eine zusätzliche Hilfestellung bieten an der Schnittstelle zwischen Lernen und Umsetzen in der Praxis. So entwickelte ich ganz allmählich eine eigene Struktur, die mir half, sinnvolle Standards zu setzen, wichtige Teilschritte in der Therapie nicht zu übergehen und mich nicht länger in einzelnen Aspekten zu verlieren. Auf diese Weise sind z. B. die „Big Five der Stabilisierungsphase" entstanden. Sie bilden auch das Grundgerüst für den hier vorgestellten Ansatz (Kap. 2). Ergänzende und weiterführende Übungen sind natürlich nach dem Einüben der Basics möglich und erwünscht. Beispiele für ein sinnvolles Vorgehen finden Sie in diesem Buch.

Auch die Frage, wie Aspekte der Bindung konkret in die traumatherapeutische Arbeit übersetzt werden können, beschäftige mich weiterhin. So entwickelte sich im Laufe der Zeit bei mir die Idee, mithilfe des regelmäßigen Bindungsgespräches bzw. Therapiefeedbacks den Austausch mit Klientinnen über die Qualität der therapeutischen Beziehung aufrecht zu halten. Dies sollte auch wichtige Auswirkungen auf die Beziehungen zwischen Klient und anderen Bezugspersonen haben.

Eine gute Struktur und hilfreiche Arbeitsmaterialien können natürlich niemals Ersatz sein für die allem zugrunde liegende ressourcenorientierte, respektvolle und annehmende Haltung der Klientin gegenüber. Eine gesunde Struktur muss immer auch flexibel bleiben, auf die Klientin zugeschnitten werden und die Besonderheiten des Einzelnen berücksichtigen. Niemals dürfen Klientinnen gezwungen werden, bestimmte Übungen durchzuführen, wenn sie dies ablehnen. Selbstbestimmung, Respekt und Würde verbieten jeglichen Druck, Zwang oder ein starres Festhalten am „Therapieplan."

Das gesunde Ausbalancieren zwischen Struktur und Flexibilität bleibt bei allen Therapieformen eine wichtige Herausforderung. Auch darum wird es in diesem Buch gehen.

Neben praktischen Schritt-für-Schritt-Anleitungen habe ich die wichtigsten theoretischen Hintergründe (Traumamechanismen, Traumaphysiologie, Hirnbiologie,

Diagnosen) in diesem Buch aufgegriffen und dargestellt. Genau das auszuwählen, was notwendig ist, um kompetent in der Praxis zu sein, ohne dieses Handbuch mit zu viel Theorie zu überfrachten, war nicht leicht. Um es anschaulicher zu machen und stets Brücken zwischen Theorie und Praxis zu schlagen, habe ich den Text um erklärende Grafiken und Abbildungen erweitert.

Wie jede Therapieform ist auch die Traumatherapie immerzu im Wandel und kluge Köpfe bemühen sich um Verbesserungen und Ergänzungen. Damit dies auch weiterhin – zum Wohl der Klienten – gewährleistet ist, bin ich gespannt auf Ihre Rückmeldungen! Feedback dazu, was Sie als hilfreich erlebt haben, und Anregungen, was noch besser werden könnte, sind willkommen. Lassen Sie uns im Austausch bleiben. Ich freue mich darauf.

Teil I

Traumatherapie – die Grundlagen

1. Resilienz- und bindungsorientierte Traumatherapie (RebiT) – was ist das?

1.1 Zur Entstehung des RebiT-Ansatzes

„Traumatherapie – das ist doch einfach Stabilisieren und dann noch ein bisschen Hokuspokus!“, so lautete die Aussage eines Kollegen, nachdem ich ihm erzählt hatte, dass ich mich in traumatherapeutischer Weiterbildung befinde. Ich war irritiert angesichts dieses Vorurteils, aber nach genauerem Nachdenken stellte ich fest, dass möglicherweise ein Körnchen Wahrheit in dieser Aussage liegt. Wenn das Herzstück der Traumatherapie, das Stabilisieren, sich nicht von allgemeiner psychotherapeutischer Arbeit unterscheidet und die Traumakonfrontation der Klientin nicht genau erläutert bzw. sie nicht sorgsam darauf vorbereitet wird, dann kann dies von manch verunsicherten Klientinnen durchaus als „Hokuspokus“ erlebt werden. Eine Erfahrung, die sich gerade bei traumatisierten Menschen, die Situationen von Ausgeliefertsein und Ohnmacht erlebt haben, verheerend auswirken kann.

Zu Beginn meiner Beschäftigung mit Traumatherapie fühlte ich mich geradezu erschlagen von den vielen traumatherapeutischen Techniken und Übungen, von denen ich las und hörte. Trotz mehrerer (wirklich sehr guter!) traumatherapeutischer Fortbildungscurricula hatte ich immer noch das Gefühl, dass der Überblick und die Umsetzung in den Therapiealltag mühsam waren. Meine ersten Versuche, das Gelernte umzusetzen, waren schwierig, weil ich zwar viele erlernte Elemente in die Therapien einbrachte, aber der innere Zusammenhang für Klienten oftmals nicht ersichtlich und nachvollziehbar war. Manche Kolleginnen und Kollegen hatten ähnliche Schwierigkeiten bei der Suche nach einem Kompass, der den Behandelnden und in Folge den Klienten sicher durch die Therapie leitete.

Ich versuchte dann, genau hinzuschauen, welches die häufigsten nach Traumatisierung auftretenden Probleme im Alltag der Klienten waren. Die in den Traumatherapie-Weiterbildungen erlernten Elemente wandelte ich so ab, dass sie leichter anzuwenden waren, manche Übungen entwickelte ich selbst. Ein wichtiger Schritt war in diesem Prozess auch, herauszufinden, welche Übungen sich vor allem für den Anfang der Therapie eignen und möglichst sicher und schnell eine Wirkung entfalten. „Soforthilfe“ am Anfang kann enorm wichtig sein, weil es bei Klientinnen die Hoffnung stärkt, dass sich die Gesamtsituation bessern kann. Beispielsweise hat es sich gezeigt, dass am Anfang der Therapie manchmal das Vertrauen und die

Konzentration noch gar nicht vorhanden sind, gemeinsam Imaginationsübungen einzutrainieren oder mit der „inneren Bühne“ zu arbeiten. Die Beschäftigung mit positiven Lebensereignissen knüpft an bereits Erfahrenes an und stellt somit einen leichten Zugang zu vorhandenen Ressourcen her.

So entwickelte ich im Laufe der Jahre eine eigene Struktur im Vorgehen, die sich sowohl für mich als Therapeutin als auch für die Klientinnen als sehr hilfreich erwies. Die Erfahrung lehrte mich, welche Übungen unverzichtbar sind und dringend intensiv eingeübt werden sollten (ich bezeichne sie als Basisübungen oder auch „Big Five“). Alle anderen können als Zusatzübungen angesehen werden, die später erlernt werden können. Es ist wie bei jeder „Kunst“: Hilfreich ist, zwischen Grundlagen und darauf aufbauenden Elementen zu unterscheiden. Bevor die Grundlagen nicht souverän beherrscht werden, sollten auch keine weiteren Schritte gegangen werden.

Bei der Arbeit mit Traumatisierten ist es besonders wichtig, sich nicht in einem „Meer der Möglichkeiten“ zu verlieren, sondern durch regelmäßiges Üben von vertrauten Basisübungen den Klienten Sicherheit zu vermitteln.

Mit den Sinnen erfahrbar

Ein weiterer Schwerpunkt des RebiT-Ansatzes ist die Betonung des Konkreten, des mit den Sinnen Erfahrbaren. Die Verbindung der Gedankenwelt mit Sinneserfahrungen ist aus meiner Sicht für Klienten sehr wertvoll, denn es geht in der Stabilisierungsphase darum, Ressourcennetzwerke zu knüpfen (s. a. Abschn. 5.1). Je mehr Sinnesmodalitäten einbezogen sind, desto wirksamer ist die Aktivierung des Netzwerkes.

Daher habe ich die explizite Verbindung zu den Sinnen bei allen Stabilisierungsübungen zu knüpfen versucht (z. B. in der Arbeit mit Symbolen und Ritualen bei der Vertiefung positiver Lebensereignisse, vgl. Big Five 1 in Abschn. 5.2.1).

Traumakonfrontation

Besonders in der Phase der Traumakonfrontation sind Behutsamkeit und Achtsamkeit angebracht. Nach meiner Erfahrung kann es die Belastung des Klienten enorm senken, wenn das Vorgehen und auch die Wirkweise (z. B. der Bildschirmtechnik) eingehend erklärt werden. Bei den Konfrontationsmethoden, die ich im Zuge meiner Ausbildung erlernt habe, war die Anwendung jedoch durch eine zu hohe Komplexität erschwert. Die komplizierten Vorgehensweisen lassen sich dem Klienten, der in der Regel ohnehin schon stark belastet ist, nicht gut vermitteln. Auch dafür wollte ich Abhilfe schaffen. So habe ich die mir bekannten Screentechniken abgewandelt und vor allem auch vereinfacht, sodass das Vorgehen für Klienten transparenter und gut erklärbar ist. Durch die Vereinfachung kann eine Screensitzung fast immer in einer einzelnen Therapiesitzung durchgeführt werden.

Es zeigt sich, dass Betroffene davon profitieren, wenn die Sitzungen zur Traumadurcharbeitung gut „dosiert" und in kleinere „verdauliche" Einheiten unterteilt werden.

Trauer und Neuorientierung

Konsequente Unterstützung, auch bei der Bewältigung der dritten und letzten Phase, der Trauer und Neuorientierung, ist enorm wichtig. Hier ist die Bindungsorientierung besonders gefragt, damit das gemeinsame Anschauen des Traumas für die Klientinnen spürbar eingebettet ist in die sichere und Sicherheit vermittelnde therapeutische Beziehung. Nur so fühlt sich die Klientin nach der Traumakonfrontation nicht allein gelassen.

1.2 Prinzipien des traumatherapeutischen Prozesses

„Ein Trauma ist ein Erinnerungsabszess."

(Ulrich Sachsse)

Der Drang zur Verarbeitung

Es gibt viele hilfreiche Bilder und Vergleiche dafür, was ein Trauma ist und was in einem traumatherapeutischen Prozess passiert. Ein Trauma als einen „Erinnerungsabszess" (Sachsse, 1997) anzusehen macht deutlich: Da hat es eine „Schädigung" gegeben, welche noch nicht ausgeheilt ist. „Material" ist nicht abtransportiert, verarbeitet worden, ein Heilungsprozess ist ins Stocken geraten und belastet den Organismus. Das Bild macht auch klar: Ohne ein Eingreifen, ein „Rangehen" an die Verletzung, kann es vermutlich nicht besser werden.

Hilfreich erscheint mir auch der Vergleich, dass bei einem traumatherapeutischen Prozess Erinnerungsmaterial von einem „Zwischenlager", welches nicht der endgültige Bestimmungsort ist, zu einem „Endlager" transportiert werden muss. Dazu muss aber das brisante Material noch einmal in Bewegung gesetzt – angeschaut, geprüft und vorsichtig behandelt – werden. Es wird sich nie auflösen, es wird nie verschwinden, es wird auch nicht plötzlich anders (eine schlechte und erschütternde Erfahrung bleibt eine solche und wird nie zu einer neutralen oder guten Erfahrung).

Es kann aber besser einsortiert werden und ist weniger im Vordergrund, kann weniger Schaden anrichten.

Auch hirnphysiologisch passt dieser Vergleich gut. Unverarbeitetes traumatisches „Erinnerungsmaterial" wird in einer Hirnregion gespeichert (Amygdala), welche tatsächlich als eine Art „Zwischenlager" fungiert, und landet erst nach einer Verarbeitung in einer anderen Hirnregion, die als Gedächtnis für „normale" Erinnerungen gilt (Hippocampus). (Näheres dazu erfahren Sie in Kapitel 2.)

Nicht zuletzt die Vorstellung, dass die Wandlung eines unverarbeiteten Traumas zu einem verarbeiteten wie die Heilung einer offenen Wunde zu einer Narbe ist, veranschaulicht das Wesen des traumatherapeutischen Prozesses sehr anschaulich. Die Narbe verschwindet nicht, sie bleibt als unangenehme Erinnerung an die Verletzung zurück, aber der Prozess der Heilung ist abgeschlossen, die Gefahr für den Organismus ist gebannt, die Beeinträchtigung wurde deutlich reduziert.

Die Symptome, die ein unverarbeitetes Trauma mit sich bringt, insbesondere die Symptome, in denen sich der Traumainhalt immer wieder aufdrängt (Albträume, Flashbacks, traumanahe Gefühlszustände), sind ein Signal des Gehirns bzw. des gesamten Organismus, dass da etwas auf Verarbeitung drängt. Man spricht in diesem Zusammenhang auch vom Kohärenzdruck des Gehirns. Gemeint ist damit, dass der Organismus bemüht ist, das Unverarbeitete wieder zu aktivieren, um es angemessen einzuordnen und somit wieder das alte Gleichgewicht herzustellen.

> Traumatherapie kann verstanden werden als professionelle Unterstützung für einen ins Stocken geratenen physiologischen Prozess.

Ziele der Traumatherapie

Es handelt sich primär nicht um einen künstlichen Eingriff, sondern eher um ein „sanftes Begleiten". In diesem Zusammenhang sei darauf hingewiesen, dass ungefähr ein Drittel aller Traumatisierungen auch ohne therapeutische Unterstützung bewältigt bzw. verarbeitet werden kann.

Ziel ist immer, die Beeinträchtigungen im Alltag, in der Lebens- und Beziehungsgestaltung wiederherzustellen. Traumatherapie ist kein Selbstzweck! Aus diesem Grunde ist es sehr wichtig, mit den Klienten zu erarbeiten, was sich durch die Bearbeitung des Traumas verändern soll. Wird dies nicht berücksichtigt, kann es passieren, dass sich in der mitunter sehr schmerzhaften Phase der Traumabearbeitung ein

Gefühl von Sinnlosigkeit einstellt („Wozu das Ganze?!") oder nach der Konfrontationsphase Orientierungslosigkeit auftritt („Und was jetzt?!").

> Eine Traumatherapie ohne klare Zielsetzung zu beginnen ist ein Kunstfehler!

Mit klarer Zielsetzung ist kein Gefühlszustand gemeint (z. B. „wieder selbstbewusst werden", „mich sicher fühlen" o. Ä.), sondern ein konkretes und überprüfbares Ziel (z. B. „wieder alleine ins Café gehen können", „wieder arbeiten gehen", „Suchtverhalten ablegen", „Hobby wieder aufnehmen" etc.). Auf dieses Thema werde ich in Abschnitt 5.1 noch ausführlicher Bezug nehmen.

Traumabetroffene kommen zudem mit sehr unterschiedlichen Vorerfahrungen zu einem Erstgespräch. Eine gute und sichere Bindung braucht Transparenz und einen sicheren Rahmen. Frühere Therapien oder Erfahrungsberichte Dritter können die Erwartungen der Klientinnen an die Therapie prägen.

Nach meiner Erfahrung ist es gut, den Wünschen und Erwartungen der Betroffenen Aufmerksamkeit zu schenken und genauso klar auch den eigenen Arbeitsstil, die eigenen Therapiegrundsätze zu thematisieren. So kann der an einer Therapie Interessierte im Rahmen der probatorischen Sitzungen für sich prüfen, ob er bereit und motiviert ist, sich auf diese Form der Therapie einzulassen. Es kann sehr frustrierend für beide sein, wenn die Art der Therapie stark von dem abweicht, was der Klient von einer Behandlung erwartet.

Aus diesem Grund erläutere ich allen Interessenten immer genau, nach welchen Grundsätzen ich arbeite. Die Kernpunkte habe ich mit der Bezeichnung „AMOS-Prinzip" zusammengefasst (vgl. Abschn. 1.4). In einer kleinen Informationsbroschüre informiere ich über das AMOS-Prinzip. Im Rahmen der Probatorik können wir dann überprüfen, ob die Grundlagen und die Grundausrichtung meiner therapeutischen Arbeit zu den Erwartungen der Klienten passen.

Selbstwirksamkeit und Selbststeuerung

Die reale Erfahrung, Opfer gewesen zu sein, ist für die Betroffenen so erschütternd und prägend, dass es oft schwerfällt, wieder zurückzufinden zu einem selbstbestimmten und selbstverantworteten Leben. Es fühlt sich am Anfang fast wie eine Zumutung an, wieder selbst das Ruder in die Hand nehmen zu sollen und „trotz allem" wieder in kleinen und kleinsten Schritten Dinge anzupacken. Von Therapeuten erfordert es Fingerspitzengefühl, beides im Blick zu haben: einerseits dem Klienten das notwendige, heilsame und für die Bindung wesentliche Maß an Empathie, Fürsorge und Schutz zukommen zu lassen, andererseits aber auch Mut zu machen und zu konkreten Schritten herauszufordern.

Durch die verschiedenen Elemente der Stabilisierungsphase können Klienten zu einem Gefühl von Selbstwirksamkeit und Selbststeuerung zurückfinden. Nachdem im Rahmen der traumatischen Erfahrung intensive Ohnmacht und Hilflosigkeit erlebt wurden, geht der Zugang zu dem Grundgefühl „Ich kann etwas tun und bewirken!" oft verloren und muss wiedergewonnen werden. Wichtig ist dabei vor allem, dass die sogenannte Resilienz des Klienten wiederhergestellt wird. Resilienz, die Widerstandskraft der Seele, hat entscheidenden Einfluss darauf, wie ein Trauma verarbeitet wird. Das bezieht sich sowohl auf die Resilienz, die vor dem Trauma bestand, als auch auf das Vorhandensein von Resilienzfaktoren nach dem traumatischen Ereignis. Dabei sollten Betroffene an „Realitäten" anknüpfen wie zum Beispiel den eigenen positiven Lebenserfahrungen und inneren Stärken. Diese Ressourcen wurden durch das Trauma nicht zerstört, sondern sind nur „verschüttet" worden, so wie eine durch Laub und Erde verdeckte Quelle, die man wieder freilegen kann.

Es ist sehr nützlich zu wissen, welche Faktoren Resilienz beeinflussen, denn nur dann können wir sie berücksichtigen. Es gibt unterschiedliche Studien zum Thema Resilienz mit jeweils unterschiedlichen Schwerpunkten, aber folgende Faktoren werden immer herausgestellt:

- die Ablehnung der Opferrolle bzw. **Selbstverantwortlichkeit**,
- **Aktivität** sowie
- die Fähigkeit, sich ein **soziales Netzwerk** aufzubauen und zu halten.

An diesen Kernpunkten gilt es zu arbeiten, wenn wir die Resilienz der Klienten stärken möchten. Alle Elemente der Stabilisierungsarbeit dienen dazu, die Selbstverantwortlichkeit und damit auch die Selbstwirksamkeit aufzubauen, die durch die traumatische Erfahrung erschüttert wurde. In diesem Sinne ist die Traumatherapie eine sehr praktisch orientierte Therapieform. Es geht viel um praktisches Einüben, weniger um Interpretationen, Deutungen, Übertragungsphänomene und unbewusste Konflikte. Ich sage bewusst *weniger*, denn natürlich können diese Aspekte auch eine Rolle spielen, sie stehen nur nicht im Mittelpunkt. Deutungen und Interpretationen sind sogar möglichst zu vermeiden, weil sie vom Klienten leicht als verletzend oder aufgezwungen erlebt werden.

Eine aktive Haltung einnehmen, Dinge ausprobieren, Neugier wieder zulassen, etwas tun können statt „aushalten müssen" – all das hilft Traumabetroffenen dabei, wieder neuen Lebensmut zu entwickeln und Zugang zu ihrer inneren Stärke wiederzugewinnen.

Das soziale Netzwerk, also die sozialen Bindungen, gilt es dafür ebenso zu thematisieren wie die jeweilige Zielsetzung (s. o. „Ziele der Traumatherapie").

Beziehung zwischen Therapeuten und Klient

Zur Aufrechterhaltung einer guten und sicheren Bindung ist es nicht nötig, sich maximal „hineinzubegeben". Es gilt eher, ein Mittelmaß zu halten und flexibel zu bleiben. Damit sind wir bei der Frage angelangt, was die Bindungsorientierung bei RebiT ausmacht. Ich möchte Ihnen hier einen kleinen Vorgeschmack geben. Das Thema wird in Kapitel 3 weiter vertieft.

Die moderne Bindungsforschung gibt uns Antworten darauf, was eine sichere Bindung ausmacht, wie sie entsteht und wie sie gehalten, geschützt und gefördert werden kann. Deshalb ist es wichtig, die Kernpunkte zu verstehen und sich damit auseinanderzusetzen.

Der zentrale Begriff bei der Entstehung einer sicheren Bindung ist die Feinfühligkeit. Damit ist die Fähigkeit gemeint, auf die Signale des Gegenübers feinfühlig zu reagieren: wahrnehmen, was es mir sagen will, was genau es braucht, und dann auch angemessen zu reagieren. Über das Mitgeteilte sollte sich im Idealfall ausgetauscht werden, um zu überprüfen, ob es richtig verstanden wurde, und abzugleichen, wie ich in der Lage und bereit bin, darauf zu reagieren. Dabei ist interessant, dass es keine vollständige Übereinstimmung geben muss, es darf auch Missverständnisse und unerfüllte Wünsche geben. Forschungsergebnisse zeigen sogar, dass ein mittleres Maß an Übereinstimmung für die Qualität der Beziehung besser ist als zu viel Gleichklang (Beebe et al., 2002). Entscheidend ist, über das Wahrgenommene zu kommunizieren. Das fördert nämlich die Fähigkeit, über das eigene Innenleben und das des Gegenübers nachzudenken. Die Bindungsforschung nennt das Mentalisieren. Diese Fähigkeit ist für die eigene Gefühlsregulation und die Regulation der sozialen Beziehungen essenziell. Die Entwicklung der Mentalisierungsfähigkeit ist ein wichtiges Element in jeder Psychotherapie.

Das Wesen einer positiven und sicheren Bindung beschreiben Bindungsforscher mit der Formulierung „Autonomie in Verbundenheit" (Grossmann, & Grossmann, 2004). Dabei sind diese beiden Bedürfnisse nie vollkommen im Gleichgewicht. Das Gleichgewicht darf immer mal wieder zur einen oder anderen Seite „ausschlagen", bis es sich irgendwann wieder neu eingestellt hat.

Dieses Verständnis für die Dynamiken sicherer Bindung ist für den traumatherapeutischen Prozess ungemein hilfreich, weil es davor bewahrt, bei gelegentlichen „Alleingängen" oder „Anklammerungstendenzen" des Klienten zu stark zu reagieren oder regulieren zu wollen. Auch bei der eigenen inneren Haltung des Therapeuten kann und darf es Schwankungen geben, mal empathisches Mitschwingen und mal Schwierigkeiten, den inneren Prozess des Klienten oder bestimmte Reaktionen zu verstehen.

Der Diskurs über Bindungsthemen ist für die therapeutische Beziehung wichtig und braucht einen regelmäßigen Raum und eine feste Zeit, auch weil die Tendenz der Klienten (und manchmal auch der Therapeuten!) zur Vermeidung groß ist. Das Bindungsgespräch bzw. Therapiefeedback ist ein Herzstück von RebiT und hat somit erstmals in der Traumatherapie einen festen Platz.

Die Macht der Intuition nutzen

Die Imaginationsübungen (Abschn. 5.2.2) beruhen auf der faszinierenden menschlichen Fähigkeit, sich allein durch die Vorstellung positiver innerer Bilder in einen besseren emotionalen Zustand zu bringen. Dass Menschen in großer Not das auch intuitiv und ohne (therapeutische) Anleitung machen, zeigt eindrücklich die Geschichte von Natascha Kampusch, die in ihrem dunklen Kellerverlies auch deshalb psychisch überlebte, weil sie sich immer wieder mit positiven inneren Bildern beschäftigte (Kampusch, 2012). Für die meisten Übungen der Stabilisierungsphase gilt also, dass sie nicht von Therapeuten „erfunden" wurden, sondern dass weiterentwickelt wurde, was Traumaüberlebende schon immer intuitiv als Selbsthilfe nutzten.

Wenn Klienten frustriert sind, weil sie mit einer Übung nichts anfangen können, hilft manchmal die Frage: „Machen Sie vielleicht schon intuitiv etwas Ähnliches, wenn es Ihnen nicht gut geht?" Dann wird oft deutlich, dass es nicht um eine vorgeschriebene Übung (wie ein verschriebenes Medikament) geht, sondern um den Zugang zu bereits vorhandenen inneren Möglichkeiten. Wenn dies spürbar wird, sehen die Betroffenen auch mehr Sinn darin, die Übungen außerhalb der Therapie anzuwenden. Dies vermindert Abhängigkeitsgefühle und fördert das Vertrauen in die eigenen Selbstheilungskräfte, in die eigene Fähigkeit, Gefühle zu regulieren und innere Not zu lindern.

Psychoedukation

Die sogenannte Psychoedukation ist für Traumaüberlebende sehr wichtig. Ich verstehe jedoch unter Psychoedukation nicht, dem Klienten nur zu verdeutlichen, wie sein Gehirn und seine Seele verwundet wurden und heilen können, sondern vor allem ihm wieder Vertrauen in die Selbstheilungskräfte zu geben und den eigenen Beitrag zur Heilung zu vermitteln.

In der Phase der Traumakonfrontation geht es auch darum, eine Haltung einzunehmen, die folgendermaßen lauten könnte: „Wir schaffen gemeinsam einen Rahmen, in dem wir uns das noch einmal anschauen, was immer wieder an die Oberfläche drängt." Dabei darf das „unverdauliche" Ganze in kleine und kleinste Sinneinheiten unterteilt werden, die dadurch „bekömmlicher" und verkraftbar werden.

Diese „sanftere" Haltung steht im Gegensatz zu einem die Konfrontation an sich betonenden Ansatz „Die Traumakonfrontation ist dann gelungen, wenn man sich der ganzen Wucht des Traumas stellt und die damit verbundenen Gefühle möglichst in voller Intensität nacherlebt." Meine Erfahrung zeigt, dass es durchaus reichen kann, das Trauma nur zu „streifen". Eine leichte, aber gezielte Aktivierung der traumatischen Erfahrung genügt häufig für die Bearbeitung und oft regelt der Betroffene selbst, wie viel Affekte zugelassen werden.

Immer wieder bin ich erstaunt darüber, wie groß der entlastende Effekt einer Traumakonfrontation sein kann, selbst wenn in der Therapiestunde die Affekte nur kurz oder wenig intensiv an die Oberfläche kamen. Aus diesem Grund finde ich auch den Begriff „Traumakonfrontation" nicht ganz passend und missverständlich. Man könnte auch von Traumaaktivierung sprechen. Ich habe das von mir entwickelte Vorgehen bei der Bildschirmtechnik aus diesem Grund Netzwerkaktivierender Traumascreen (kurz: NaTs) genannt. Mehr dazu erfahren Sie in Abschnitt 6.3.1.

1.3 Die resilienz- und bindungsorientierte Grundhaltung des Therapeuten

Für die therapeutische Arbeit mit Menschen in Not ist eine Haltung von Respekt, Empathie, Fürsorge, Verständnis und Verantwortung die Grundlage, unabhängig davon, welche Therapieform angewandt wird. Und doch gibt es bei der Arbeit mit Traumatisierten ganz besondere Herausforderungen, die es für eine adäquate Grundhaltung zu beachten gilt. Menschen, die lebensbedrohliche Situationen erlebt und sich ohnmächtig und ausgeliefert gefühlt haben, brauchen ein besonders behutsames und achtsames Gegenüber. Damit meine ich keine ängstliche Vorsicht, die nicht wagt, schmerzhafte, aber wichtige Dinge anzusprechen. Es braucht vielmehr eine Mischung aus Behutsamkeit, Respekt und Mut.

Zunächst ist wichtig zu verinnerlichen, dass Traumaüberlebende sehr sensibel auf jegliche Form von Gewalt reagieren. Nicht nur körperliche Gewalt, sondern auch verbale oder strukturelle Gewalt in ihren subtilen Formen sind damit gemeint. Therapeuten sind nicht davor gefeit, durch zu harsche, unsensible oder unempathische Reaktionen oder Haltungen dem Klienten zu schaden. Dabei sind es oft gerade die von einem Trauma Betroffenen, die es nicht wagen, Kritik zu üben oder sich dem Therapeuten gegenüber zur Wehr zu setzen. Es ist also unsere Aufgabe, therapeuteninduzierten Stress zu minimieren. Wie können wir das durch unsere therapeutische Haltung gewährleisten?

Zuallererst: Ressourcen- und resilienzorientiert zu arbeiten heißt auch, sich selbst gegenüber eine solche Haltung einzunehmen! Es überzeugt wenig, wenn eine ausgepowerte, freudlose Therapeutin einer Klientin vermitteln will, dass sie sich Gutes tun, eigene Stärken fördern und sich mit positiven Bildern beschäftigen soll. Die Freude an Selbstwirksamkeit und eine gute Portion Optimismus sowie der Glaube an die eigene Weiterentwicklung aufseiten der Therapeutin können der Klientin hingegen Mut machen und motivieren. Gerade wenn wir uns viel mit schrecklichen Erlebnissen im Rahmen der Therapien konfrontiert sehen, sind wir herausgefordert, auf uns und unser inneres Gleichgewicht zu achten.

Das heißt auch, eine gute Balance zu finden zwischen sich empathisch einfühlen und sich auch wieder zurücknehmen (das Prinzip „going in and going out"). Niemand hat etwas davon, wenn wir gemeinsam mit der Klientin in Schreckensbildern und belastenden Gefühlszuständen versinken. Es geht um eine Art innere Pendelbewegung: hin- und herschwingen, weder distanziert sein noch überempathisch unsere Mitte verlieren.

1.4 Grundlagen für eine effektive Therapie: das AMOS-Prinzip

Aus den wichtigsten Studien und Metastudien zum Thema Resilienz (seelische Widerstandsfähigkeit) und seelische Gesundheit sowie aus meiner bisherigen Erfahrung aus 15 Jahren psychotherapeutischer Arbeit leite ich folgende Grundlagen für eine effektive therapeutische Arbeit ab:

Aktivität und Selbstverantwortung sind der Veränderungsmotor.
Menschen sind für Menschen das wichtigste Heilmittel.
Optimismus trainieren hebt die Stimmung.
Selbstakzeptanz bringt Stabilität.

Aktivität und Selbstverantwortung sind der Veränderungsmotor

Aktivität und Selbstverantwortung sind das Gegenteil von Passivität und Opferhaltung. Ohne Aktivität ist keine Veränderung möglich, reine Analyse und Betrachtung eines Problems helfen nicht weiter, wenn nicht eine Aktivität folgt. Dies klingt erst einmal sehr simpel, kann aber im Verlauf von Therapien schnell aus dem Fokus geraten. Wenn Therapeuten sich wundern, dass trotz intensiver Analyse und Ursachenforschung keine positive Veränderung eintritt, oder Klienten unzufrieden sind, weil trotz laufender Therapiegespräche sich nichts bewegt, fehlt oft die Aktivität, das konkrete Gehen des ersten Schrittes. Das kann ein ganz konkreter Schritt im Alltag sein oder aber das aktive Anwenden von mentalen Strategien oder Übungen.

Zu dem Begriff Opferhaltung möchte ich zuerst einem Missverständnis vorbeugen. Menschen, denen etwas angetan wurde, die zum Beispiel ein Trauma erlitten haben, sind ganz klar in dieser Situation Opfer gewesen. Die Suche nach einer Mitschuld und Mitverursachung kann regelrecht retraumatisierend sein und eine Verarbeitung und Heilung verhindern. Mit „Opferhaltung“ ist diese Tatsache aber nicht gemeint, sondern hier geht es um eine Grundhaltung von „Opfer sein“, die über eine reale Opfererfahrung hinausgeht. Manchmal kann es sehr schwer sein, nach einer Erfahrung, in der man definitiv das Opfer war mit all den damit verbundenen Folgen, wieder in eine Haltung von Selbstwirksamkeit und damit auch Selbstverantwortung hineinzufinden. Und doch ist dies dringend notwendig, wenn etwas besser werden soll. Manchmal können sowohl der Therapeut als auch der Klient es geradezu als eine Zumutung empfinden, von einem Menschen, dem viel angetan wurde, Selbstverantwortung zu fordern. Dennoch ist diese unerlässlich.

Menschen sind für Menschen das beste Heilmittel

Diese Aussage mag absolut und übertrieben wirken, aber alle Untersuchungen zu Resilienz und seelischer Gesundheit betonen die überragende Bedeutung der sozialen Kontakte und Beziehungen. Eine Therapie, ob allgemeine Psychotherapie oder spezielle Traumatherapie, kann nur wenig bewirken, wenn es nicht auch ganz konkret um dieses Thema geht. Dazu gehört sowohl die Bestandsaufnahme des aktuellen „sozialen Netzes“ einschließlich der Betrachtung der Beziehungsqualitäten. Bei der Formulierung der Ziele ist dieser Bereich dringend mit einzubeziehen. Oft geht es zum Beispiel darum, sich erstmals überhaupt ein soziales Netz aufzubauen. Isolation und Einsamkeit machen krank, in Isolation kann keine nachhaltige Gesundung stattfinden. Aus diesem Grund halte ich auch Gruppentherapien bzw. Kombinationstherapien (Kombination aus Einzel- und Gruppentherapie mit entweder überwiegenden Einzel- oder überwiegenden Gruppensitzungen) für sehr wirksam.

Auch wenn Traumatherapien den Schwerpunkt grundsätzlich auf die Einzeltherapie legen, ist die zusätzliche Einbindung in eine Gruppe oft hilfreich. Es muss dann klar besprochen werden, dass Trauma-Inhalte grundsätzlich nur in der Einzeltherapie besprochen werden.

Eine weitere Bedeutung hat die Beziehungsebene für das Miteinander von Klient und Therapeut. Es ist sinnvoll, diese Beziehung mindestens einmal im Quartal in den Therapiestunden zum Thema zu machen. Dies ist zu Beginn vielleicht noch ungewohnt, aber es gibt einen Übungseffekt. Im weiteren Verlauf wird es immer „normaler", über den „Draht" zwischen Klient und Therapeut zu sprechen. Dabei kann es sowohl um Irritationen, Enttäuschungen oder Missverständnisse als auch um hilfreich erlebte Situationen gehen.

Optimismus trainieren hebt die Stimmung

Optimismus ist ebenfalls ein wesentlicher Resilienzfaktor. Es gibt viele Wege, eine optimistische Grundhaltung einzutrainieren. Auch dies klingt wieder sehr einfach, doch kann es sehr mühsam bzw. „hartes Training" sein, pessimistische Denkstrukturen zu verändern. Pessimistisches Denken und eine negative Grundstimmung können sowohl durch Einflüsse aus Kindheit und Jugend als auch aus einzelnen oder mehreren traumatischen Erfahrungen resultieren. Ein Blick auf die Vergangenheit kann Verständnis dafür schaffen, warum sich die Stimmung zum negativen Pol hin verschoben hat. Bei klar erkennbarem Trauma kann es auch wesentlich sein, gezielt im Rahmen einer Traumadurcharbeitung einen feststeckenden Verarbeitungsprozess nachzuholen. Trotzdem bleibt die Herausforderung, zusätzlich – auch mittels aktivierender Strategien – an der Verbesserung der Stimmung zu arbeiten.

Selbstakzeptanz bringt Stabilität

Fehlende oder brüchige Selbstakzeptanz ist oft Folge von negativen oder auch traumatischen Erfahrungen. Gleichzeitig ist die „zementierte" Selbstablehnung eine der stärksten Blockaden im Prozess seelischen Gesundens. Ohne eine wirksame Arbeit an der Selbstakzeptanz sind alle mentalen Strategien wirkungslos. Es fängt oft damit an, darauf zu achten, wie wir von uns selbst sprechen. Die Therapiestunden bieten eine gute Möglichkeit, gemeinsam darauf zu achten, dass der Betroffene bei allen bestehenden Problemen nicht in eine selbstverdammende und abwertende Sprache verfällt. Ein verändertes Sprechen über sich selbst und die eigenen Schwierigkeiten kann oft eine Aufwärtsspirale in puncto Selbstakzeptanz darstellen. Neben der Sprache bieten auch die ganz praktische Alltagsgestaltung und auch der Bereich Selbstfürsorge entscheidende Wachstumsfaktoren für die Selbstakzeptanz.

2. Die fünf wichtigsten Traumamechanismen

In diesem Kapitel soll es primär um folgende Fragen gehen:

- Was genau ist ein Trauma?
- Unter welchen Bedingungen entsteht ein Trauma?
- Was passiert bei einem Trauma im Gehirn und im Körper?
- Warum zieht ein Trauma oft Folgeerkrankungen nach sich?
- Und vor allem: Wie kann ein Trauma heilen?

Durch die Beantwortung dieser Fragen lernt man sehr viel über die fünf wichtigsten Traumamechanismen:

1. Bedingungen zum Entstehen eines Traumas
2. (Hirn-)physiologische Reaktionen im traumatischen Geschehen
3. Folgen des traumatischen Geschehens
4. Ursachen für die Persistenz der Traumafolgen
5. Wirkung von Traumatherapie

Meines Erachtens hat man als Traumatherapeutin eine gute Wissensgrundlage, wenn man diese Mechanismen verstanden und verinnerlicht hat. Ich versuche, sie möglichst prägnant und übersichtlich darzustellen. Das soll natürlich nicht davon abhalten, noch tiefer in diese Materie einzutauchen und sich mit den Forschungserkenntnissen der Stressforschung (traumatischer Stress ist im Grunde genommen eine Extremform von Stress) zu beschäftigen. Hilfreiche Literatur bieten zum Beispiel Herman (*Die Narben der Gewalt*, 2018) oder Huber (*Trauma und die Folgen*, 2003a, und *Wege der Traumabehandlung*, 2003b).

2.1 Bedingungen zum Entstehen eines Traumas

Welche Bedingungen ein Trauma entstehen lassen und welche Auswirkungen dies im Moment des Entstehens auf den Menschen hat, kann wesentlich eingängiger durch Metaphern und Bilder dargestellt werden. Rein sprachlich existiert dafür der Begriff „Annihilationsdrohung“ (Huber, 2003a, S. 39), was man mit „Vernichtungsdrohung“ oder „Auflösungsgefahr“ übersetzen könnte: Das Gehirn wird von Informationen überflutet, welche größtmögliche Gefahr signalisieren. Das subjektive Erleben der betroffenen Person umfasst intensive Gefühle von Bedrohung, oft verbunden mit Gedanken wie „Es ist aus mit mir““ oder „Ich sterbe jetzt!“.

Das Erleben größtmöglicher Gefahr ...

Ein Mann fährt nach einer anstrengenden Nachtschicht mit dem Auto nach Hause. Auf der Autobahn nimmt er nicht wahr, dass nach starkem Regen Aquaplaning herrscht. Plötzlich spürt er, wie er bei hoher Geschwindigkeit die Kontrolle über sein Fahrzeug verliert und von der Fahrspur abkommt. Er sieht die Leitplanke auf sich zukommen.

Eine Frau geht mit ihrer neunjährigen Tochter zum Arzt, weil diese seit mehreren Wochen unter zunehmenden Schmerzen im rechten Unterschenkel klagt. Nach einer Röntgenuntersuchung und anschließender Biopsie teilt der Arzt der Mutter mit, dass ihre Tochter unter einer sehr aggressiven Form von Knochenkrebs leidet.

Ein sechsjähriger Junge muss mit ansehen, wie sein betrunkener Vater auf seine Mutter mit einer zerbrochenen Bierflasche losgeht. Er hört einen Schrei und sieht Blut im Gesicht seiner Mutter.

Ein zwölfjähriges Mädchen wird nach dem Turntraining von ihrem Trainer in ein längeres Gespräch verwickelt, bis alle anderen Mädchen weg sind. Der Trainer geht dann mit ihr in die Umkleidekabine und berührt sie wortlos im Intimbereich.

Eine Frau, die im achten Monat schwanger ist, geht entspannt und gut gelaunt zu einer Routineuntersuchung. Dort erfährt sie beim CTG, dass die Herztöne des Kindes extrem verlangsamt sind. Eine sich später anschließende Ultraschalluntersuchung ergibt, dass das Kind in der Zwischenzeit gestorben ist.

Metaphorisch kann man solch überwältigende Situationen, in denen man sich absolut ohnmächtig und ausgeliefert fühlt, mit dem Bild von der „traumatischen Zange" ausdrücken, ein Begriff, der von Michaela Huber (Huber, 2003a, S. 38) stammt und sehr plastisch zum Ausdruck bringt, wie ein Trauma entsteht: Im Moment maximaler Bedrohung ist unser Organismus auf Kampf- oder Fluchtreaktion gepolt. Dieses *Fight-or-Flight*-Konzept geht auf den amerikanischen Forscher Walter Cannon zurück. Er hob erstmals zu Beginn des 20. Jahrhunderts die Bedeutung des sympathischen Nervensystems bei der Stressreaktion hervor. Als wesentliche Bestandteile des Kampf- und Fluchtverhaltens identifizierte er die Nebennierenmarkshormone Adrenalin und Noradrenalin. Auf der Verhaltensebene sieht das so aus: Wir versuchen, uns instinktiv entweder durch Flucht oder Kampf aus der existenziell bedrohlichen Situation zu retten. Diese beiden reflexhaft über unser Stammhirn gesteuerten und in Millisekunden ablaufenden Reaktionen haben den Sinn, die drohende Traumatisierung noch abzuwenden. Sind beide Reaktionswege jedoch nicht möglich (z. B. weil der Gegner stärker ist oder es keinen Fluchtweg gibt), befinden wir uns in einer Situation der absoluten Ausweglosigkeit (im Bild: „in die Zange genommen") und es kommt zur Traumatisierung. Man könnte auch von „traumatischer Falle" sprechen: ein Zustand, in dem man sich nicht wehren und auch nicht fliehen kann.

In Abgrenzung zu einer Belastungssituation, die auch allein durch innere Konflikte bedingt sein kann, wird beim Trauma die Situation der Ohnmacht und Ausweglosigkeit durch ein existenziell bedrohliches reales äußeres Ereignis ausgelöst.

Wenn Flucht und Kampf nicht mehr möglich sind, hat der Organismus nur noch zwei Reaktionsmöglichkeiten, welche automatisch und gleichzeitig ablaufen: die Freeze- und die Fragment-Reaktion (s. u.).

2.2 (Hirn-)Physiologische Reaktionen im traumatischen Geschehen

Die Freeze-Reaktion (*freeze* = einfrieren), eine Art „Lähmung", markiert den Übergang von der Bedrohungssituation zum Trauma. War vorher das Verhindern des Traumas das Ziel des Organismus, so ist es jetzt, den Schaden einzugrenzen und das Ereignis zu überleben. Dies geschieht, indem Reaktionen stattfinden, welche dem Organismus die größtmögliche Distanzierung vom Geschehen erlauben. Dies wird durch massive Ausschüttung von schmerzstillenden körpereigenen Opiaten ermöglicht, den sogenannten Endorphinen. Es kommt zu einer inneren Distanzierung bzw. Entfremdung vom Geschehen, zusätzlich verstärkt durch vermehrte Ausschüttung von Noradrenalin aus der Nebennierenrinde.

Neben dem Freeze-Phänomen kommt noch eine zweite Reaktion hinzu: das Fragmentieren bzw. die Zersplitterung *(fragment)*. Das Erleben während des Traumas ist nicht zusammenhängend, sondern in verschiedene Einzelteile bzw. Erlebnissplitter aufgeteilt. Man geht davon aus, dass der Sinn darin besteht, das überwältigende Ganze in Teile zu zerlegen, um es irgendwie aushaltbar zu machen. Das dies überhaupt möglich ist, hat mit der Funktionsweise von Hirnstrukturen in bestimmten Hirnarealen zu tun. Es sind hauptsächlich zwei Strukturen in unserem Gehirn, welche für die Speicherung und Verarbeitung von Stresserlebnissen zur Verfügung stehen:

- Die **Amygdala** (Mandelkerne), zwei kleine erbsengroße mandelförmige Gebilde hinter dem Schläfenlappen unseres Gehirns, und
- der etwas größere **Hippocampus** (Seepferdchen, wegen seiner seepferdchenähnlichen Form).

Beide sind mit anderen wichtigen Hirnregionen vernetzt.

Der Hippocampus ist das „Archiv“ unseres Gedächtnisses. Hier sind Ereignisse gespeichert, die biografisch erinnert, zeitlich eingeordnet und auch sprachlich ausgedrückt werden können. Er ist vernetzt mit dem Sprachzentrum, dem Thalamus und beiden Großhirnhemisphären.

Die Amygdala könnte man auch als „Feuermelder“ bezeichnen. Hier werden Erlebnisse gespeichert, welche mit sehr hoher emotionaler Erregung verbunden sind. Die unter Maximalstress entstehenden Erlebnisqualitäten werden dabei nur während der maximalen Stressamplitude herausgefiltert, weshalb es Bruchstücke (Fragmente) bleiben.

Dadurch, dass die Amygdala dieses Material nicht z.B. an die Sprachzentren und die Großhirnhälften weiterleitet, bleibt es unintegriert, ist zeitlich nicht einzuordnen und kann sprachlich nicht ausgedrückt werden. Es bleibt in Form von affektiv-physiologischen, leicht triggerbaren Erlebnissplittern gespeichert.

Wegen dieser markanten Unterschiede in der Funktionsweise des Hippocampus und der Amygdala spricht man auch vom *cool system* und *hot system* (Metcalfe & Jacobs, 1996).

Mit „cool system“ ist die Gedächtnisbildung über den Hippocampus gemeint. Hier werden die Erlebnisse mit moderater affektiver Aufladung aufgenommen, verarbeitet (über Thalamus, Sprachzentrum und Großhirnhemisphären) und im „Archiv“ gespeichert (auch explizites Gedächtnis genannt).

„Hot system“ bezeichnet die Speicherung über die Amygdala. Hier werden nur die „affektiv heiß aufgeladenen“ Erlebnisse in Form von unverarbeiteten affektiv-physiologischen Erlebnissplittern gespeichert (auch implizites Gedächtnis genannt). Eine Besonderheit dieser Erlebnissplitter ist, wie oben angedeutet, dass sie leicht triggerbar sind.

Normalerweise funktionieren diese beiden Systeme parallel. In einer traumatischen Situation wird bei steigendem Stresspegel jedoch die Amygdala ab einem bestimmten Punkt „Alarm schlagen“. Ab diesem Zeitpunkt speichert der Hippocampus nur noch lückenhaft, da dieser Prozess teilweise ausgeschaltet wird. Man könnte auch sagen: Der Hippocampus hat partielle Ausfälle. Die vom Hippocampus gespeicherten Erlebnissequenzen haben den Charakter „normaler“ Erinnerungen, die aber immer wieder unterbrochen sind.

Die Amygdala hingegen sendet weiter ununterbrochen ihre neuronalen Impulse. Durch sie entstehen die oben beschriebenen fragmentarischen affektiv-physiologischen Erlebnissplitter – Gedächtnisspuren.

Die eben beschriebenen Abläufe zusammen mit den unmittelbaren körperlichen und seelischen Reaktionen werden als primäre oder auch peritraumatische Dissoziation bezeichnet. Neben dieser Informationsverarbeitung im Amygdala- und Hippocampus-System wird bei traumatischem Stress auch die sogenannte HPA-Achse aktiviert. Diese auch als „Stresskaskade" bezeichnete Reaktionskette (Selye, 1976, Chroussous & Gold, 1992, Yehuda, 2001) wird durch die Amygdala-Erstreaktion in Gang gesetzt.

Bei der eben beschriebenen Alarmreaktion der Amygdala in der traumatischen Situation wird – vermittelt durch Neuropeptide – der Hypothalamus aktiviert, bestimmte Eiweiße zu produzieren. Darunter das wichtige CRF (Corticotropin Releasing Factor) und Vasopressin. Das CRF wiederum aktiviert die Hypophyse (Hirnanhangdrüse), welche daraufhin ACTH (Adreno-Cortico-Tropes Hormon) freisetzt. Die Funktion dieses Hormons ist die Stimulation der Nebennierenrinde, die ihrerseits die „Stresshormone" Adrenalin, Noradrenalin und Cortisol produziert.

Das sind durchaus komplizierte Prozesse, die sehr spezifisch ineinandergreifen. Zur Veranschaulichung habe ich die physiologischen Abläufe bei Traumatisierungen bildlich dargestellt (Abb. 2.1). Dieses Schema macht deutlich, dass es die drei Strukturen bzw. Systeme Hippocampus, Amygdala und HPA-Achse sind, die durch das Trauma aktiviert werden und einander beeinflussen. In der Abbildung sieht man auch, dass der Thalamus als eine Art „Schaltzentrale" fungiert, der die Prozesse in den drei Systemen initiiert. Ein Verständnis für die wichtigsten Funktionen dieser drei Systeme ist gleichsam eine gute Basis zum Verstehen der Folgeerscheinungen von Traumata.

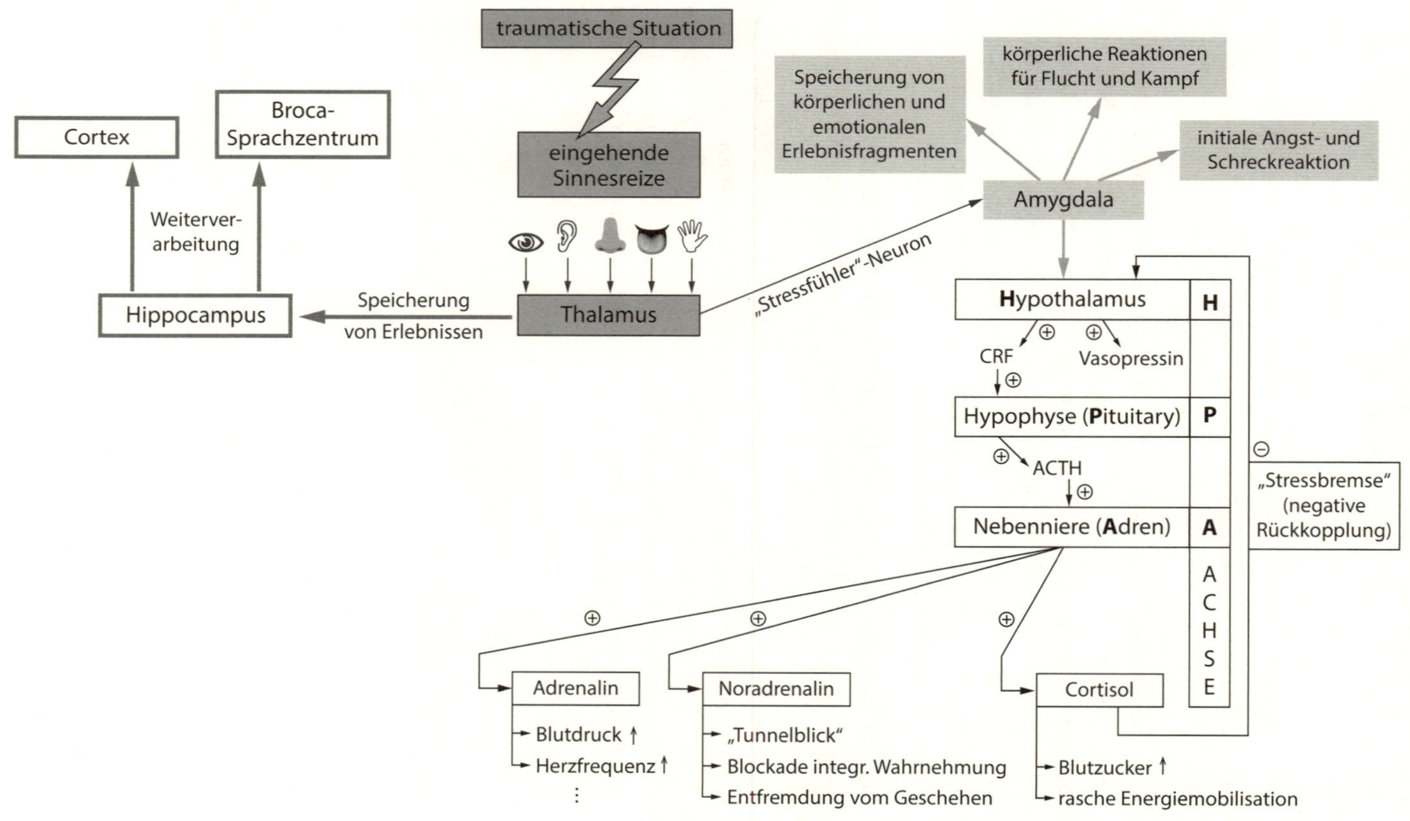

Abbildung 2.1: Traumaphysiologie

Eine 20-jährige junge Frau ist leidenschaftliche Motorradfahrerin. Es ist Herbst und äußerst nebelig. Ein Autofahrer übersieht sie und fährt ihr beim Abbiegen in die Seite. Das Motorrad überschlägt sich, sie selbst fliegt mehrere Meter durch die Luft und knallt auf den Asphalt des Seitenstreifens. Kurz darauf steht sie auf, läuft wie abwesend am Seitenstreifen entlang. Ein Sanitäter vom inzwischen eingetroffenen Rettungswagen läuft ihr hinterher, spricht sie an, bittet sie, sich hinzusetzen. Erst jetzt sieht sie eine große klaffende Wunde am Oberschenkel und der Sanitäter muss ihr erklären, dass sie gerade einen Unfall hatte. Allmählich „kommt sie zu sich" und erst im Rettungswagen beginnt sie, starke Schmerzen wahrzunehmen.

Anhand dieses Beispiels lassen sich die oben beschriebenen Vorgänge veranschaulichen. Als die Frau wie abwesend die Straße entlangläuft, ist der Traumaprozess in vollem Gang: Die schmerzstillenden Opiate betäuben die Wahrnehmung der Wunde, die Stresshormone (insbesondere Noradrenalin) sorgen für ein Gefühl von Entfremdung vom aktuellen Geschehen („wie abwesend"). Durch die Fragmentierung der Erlebnisspeicherung (und möglicherweise zusätzlich aufgrund einer Hirnerschütterung) erinnert sich die Frau zunächst nicht an den Unfall.

2.3 Folgen des traumatischen Geschehens

Bei den eben beschriebenen Prozessen entsteht das für traumatische Erlebnisse typische sogenannte Traumamaterial. Darunter versteht man die Verbindung aus den affektiv-physiologischen Erlebnissplittern der Amygdala und den (zwischen den „Abschaltphasen" des Hippocampus von diesem produzierten) kurzen integrierten Gedächtnisspuren. Schauen wir uns das noch mal am Beispiel des eben beschriebenen Motoradunfalls an:

Die Motorradfahrerin ist inzwischen operiert worden, wieder von der Narkose erwacht und wird nach dem Unfallhergang gefragt.

Sie erinnert sich noch daran, dass sie das Auto auf sich hat zufahren sehen und gedacht hatte „Jetzt ist es aus!". Dann folgen Erinnerungssplitter: *ein alles verwirbelnder Schwindel, ein lauter Knall, ein Gefühl von Eiseskälte.* Dann wieder eine kurze klare Sequenz von einem sie ansprechenden Sanitäter. *Wortbruchstücke,* der Sanitäter stützt sie beim Hinsetzen. *Dann ein Gefühl von Zusammensacken, Schwäche. Todesangst.* Der Innenraum des Notarztwagens. *Stechender, bohrender dumpfer Schmerz. Rasend werdender Schmerz.* Alarmiert redende Stimmen. *Ein Schrei (nicht klar, von wem). Atemmaske. Dunkel.*

Das Nebeneinander von kurzen klaren Sequenzen, die der intermittierenden Hippocampus-Funktion zuzuordnen sind, und typischen Erlebnissplittern, die der Amygdala-Funktion zuzuordnen sind (kursiv), wird an diesem Beispiel gut sichtbar. Man könnte darüber diskutieren, ob manches klar erinnerbar oder nur ein Bruchstück ist. Aber es geht mir hier um das Grundverständnis der unterschiedlich gearteten Erinnerungsspuren.

Aufgrund der komplexen und von „normalen" Erinnerungen sich unterscheidenden Art des Traumamaterials ist es auch möglich, dass traumatische Erlebnisse lange Zeit – manchmal Jahre oder auch Jahrzehnte – gar nicht erinnert werden. Ein Auslöser, eine massive aktuelle Belastung, erneute Traumatisierung oder auch ein Trigger können plötzlich das „alte" Trauma oder Bruchstücke davon wieder in Erinnerung bringen.

Traumamaterial ist leicht triggerbar, d. h., es kann durch bestimmte mit dem traumatischen Geschehen assoziierte Reize (Trigger), wie zum Beispiel Worte, optische Reize, Gerüche etc., aktiviert werden und drängt sich dann ins Bewusstsein der Traumatisierten. Dies ist der Entstehungsmechanismus für eines der Hauptsymptome der Posttraumatischen Belastungsstörung (PTBS): die intrusiven Symptome (vgl. Abschn. 4.1). Die verunfallte Motorradfahrerin aus dem obigen Beispiel entwickelte eine solche PTBS. Besonders quälend für sie waren die Flashbacks: Trigger wie ein lauter Knall, aufgeregt redende Stimmen oder auch schon der Anblick eines Rettungswagens versetzten sie in eine heftige Alarmreaktion.

Wird die Amygdala häufig, besonders intensiv oder gar dauerhaft aktiviert, kann sich ein als Kindling-Phänomen bekannter Prozess einstellen: Durch Absinken der Erregungsschwelle wird das Stressverarbeitungssystem im limbischen System überempfindlich, es kommt dadurch zu einem immer häufigeren „Anspringen" der Stressreaktion (Post, Weiss & Smith, 1995; Post et al., 1997). Dieser Prozess kann sich regelrecht verselbstständigen und somit auch ohne weitere Traumatisierung eine bereits vorhandene Posttraumatische Belastungsstörung nicht nur aufrechterhalten, sondern sogar verstärken. Dies ist einer der Mechanismen für die Entstehung des Hyperarousals, der dauerhaften inneren „Alarmstimmung", einem weiteren Hauptsymptom der PTBS.

2.4 Ursachen für die Persistenz der Traumafolgen

Besonders gravierend und langfristig prägend sind traumatische Erfahrungen im Säuglings- und Kleinkindalter, weil sie Einfluss auf die Gehirnentwicklung nehmen. Die Formbarkeit des Gehirns, auch Neuroplastizität genannt, ist eine der bahnbrechendsten Erkenntnisse der Hirnforschung in den letzten Jahrzehnten. Man versteht unter Neuroplastizität die Tatsache, dass sich unser Gehirn erfahrungsabhängig, man könnte auch sagen nutzungsabhängig, strukturiert.

Für die Verarbeitung von Stress steht dem Neugeborenen erst einmal nur das Amygdala-System zur Verfügung, da der Hippocampus mit seinem Verschaltungssystem erst im Alter von zwei bis drei Jahren seine Funktion aufnimmt. Erlebt ein kleines Kind übermäßig viel Stress mit der damit verbundenen Amygdala-Alarmreaktion, so gewöhnt sich sein Gehirn an diese Reaktion, was eine Unterentwicklung des Hippocampus zur Folge haben kann. Natürlich kann dies auch im Erwachsenenalter passieren, der prägende Einfluss ist jedoch im frühen Lebensalter besonders stark (van der Kolk, 1997, Metcalfe & Jacobs, 1996).

Auch auf hormoneller Ebene kommt es bei massivem dauerhaftem Stress zu Veränderungen: Die oben beschriebene Aktivierung der HPA-Achse führt zur Erhöhung von Adrenalin, Noradrenalin und Cortisol. Neben den physiologischen Reaktionen wie der Bereitstellung von Glukose dient Cortisol auch als „Stressbremse“ im Sinne einer negativen Rückkopplung, indem es eine hemmende Wirkung auf Hypothalamus, Hippocampus und Amygdala entfaltet. Diese selbstregulierende Funktion des physiologischen „Stressdämpfers“ verliert jedoch bei *chronischem* Stress irgendwann seine Wirkung.

Es verdichten sich auch die Beweise dafür, dass Traumatisierte einen veränderten Hirnstoffwechsel haben. Durch moderne bildgebende Verfahren wie das MRT konnte man bei männlichen Kriegsveteranen nachweisen, dass bei vorliegender PTBS das Gehirn sogar unter Ruhebedingungen eine intensive Aktivität der Amygdala – als Hinweis auf erhöhte „Alarmbereitschaft“ – aufweist. Auf der Verhaltensebene zeigten diese Männer Probleme bei der Regulation von Gefühlen (Rabinak et al., 2011).

Eine weitere Chronifizierung und Verfestigung der Traumafolgen erfolgt auch durch Mechanismen der Generalisierung. Es konnte nachgewiesen werden, dass Traumatisierte nicht nur auf Erinnerungen an traumatische Erlebnisse extremen Stress erleben, sondern sogar auch bei der Erinnerung an nichttraumatische belastende Ereignisse. In diesem Fall hat das Gehirn sozusagen die Stressreaktion generalisiert. Man könnte auch formulieren: Das Gehirn hat verlernt, zwischen traumatischen Erfahrungen und „normalen“ Belastungen zu unterscheiden, reagiert folglich auf beides mit heftigen negativen Affekten.

Diese Überempfindlichkeit der Amygdala nach traumatischen Erlebnissen beschreibt Jochen Peichl sehr anschaulich: „Der Feuermelder der Angst (Amygdala) ist im Gehirn extrem empfindlich eingestellt und meldet einen Großbrand, auch wenn nur ein Stück Brot im Toaster angebrannt ist" (2019, S. 91).

Im Gegensatz dazu reagiert das Gehirn bei vorliegender PTBS eher weniger intensiv auf die Erinnerung positiver Erlebnisse. Somit wird in letzter Konsequenz der Einfluss negativer Affekte verstärkt und der von positiven Affekten gebremst. Kein Wunder also, dass es häufig zu depressiv eingefärbter Stimmungslage kommt.

Wie wirken sich nun diese Mechanismen auf den Alltag von Traumabetroffenen aus? Klienten mit unbehandelter PTBS reagieren auf Stressreize sehr häufig mit ausgeprägten Schreckreaktionen und starker Angst (Fani et al., 2012). Sie haben Probleme damit, sich beim Anfluten negativer Affekte wieder herunterzuregulieren, sich selbst zu beruhigen. Bei früher Exposition mit massivem Stress kommt es geradezu zu einer „Stressprägung" des Gehirns mit den beschriebenen strukturellen und hormonellen Veränderungen. Der gesamte Organismus hat die Stressreaktionen „gelernt" und generalisiert.

Glücklicherweise funktioniert Neuroplastizität jedoch nicht nur in die Richtung Erkrankung, sondern auch in Richtung Gesundung. Eine Ausschaltung der Stressoren, vor allem aber auch neue positive Erfahrungen in Richtung Selbststeuerung, Selbstwirksamkeit und Entspannungsfähigkeit können die beschriebenen Folgen der Traumatisierung abfedern und neue neuronale Verbindungen knüpfen. Wie bei anderen krankhaften Veränderungen des Organismus finden diese Prozesse jedoch immer innerhalb bestimmter Grenzen statt.

2.5 Wirkung von Traumatherapie

Da eine Traumatisierung immer auch das Vertrauen in das Leben und andere Menschen erschüttert, ist die positive Bindung zwischen Traumabetroffenen und Therapeut die Grundlage für den in der Therapie stattfindenden Veränderungsprozess. Wenn es zu Beginn einer Therapie eine positive Kontaktaufnahme gibt, keimt bei Klienten oft zum ersten Mal seit langer Zeit wieder Hoffnung auf Veränderung auf.

In der Phase der Stabilisierung liegt beim Einüben der Big Five (vgl. Abschn. 5.2) der Schwerpunkt auf

- Erfahrung mit Selbstwirksamkeit (Big Five 1–3: „Ich kann immer etwas tun, damit es mir ein kleines bisschen besser geht"),
- Selbststeuerung (Big Five 4: „Ich kann meine innere Anspannung immer ein Stückchen regulieren") und

- Selbstwahrnehmung (Big Five 5: „Es gibt unterschiedliche wahrnehmbare Seiten, Impulse, Strebungen, Anteile in mir").

Das Alltagserleben von Traumabetroffenen mit PTBS-Symptomatik wird oft durch Inhalte geprägt, die aus dem Inneren, aus dem Unbewussten aufsteigen („bottom-up"). Das Ziel ist, wieder mehr Kontrolle über das Erleben und die Alltagsgestaltung zu erlangen („top-down").

Bei der Traumadurcharbeitung liegt der Fokus auf der Bearbeitung des Traumamaterials. Dieses wird mit dem gesamten neuronalen Netzwerk noch einmal aktiviert und dadurch wieder „mobilisiert". Die Erlebnissplitter (Fragmente) werden anschließend „zusammengefügt" (Traumasynthese), können somit verarbeitet werden und landen im „normalen Gedächtnis". Hirnphysiologisch gesprochen: Es werden Verknüpfungen mit den verarbeitenden Zentren (Sprachzentrum, Thalamus, Großhirnhemisphären) geschaffen und das Material kann dann nach erfolgreicher Verarbeitung im Gedächtnisarchiv des Hippocampus gespeichert werden. Durch eine gelungene Traumasynthese bzw. Traumadurcharbeitung vermindern sich die Flashbacks, das Hyperarousal nimmt ab, die Fähigkeit zum Empfinden positiver Affekte nimmt wieder zu. Dabei gleicht der Durcharbeitungsprozess eher einem allmählichen Umlernen als einem punktuellen Ereignis.

> Das Gehirn lernt insofern um, als dass es bei der Konfrontation mit dem Trauma die Erfahrung macht, dass es möglich ist, die Trauma-Erlebnissplitter „begleitet und dosiert" anzuschauen, ohne dass etwas Schlimmes passiert. Die innere Alarmreaktion wird somit abgebaut.

Dabei wird das Traumamaterial mit verarbeitenden Hirnregionen verknüpft und somit besser verstehbar, besser zu versprachlichen und besser in einen Erlebniskontext einzuordnen. Die ersten beiden Phasen der Traumatherapie machen dann den Weg frei für Phase 3: Dadurch, dass Traumafolgesymptome abgeklungen sind und sich das traumatische Material nicht ständig „ungefragt" meldet, kann die innere Aufmerksamkeit sich wieder mehr auf Gegenwart und Zukunft ausrichten. Das Vergangene kann betrauert werden, der Blick wird frei für die nächsten Entwicklungsschritte. Echte Trauer ist erst an dieser Stelle möglich geworden.

> Ein Ereignis, welches nicht als vergangen bzw. als „dort und damals" erlebt wird, kann auch (noch) nicht betrauert werden.

Erst wenn im Erleben angekommen ist, dass „es" vorbei ist, kann das Vergangene Trauer auslösen. Durch diesen Prozess löst sich die innere Fixierung auf das Trauma, der innere Fokus kann wieder auf neue Aspekte des Lebens und letztlich auch auf neue Ziele gerichtet werden.

3. Bindung und Resilienz

Die von John Bowlby entwickelte Bindungstheorie (Bowlby, 1980) entstand vor dem Hintergrund der sich in den 50er-Jahren des 20. Jahrhunderts rasant entwickelnden biologischen Verhaltensforschung. Bowlby untersuchte, unter welchen Bedingungen sich Kinder normal bzw. adaptiv oder auch „neurotisch" entwickeln. Er war vor allem daran interessiert, mithilfe seiner neuen Bindungstheorie kindliche Fehlentwicklungen und auch die Wirksamkeit therapeutischer Interventionen zu analysieren und auch zu verbessern. Dabei definierte er ursprünglich den Begriff Bindung im Sinne einer besonderen und sicheren Beziehung zu einem stärkeren und weiseren Mitmenschen. Heute wird der Begriff zusätzlich aber auch für Bindungsbeziehungen unter Erwachsenen verwandt.

Es ist schwer zu beschreiben, was Bindung wirklich ist. Man könnte sagen, es ist die psychische Energie, die zwei Menschen miteinander verbindet. Bindung ist wie ein unsichtbares Band zwischen Menschen. Soziale Bindungen werden in allen Studien und Metastudien zum Thema Resilienz als der wichtigste Beeinflussungsfaktor angesehen.

> Eine resilienzorientierte Therapie muss zwingend auch eine bindungsorientierte Therapie sein, eine bindungsorientierte Therapie ist automatisch auch resilienzfördernd.

Antworten darauf, was denn ganz konkret eine gute Bindung ausmacht, findet man vor allem in der Bindungsforschung. Diese hat genauer untersucht, welche Faktoren für eine sichere Bindung wichtig sind. Einer der entscheidenden Faktoren ist die Feinfühligkeit. Ein feinfühliger Umgang mit dem Gegenüber (insbesondere natürlich zwischen Eltern und Kindern) fördert die Bindung. Ohne eine sichere Bindung ist das Lernen enorm erschwert, dies gilt nicht nur für Kinder, sondern auch für Erwachsene. Da es in der Psychotherapie viel um Lernprozesse geht – Dinge verändern, umlernen und neu lernen –, ist auch hier die Bindungsgrundlage entscheidend.

3.1 Bindungsdiagnostik und Bindungsstörungen

Zu einer sorgsamen Einordnung und Diagnostik des Bindungsstatus eines Klienten gehört der Blick darauf, ob dieser – im Hinblick auf die Situation vor der Traumatisierung – dem sicheren, unsicheren oder desorganisierten Bindungstyp zuzuordnen ist. Bei sequenziellen bzw. komplexen Traumatisierungen besteht meist eine desorganisierte Bindungsausprägung. Hier können die Kontaktaufnahme und das

Zustandekommen einer vertrauensvollen Beziehung durch die Vorgeschichte des Klienten stark erschwert sein und viel Zeit brauchen. Wenn Klienten vor dem Trauma einen sicheren Bindungsstatus hatten, ist es leichter, auch nach der Erschütterung der Bindungssicherheit durch das Trauma an die frühere sichere Basis anzuknüpfen.

Beim unsicheren Bindungstypus unterscheidet die Bindungsforschung den unsicher-vermeidenden und den unsicher-ambivalenten Typus.

Bei der **unsicher-vermeidenden Bindungsausprägung** werden Bindungsthemen eher vermieden. Im zwischenmenschlichen Kontakt wird eher Distanz gehalten, Bindungs- und Nähewünsche werden wenig geäußert und auch wenig beantwortet. Eigene Wünsche nach Nähe werden oft auch wenig wahrgenommen und nur zögerlich und unter großer Angst verbalisiert. Der Schmerz über enttäuschte Bindungswünsche oder bei Ablehnung wird meist verborgen, oft nur ansatzweise gespürt, manchmal drückt er sich auch in Körpersymptomen aus (vor allem im Kontaktorgan Haut!).

Beim **unsicher-ambivalenten Bindungstyp** sind die Beziehungen vor allem durch Verstrickung und Ambivalenz geprägt. Wie bei zwei Magneten wechseln sich starke Anziehung und intensive Nähewünsche mit starken Rückzugstendenzen und Distanzieren ab. Dabei werden die Bedürfnisse nach Nähe oder Distanz oft nur unklar geäußert, sodass das Gegenüber nicht genug auf die Signale reagieren kann, es kommt zur Verstrickung, die sich darin äußert, dass man sich weder klar auf Nähe einlassen noch klar auf Distanz gehen kann, alles bleibt irgendwie ein unklares „Dazwischen."

Die dritte Bindungskategorie, die **desorganisierte Bindung**, ist – als Folge von unverarbeiteten (Bindungs-)Traumatisierungen – dadurch gekennzeichnet, dass sich Nähe und Distanzverhalten nicht mehr klar einordnen lassen. Kinder gehen zum Beispiel nach der Trennung von ihren Eltern nicht auf diese zu, wenn sie wiederkommen, sondern bleiben auf der Hälfte der Strecke stehen und wirken wie eingefroren. Dann wieder kann es zu plötzlichen unerklärlichen Aggressionszuständen oder heftigem Weinen ohne ersichtlichen Anlass kommen. Auch paradox wirkende Reaktionen sowie stereotype Bewegungen sind mitunter zu beobachten.

Bei Erwachsenen finden sich ähnliche Verhaltensweisen, die aber nicht immer so offensichtlich sind wie bei Kindern. Das können plötzliche Brüche im Gespräch, ein plötzlichen „Dichtmachen", heftige verbal-aggressive Reaktionen oder Stimmungseinbrüche sein. Auch dissoziative Phänomene wie „Blick ins Leere", „weggetreten sein", plötzliche Leere kommen vor.

Die beschriebenen Bindungstypen sind hier natürlich nur kurz skizziert und nicht vertieft worden, die Einordnung ist nicht immer eindeutig. Hilfreich ist jedoch, ein Grundgefühl dafür zu entwickeln, welcher Bindungstyp bei Menschen vorherrscht.

Bindungsstörungen

Neben den Kategorien des Bindungstyps (sicher, unsicher oder desorganisiert) gibt es auch noch unterschiedliche Formen von Bindungsstörungen. Eine Bindungsstörung liegt vor, wenn der grundsätzliche Prozess des Eingehens einer Bindung gestört ist. Bei den oben beschriebenen Bindungstypen liegt eine Bindung vor, wenn auch eine mehr oder weniger sichere. Bei Bindungsstörungen ist es manchmal nicht oder nur sehr eingeschränkt möglich, Bindungen einzugehen (Brisch, 2018).

Karl-Heinz Brisch, der wohl bekannteste Bindungsexperte in Deutschland, stellt in seinem Buch *Bindungsstörungen: Von der Bindungstheorie zur Therapie* (2018) dar, welche Bindungsstörungen sich auf welche Weise in unterschiedlichen Altersstufen zeigen. Er unterscheidet zwischen sozialer Promiskuität, Unfall-Risiko-Verhalten, exzessivem Klammern, aggressivem Verhalten, Rollenumkehr sowie Schulangst, Leistungsverweigerung, Suchtverhalten, Dissozialität oder psychosomatische Beschwerden bei Kindern und Jugendlichen als Ausdruck von Bindungsstörungen. Im Erwachsenenalter können vielfältige psychische Symptombilder (z. B. Angst, Depression) ebenfalls auf eine Bindungsstörung hinweisen.

Eine tiefer gehende Beschäftigung mit den Erkenntnissen der Bindungsforschung lohnt sich in jedem Fall, hier sei nur auf die wichtigsten für das Verständnis des RebiT-Ansatzes notwendigen Grundlagen verwiesen. Es ist sehr hilfreich, schon im Verlauf der probatorischen Sitzungen zu überprüfen, welchen Bindungsstatus Betroffene haben. Zur Vertiefung dieses Themas empfehle ich die im Literaturverzeichnis aufgeführten Bücher von Karl-Heinz Brisch (zum Beispiel *Bindung und Trauma: Risiken und Schutzfaktoren für die Entwicklung von Kindern*, Brisch & Hellbrügge, 2015).

Die Bindungssicherheit bei Erwachsenen kann zum Beispiel anhand des Adult Attachment Interviews (AAI, Erwachsenen-Bindungsinterview; George, Kaplan & Main, 1985) untersucht werden. Zur genaueren Bindungsdiagnostik werden dazu einige Fragen dieses Interviews in die Erhebung der Biografie eingebaut. Die Fragen des Adult Attachment Interviews sind im Anhang zu finden. Empfohlen werden kann dazu auch das Buch *Bindung im Erwachsenenalter: Ein Handbuch für Forschung und Praxis* (Gloger-Tippelt, 2016).

3.2 Das Bindungsgespräch (Therapiefeedback)

Bindungsaspekte haben in der Therapie immer Vorrang vor Sachaspekten. Wenn in der Therapie etwas die therapeutische Beziehung stört, wenn insbesondere der Klient irritiert oder verärgert ist, dann hat die Störung immer Vorrang.

> Der Austausch und die Klärung der Störung in der Beziehung haben Priorität und stellen eine Chance zur Festigung und zum Wachstum von Vertrauen und Bindung dar.

Manchmal wagen es Klienten nicht, sich klar zu äußern, was sie stört. Deshalb ist es wichtig, beim Wahrnehmen von Irritationen direkt nachzufragen. Im Laufe der Zeit habe ich die Erfahrung gemacht, dass ein direktes Nachfragen nach dem Verlauf der Therapie und dem persönlichen „Draht" zwischen Klient und Therapeut am besten in regelmäßigen Abständen eingeplant wird. Ich nenne das Bindungsgespräch oder auch Therapiefeedback und führe es ungefähr einmal im Quartal durch. Bei aktuellen Anlässen kann es natürlich auch häufiger Platz eingeräumt bekommen.

Der Begriff „Feedback" stellt klar, dass hier alles Platz hat, Positives wie Negatives – gemäß der ressourcenorientierten Grundannahme: „Jede Reaktion ist ein wertvolles Feedback." Das bedeutet aber auch, dass ich als Therapeut gut mit kritischen Äußerungen umgehen können muss. Fehler zuzugeben oder um Entschuldigung zu bitten, wenn es angemessen ist, stärkt die Bindung. Natürlich kann auch der Therapeut äußern, wenn etwas störend ist.

Anfangs gestaltete ich das Therapiefeedback eher frei, indem ich es mit einer Frage einleitete, wie z. B. „Wie geht es Ihnen denn zurzeit in unseren Sitzungen?". Im Laufe der Zeit machte ich jedoch die Erfahrung, dass es hilfreicher ist, konkrete Fragen zu stellen, die dem Klienten den Zugang zum Thema erleichtern. So frage ich jetzt meistens etwa folgendermaßen:

- Findet hier in der Therapie eine für Sie passende Mischung aus Themen statt, die sich auf aktuelle Herausforderungen in Ihrem Alltag beziehen, und solche, die eher traumabezogen sind (Balance zwischen der Arbeit an der Bewältigung des aktuellen Alltags und dem Vorankommen mit den traumaspezifischen Themen)?
- Wie beurteilen Sie das Verhältnis von Unterstützung und Herausforderung in der Therapie?
- Wie passend sind für Sie zurzeit die Rahmenbedingungen der Therapiestunden (Zeit, Länge, Pausen, verbliebene Stundenanzahl)?
- Gibt es Fragen oder Unklarheiten bzgl. Zielrichtung und Sinn und Zweck der letzten Schritte in der Therapie?
- Was wünschen Sie sich für die Kommunikation zwischen uns?
- Wie beurteilen Sie zurzeit Ihr Vorankommen / die Effektivität in der gemeinsamen Arbeit?

Viele Klienten äußern Kritik sehr zurückhaltend und vorsichtig. Gerade komplex traumatisierte Menschen haben viel Erfahrung damit gemacht, vernichtend, grundsätzlich als Mensch und sehr abwertend kritisiert zu werden. Entsprechend große Angst haben Sie davor und sind gerade in der therapeutischen Beziehung mit eigenen kritischen Äußerungen sehr sparsam. Zudem wissen sie, wie es ist, übergangen und nicht gehört zu werden sowie wenig gestaltend sein zu können. Werden die Fragen so gestellt, dass ein Aufforderungscharakter entsteht und sie äußern können, in welche Richtung die Veränderung stattfinden soll, ist es ihnen eher möglich, kritische Dinge anzumerken. Gleichzeitig werden so entscheidende Bindungsthemen wie Empathie, Unterstützung, Zutrauen, Trennungen, Sicherheit, Wünsche und Bedürfnisse äußern angesprochen.

Wichtig ist, das Besprochene sorgfältig zu protokollieren und insbesondere Veränderungsideen festzuhalten. Denn nur, wenn für Klienten spür- und erfahrbar wird, dass dieses Gespräch und seine Äußerungen ernst genommen werden, kann es einen positiven Effekt auf Vertrauen und Bindung haben. Erfolgt dies nicht, kann bei komplex Traumatisierten ein altes Muster bestätigt werden: Zuwendung ist nicht verlässlich, Zusagen werden nicht eingehalten, die Äußerung von Wünschen und Bedürfnissen wird gar nicht oder nur scheinbar ernst genommen.

Folgt aus dem regelmäßigen Therapiefeedback jedoch tatsächlich ein besseres gegenseitiges Einstimmen, können Vertrauen und Offenheit auch in Bezug auf misslungene Kommunikation in der Therapie wachsen.

Und noch ein Aspekt ist wichtig für das Gelingen der Therapiefeedbackgespräche: Die Erkenntnisse aus der Bindungsdiagnostik können enorm hilfreich sein, um Brücken zum Klienten zu bauen. Hat die Bindungsdiagnostik ein eher unsicher-vermeidend geprägtes Bindungsmuster ergeben, ist es wichtig, ausreichend Distanz zu wahren, um nicht einen Rückzug beim Klienten zu bewirken. Es ist zwar genauso wichtig, über Bindungsthemen zu sprechen, aber es sollte respektiert werden, dass der Betroffene sich wahrscheinlich nicht direkt, sondern eher angedeutet und vorsichtig über Bindungswünsche und Bedürfnisse äußert. Vermeidend gebundene Menschen brauchen sehr viel Zeit, um Nähe zuzulassen, und reagieren auf eine verminderte Distanz oft mit Angst und Rückzug.

Bei unsicher-ambivalent gebundenen Klienten kann im Therapiefeedback dem intensiven Wechsel von Nähewünschen und Abgrenzung durch ein beständiges mittleres Maß an Zuwendung begegnet werden. Häufig kommt es zu Verstrickungen, die ein genaues Abgrenzen zwischen der Person des Therapeuten und dem Klienten notwendig machen. Für diese Klienten ist auch das Einhalten des therapeutischen Rahmens besonders wichtig, damit man nicht Gefahr läuft, die Grenzen der Professionalität zu übertreten (z. B. durch kontinuierlichen Handy- oder Mailkontakt oder Mitteilungen der Therapeutin über ihr Privatleben), was den therapeutischen Prozess stören oder sogar zu einem Therapieabbruch vonseiten des Therapeuten als ultimativem Abgrenzungsversuch führen kann.

Der desorganisierte Bindungstyp findet sich meist bei komplex traumatisierten Klientinnen. Bei ihnen ist das Vertrauen in Menschen, die eigentlich schützen und helfen sollen, oft schwer erschüttert. Zu Beginn der Therapie gilt es, ganz geduldig und vorsichtig das dem Selbstschutz dienende Misstrauen zu überwinden und auch regelmäßiges Wiederaufflackern von Misstrauen aufzufangen. Hier sind vor allem die Annahme und Verlässlichkeit der Therapeutin wichtig. Beim Therapiefeedback sind diese Traumabetroffenen, wie schon erwähnt, besonders vorsichtig. Manchmal kann es sehr lange dauern, bis selbst basale Wünsche und Bedürfnisse in Worte gefasst werden. Das Vertrauen in den Therapeuten ist sehr leicht zu erschüttern, Irritationen können schnell zum Therapieabbruch auf der Seite des Klienten führen.

Ein weiterer wichtiger Effekt des regelmäßigen Feedbackgespräches ist die Förderung der Mentalisierungsfähigkeit (s. u.).

Mentalisierung

Mentalisierung kann am ehesten umschrieben werden als die Fähigkeit, das eigene Verhalten oder das Verhalten anderer Menschen durch Zuschreibung mentaler Zustände zu interpretieren. Es geht darum, welche Vorstellungen ich davon habe, aus welchen Überzeugungen, Gefühlen, Einstellungen und Wünschen heraus mein Gegenüber handelt. Vereinfacht gesagt bedeutet Mentalisierung, „ablesen zu können, was in den Köpfen anderer vorgeht" (Fonagy, 2004, S. 32). Diese Fähigkeit ist auch die Grundlage dafür, das eigene Handeln und Erleben reflexiv zu erfassen. Mentalisierung ist eine psychische Aktivität, die auch das Wissen voraussetzt, dass die Realität im Geist lediglich repräsentiert, aber nicht exakt abgebildet wird.

Die Mentalisierungsfähigkeit wird schon in den ersten Lebensmonaten eines Säuglings entwickelt, bis zum Ende des dritten Lebensjahres sind die entscheidenden Grundlagen gelegt. Wenn es den Hauptbezugspersonen oder zumindest einer Hauptbezugsperson gelingt, mit dem Säugling eine sichere Bindungsbeziehung aufzubauen, lernt dieser Gefühlsbewegungen zu unterscheiden, zu verstehen und zu kontrollieren sowie die eigene Aufmerksamkeit zu steuern. Diese Fähigkeit ist sowohl für das Gelingen sozialer Beziehungen als auch für die eigene Fähigkeit zum Erleben von Zufriedenheit sehr bedeutsam.

Eine unsichere oder gar desorganisierte Bindung des Kindes an die Bezugspersonen beeinträchtigt die Entwicklung der Mentalisierungsfähigkeit. Man könnte sagen:

Es entsteht ein Mentalisierungsdefizit. Dieses Mentalisierungsdefizit wiederum erschwert die positive Gestaltung sozialer Beziehungen und somit auch den Aufbau sicherer Bindungen, die das Defizit des Betreffenden beheben helfen könnten. Ein unsicher oder desorganisiert gebundener Mensch befindet sich also in einem echten Teufelskreis (vgl. Abb. 3.1).

Da sichere Bindungen als Schutzfaktor gegen Belastungen essenziell sind, entsteht zugleich eine größere Vulnerabilität gegenüber Belastungen. Dies fällt natürlich ganz besonders ins Gewicht, wenn es sich um traumatische Belastungen handelt. Das Mentalisierungsdefizit führt also zu einer erschwerten Verarbeitung von Belastungen und Traumata. Daraus resultiert ein Verarbeitungsdefizit.

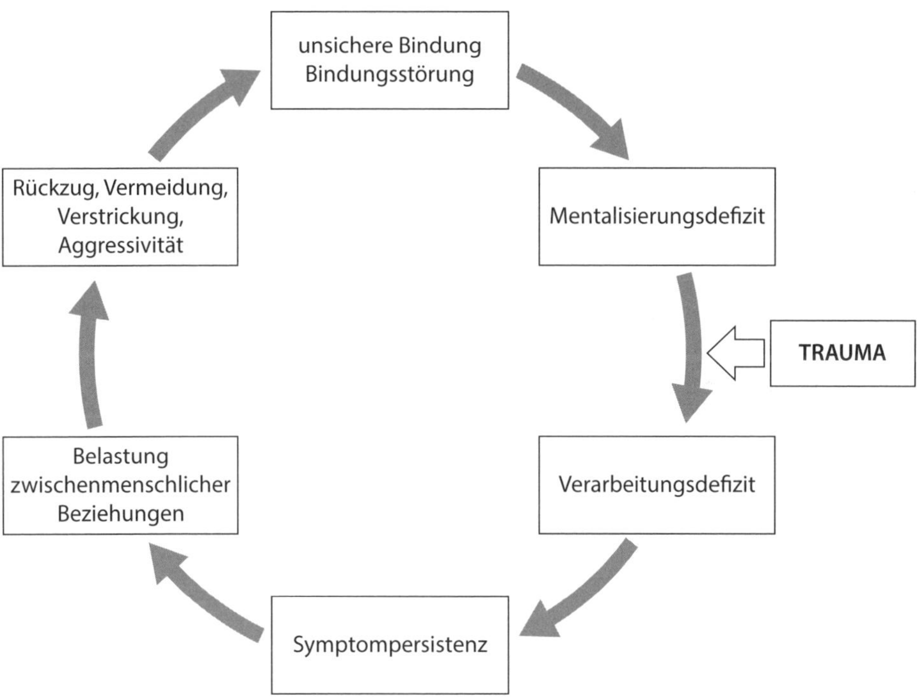

Abbildung 3.1: Wie unsichere Bindung die Verarbeitung traumatischer Erlebnisse erschwert

Traumata können auch ohne therapeutische Intervention ausheilen. Liegt allerdings eine vorbestehende unsichere Bindung oder eine Bindungsstörung vor, stehen die Chancen für eine Verarbeitung deutlich schlechter. Oftmals ist eine sogenannte

Symptompersistenz die Folge: Die Symptome der akuten Belastungsreaktion sind massiv und die Symptome der Posttraumatischen Belastungsstörung bleiben auf einem hohen Niveau, führen zu einem großen Leidensdruck beim Betroffenen und belasten zusätzlich dessen zwischenmenschliche Beziehungen.

Durch das vorbestehende Mentalisierungsdefizit kann der Traumabetroffene die Reaktionen der Bezugspersonen nur erschwert einordnen, es kommt zu Fehlinterpretationen, die wiederum zu Irritation, depressivem Rückzug, Vermeidung oder Verstrickung, manchmal auch zu aggressiven Reaktionen führen können. Dadurch werden die haltgebenden Beziehungen noch mehr belastet, die Betroffenen vermissen das Gefühl von Rückhalt und Verständnis. Der Weg aus diesem Circulus vitiosus ist die Stärkung der Bindungssicherheit und damit der Mentalisierungsfähigkeit, damit Traumabetroffene bei der Verarbeitung des Traumas darauf zurückgreifen können. Neben dem Einsatz von Stabilisierung und Traumakonfrontation ist es die wachsende Verfügbarkeit dieser „inneren Werkzeuge", welche über den Erfolg einer Psycho- bzw. Traumatherapie mit entscheidet.

> Das regelmäßige Therapiefeedback-Gespräch ist eine wirksame Quelle zur Stärkung der Bindung und Förderung der Mentalisierungsfähigkeit und hilft dem Klienten, wieder mehr innere Stärke zur Verarbeitung von Belastungen zu entwickeln.

Ich empfehle Ihnen, das Gespräch zu protokollieren. Auch das gehört zur Feinfühligkeit des Therapeuten: dass das Feedback des Klienten nicht vergessen, sondern festgehalten wird und beim nächsten Therapiefeedback (evtl. auch zwischendurch) überprüft werden kann, ob sich etwas verändert hat.

3.3 Resilienz – das Ergebnis guter Bindung

Die Themen Bindung und Resilienz sind untrennbar miteinander verknüpft und doch findet man sie in der Literatur in der Regel getrennt beschrieben. Die Bindungstheoretiker untersuchen die Bindung als Grundlage jeglicher menschlichen Fähigkeit, das Leben adaptiv zu meistern, erwachsene Reife zu entwickeln sowie Herausforderungen und Krisen zu bewältigen. Die Resilienzforschung hingegen beschäftigt sich allgemein damit, welche nachweisbaren Faktoren Menschen befähigen, den Widrigkeiten des Lebens zu trotzen, gesund zu bleiben und sich auch weiterzuentwickeln. Schaut man genau hin (vgl. Aufzählung der Resilienzfaktoren, S. 54 ff.), so stellt man jedoch fest, dass sich alle Resilienzfaktoren nur auf der Grundlage positiver Bindungen entwickeln können.

Von der Pathogenese zur Salutogenese

Seit Mitte der 1980er-Jahre vollzieht sich innerhalb der Medizin und Psychologie ein grundlegender Paradigmen- und Perspektivwechsel. Hatten sich Wissenschaft und Schulmedizin bisher überwiegend mit den negativen Folgen von Risiken und (u. a. traumatischen) Belastungen für das Leben und die seelische Gesundheit der Betroffenen beschäftigt, rückte zunehmend die Frage in den Mittelpunkt, wie Menschen es schaffen, gesund zu wachsen und sich zu entwickeln. Als einer der ersten Vertreter des Paradigmenwechsels etablierte Aaron Antonovsky den Begriff Salutogenese (lat. *salus* = Gesundheit und griech. *génesis* = Entwicklung), die Lehre von der Entstehung von Gesundheit im Gegensatz zum bisher im Mittelpunkt stehenden Begriff der Pathogenese (Lehre von der Entstehung der Krankheiten).

Der Begriff und die Fragestellung der Salutogenese wurden zunächst vor allem von der Gesundheitsförderung und Psychosomatik im deutschsprachigen Raum aufgenommen, während Resilienz erst in den letzten Jahren (über universitäre Forschungsinstitutionen aus den USA als auch aus militärischen und industriellen Kreisen) als Modewelle nach Deutschland geschwappt ist (Petzold, 2016). Die Kauai-Studie (s. Kasten, S. 52) belegt allerdings, dass sowohl die Forschung zur Salutogenese als auch die zur Resilienz etwa zeitgleich stattfanden. Heute rechnet man die Resilienzforschung der Positiven Psychologie zu. Sie konzentriert sich auf das Phänomen, dass manche Menschen trotz vielfältiger Risikofaktoren oder extremer Stresserlebnisse keine oder kaum psychische Störungen entwickeln. Diese resilienten Menschen sind in der Lage, sich vergleichsweise schnell von traumatischen Erfahrungen zu erholen, gleich ob es sich um Kriegserlebnisse, Naturkatastrophen, Gewalterfahrungen oder den Tod eines nahestehenden Menschen handelt (Curtis & Ciccetti, 2003; Masten, Best & Garmezy, 1990; Rutter, 2000; Werner, 2001).

Es gibt verschiedene Definitionen des Begriffes Resilienz. Schuhmacher et al. (2005) bezeichnen Resilienz als „relative Widerstandsfähigkeit gegenüber pathogenen Umständen und Ereignissen, die über die Zeit und über Situationen variieren kann" (S. 17). Nach Luthar & Ciccetti (2000) handelt es sich bei dem Phänomen der Resilienz um einen dynamischen Prozess, der durch positive Adaptation trotz ungünstiger psychosozialer Ausgangsbedingungen gekennzeichnet ist. Es handelt sich also um ein flexibles zweidimensionales Konstrukt, das zum einen das Vorhandensein hoher Risiken und Belastungen bzw. Traumatisierungen und zum anderen ein hohes Funktions- und Anpassungsniveau voraussetzt.

In der Wissenschaft wird diskutiert, welche Kriterien für Resilienz herangezogen werden sollen. Inzwischen sprechen empirische Befunde dafür, dass Resilienz nicht an zu engen Kriterien festgemacht werden darf, sondern möglichst aufgrund mehrdimensionaler Kriterien differenziert werden sollte. So werden neben äußeren Merkmalen wie soziale Anpassung oder schulischer Erfolg auch internale Faktoren wie subjektives Wohlbefinden für die Bestimmung von Resilienz herangezogen.

Die Wirkweise von Resilienzfaktoren kann folgendermaßen beschrieben werden: Ein bestimmtes Risiko bzw. eine bestimmte Belastung übt einen entwicklungshemmenden und krankheitsfördernen Einfluss auf eine Person aus. Dieser Einfluss wird durch den protektiven Faktor (Resilienzfaktor) der betreffenden Person „unschädlich" gemacht oder zumindest abgemildert. Fehlt der entsprechende Resilienzfaktor bei der Person, kommt das Risiko bzw. der pathogene Einfluss voll zum Tragen.

Diese Dynamik möchte ich im Folgenden am Beispiel einer der bedeutendsten Resilienzstudien, der Kauai-Studie, veranschaulichen:

Die Pionierstudie zur Resilienzentwicklung: die Kauai-Studie

Unter den Ureinwohnern auf der hawaiianischen Insel Kauai herrschten in den 1950er-Jahren sehr widrige Umstände. Inmitten der paradiesischen Landschaften gab es auf der Insel bei den Ureinwohnern massive Probleme. Das Leben vieler Familien war von Armut, Alkoholismus und Gewalt geprägt. Die Kinder vieler Familien wuchsen somit unter ungünstigen Bedingungen auf, wurden oft misshandelt oder vernachlässigt, Lernen und Schulbildung spielten nur eine untergeordnete Rolle.

In diesem Kontext fand eine der größten psychologischen Längsschnittstudien statt: 40 Jahre lang befragte und beobachtete die amerikanische Entwicklungspsychologin Emmy Werner gemeinsam mit ihrem Team von der University of California Jungen und Mädchen von Kauai. Es handelte sich um exakt 698 Kinder, alle Kinder, die dort im Jahre 1955 geboren wurden. Von diesen Kindern wuchsen 201 in besonders problembelasteten Familien auf. Sie hatten psychisch kranke oder alkoholsüchtige Eltern, sodass es in diesen Familien häufig zu Streit und zum Teil auch zu gewalttätigen Auseinandersetzungen kam. Diese Kinder waren also schon in frühester Kindheit traumatischen Situationen ausgesetzt. Von den 201 besonders belasteten Kindern entwickelten sich ungefähr zwei Drittel, nämlich 129 Kinder, sehr problematisch gemäß den allgemein erwarteten negativen Folgen ihres ungünstigen Lebens- und Familienumfeldes. Sie hatten schon im Alter von zehn Jahren erhebliche Lern- und Verhaltensprobleme. Bevor sie das Erwachsenenalter erreichten hatten, waren sie kriminell geworden oder zeigten Symptome psychischer Erkrankungen.

Ein Drittel der besonders belasteten Kinder jedoch (exakt 72) gelang es, ihre schwierige Situation zu meistern. Entgegen der eigentlich schlechten Prognose kamen sie gut zurecht, zeigten keinerlei Verhaltensauffälligkeiten, waren sozial gut integriert, schulisch erfolgreich und hatten realistische Ziele für ihr Leben. Auch bei einer Untersuchung dieses resilienten Drittels im Alter von 40 Jahren war keine der Personen arbeitslos, auf Sozialhilfe angewiesen oder straffällig geworden. Alle waren zu beruflich und sozial erfolgreichen Menschen herangewachsen, die selbstbewusst ihr Leben bewältigten.

> Diese Ergebnisse von Emmy Werners Studie waren bahnbrechend für die Erkenntnis, dass Kinder selbst unter katastrophalen Ausgangsbedingungen nicht zwangsläufig scheitern, sondern es einigen von ihnen gelingen kann, ihr Leben trotz der widrigen Umstände zu meistern. Emmy Werner hat mit dieser Pionierarbeit erstmals die wesentlichen Faktoren aufgezeigt, die Menschen trotz widrigster Bedingungen gesund erhalten.

Natürlich gibt es auch Mängel an der Arbeit von Emmy Werner und ihrem Team. Kritiker werfen ihr vor, sich zu sehr auf die äußeren Faktoren zu fixieren, wenn es um die Kriterien für „gelingendes Leben" geht. Trotz dieser Mängel ist es ihr aber gelungen, entscheidende Resilienzkriterien herauszuarbeiten. Die von ihr benannten Resilienzfaktoren sind in nachfolgenden Studien vielfach bestätigt, aber natürlich auch ergänzt worden. Eine Zusammenfassung findet sich unter Abschnitt 3.4.

Bei der Mehrzahl der Studien zum Thema Resilienz gehen die Autoren davon aus, dass es sich nicht um ein angeborenes Persönlichkeitsmerkmal, sondern vielmehr um eine Fähigkeit handelt, die im Laufe der Entwicklung im Rahmen von transaktionalen Prozessen zwischen Person und Umwelt erworben wird (Luthar, Ciccetti & Becker, 2000; Rutter, 2000). Resilienz ist auch nicht als „stabile Immunität" gegenüber negativen Lebensereignissen zu verstehen, sondern kann über Zeit und Situationen hinweg variieren. Somit ist sie eher eine Widerstandfähigkeit mit einem flexiblen Charakter (Bender & Lösel, 1999), die sich im Verlauf der Entwicklung deutlich verändern kann, weil sich im Rahmen neuer Stressbedingungen ständig neue Vulnerabilitäten und Ressourcen herausbilden. Bei näherer Beschäftigung mit einzelnen Resilienz- und auch Vulnerabilitätsfaktoren, deren Auswirkungen, gegenseitige Beeinflussung und Interaktion stößt man auf eine Komplexität, die deutlich macht, dass es hier keine linearen, sondern eher dynamische Zusammenhänge gibt.

3.4 Die wichtigsten Resilienzfaktoren

Da es hier aber darum geht, konkrete Hinweise für die praktische psychotherapeutische bzw. traumatherapeutische Arbeit zu extrahieren, erlaube ich mir eine Vereinfachung, indem ich die in Studien auftauchenden wichtigsten – weil am häufigsten in Erscheinung tretenden – Resilienzfaktoren zusammentrage. Bei den Faktoren, die Resilienz begünstigen, handelt es sich um spezifische Handlungs- und Orientierungsmuster, welche man wie folgt beschreiben kann:

- **Bindungssicherheit.** Die meisten Forschungsarbeiten kommen zu dem Schluss, dass die Bindungssicherheit der wichtigste Resilienzfaktor ist. Dabei muss es nicht zwingend die Bindung zu Vater und Mutter sein, auch Personen außerhalb der Familie können zu wichtigen Bindungspersonen werden. Ein markantes Ergebnis der Kauai-Studie (s. o.) war, dass alle Kinder, die zum „resilienten Drittel" gehörten, mindestens eine positive Bindungsbeziehung zu einem Menschen aufwiesen, sehr oft gehörte diese Person nicht zur Kernfamilie. Anfangs war man davon ausgegangen, dass hier angeborene Eigenschaften eine große Rolle spielen, das „sonnige Gemüt" eines unkomplizierten Babys etwa, welches oft zufrieden ist, viel lächelt und somit die „Herzen gewinnt". Durch die Erkenntnisse der Bindungsforschung mehren sich allerdings die Hinweise darauf, dass auch das „gewinnende Wesen" eines kleinen Kindes zu einem beträchtlichen Teil durch früheste positive Bindungserfahrung geprägt wird, es sich also eher um verdichtete Bindungserfahrung als um Genetik handelt. Im späteren Leben zeigt sich der Resilienzfaktor Bindungssicherheit in der Fähigkeit, sich ein soziales Netz aufzubauen, Bindungen einzugehen und sich in diesen auch kontinuierlich zu engagieren, um sie zu halten. Bei seelischen oder anderen Krisen suchen diese Menschen dann auch aktiv die Unterstützung von anderen Menschen.
- **Aktivität und Lernbereitschaft.** Resiliente Menschen sind dadurch charakterisiert, dass sie Probleme aktiv angehen, statt sie passiv auszuhalten. Wie bei den anderen Resilienzfaktoren stellt sich hier natürlich die Frage, ob es sich um eine angeborene oder eine erworbene Eigenschaft handelt. Die meisten Wissenschaftler (z. B. Chiompi, 1997a) gehen sowohl von konstitutionellen Faktoren als auch frühkindlichen Bahnungen aus, die für das jeweils „gewählte" Reaktionsmuster verantwortlich sind. Eng verbunden mit diesem aktiven eigenmotivierten Handlungsmuster ist die Lernbereitschaft. Resiliente Menschen erproben gerne und häufig neue Gedanken und Handlungen, sie lernen vieles durch „Versuch und Irrtum" und können somit einen größeren Erfahrungsschatz und Lösungsideen ansammeln als Menschen, die ängstlich am bisherigen Handeln und Denken festhalten. Sie weisen größere Flexibilität auf und können sich daher an Veränderungen besser anpassen. Diese innere Fähigkeit spiegelt sich meist auch darin wider, dass die lernbereiten Menschen positivere Erfahrungen mit dem Bildungssystem machen und somit eine bessere Bildung erwerben, die ihnen wiederum mehr Wege zu einem erfolgreichen Leben eröffnet. Eine weitere sehr wichtige Eigenschaft, die mit Aktivität und Lernbereitschaft in Verbindung steht, ist die Neugier. Sie ist der Motor für Offenheit Neuem gegenüber und geht mit Wissbegier einher. Dabei geht es nicht nur um die Erkundung der Umwelt, sondern auch um die Lust, sich selbst zu erkunden, Interesse für das eigene Innenleben zu entwickeln, sich selbst neugierig zu beobachten und so die Selbsterkenntnis auszubauen, die ebenfalls Resilienz stärkt.

- **Selbstwertgefühl und Selbstwirksamkeit.** Bei diesen Faktoren ist es offensichtlich, dass es sich um erworbene Fähigkeiten handelt. Wenn ein Kind schon früh im Leben die Erfahrung machen konnte, dass es „sich selbst helfen" kann, dass es Situationen und Gefühlszustände beeinflussen kann, unter denen es leidet, stärkt dies die Selbstwirksamkeit. Das Selbstwertgefühl wiederum ist zum großen Teil Ergebnis positiver Bindungserfahrung, ein Kind kann seinen Wert nur durch das Spiegeln einer liebevollen und feinfühligen Bezugsperson erfahren. Fängt man hier an, tiefer in die Materie einzudringen, wird schnell klar, wie stark die zentralen Resilienzfaktoren miteinander verknüpft sind. Selbstwertgefühl und Selbstwirksamkeit entstehen nur auf der Grundlage von Bindungssicherheit, Erfahrungen von Selbstwirksamkeit erfordern Aktivität und Lernbereitschaft und stärken diese gleichzeitig wieder. Ein Mensch mit einem gesunden Selbstwertgefühl wird im Alltag auf sich achten, gut für sich sorgen und die eigenen Bedürfnisse, Wünsche und Grenzen im Auge behalten.
- **Optimismus und Zielorientierung.** Optimistische Menschen gehen davon aus, dass sich etwas an ihrer Lage bessern kann, und handeln deshalb eher zielgerichtet. Sie nehmen sich Dinge vor und rechnen auch damit, Dinge umsetzen zu können. Optimismus hat seine Wurzeln in einem Urvertrauen, dem Gefühl und der Überzeugung „Es wird gut, es macht Sinn", selbst unter widrigen Umständen. Somit erwächst auch Optimismus aus einer sicheren Bindung bzw. positiven Bindungserfahrung. Optimismus kann man andererseits aber auch erlernen. Neue positive Bindungserfahrungen, aber auch regelmäßiges Üben (z. B. durch Reframing) können bisherige negative Überzeugungen überwinden und Optimismus aufbauen (s. a. Abschn. 1.4). Hirnbiologisch betrachtet werden dabei alte Synapsenverschaltungen abgebaut und neue Synapsen verknüpft. Deshalb nenne ich das Reframing und ähnliche Übungen auch gerne „Synapsenpflege".
- **Sinnfindung.** Sich selbst als Teil eines großen Ganzen sehen, Ziele und Überzeugungen haben, die über die eigene Person hinausgehen, Glaube und Spiritualität – kurz: Sinnfindung – ist ein weiterer wichtiger Resilienzfaktor. Dabei schließe ich mich jedoch nicht der Meinung an, es sei gleichgültig, was der Inhalt dieser Überzeugungen ist (z. B. Berndt, 2013). Resilienzfördernd ist meiner Meinung nach nur das Engagement für Formen von Glauben bzw. Spiritualität, welche nicht gegen die bereits beschriebenen anderen Resilienzfaktoren wirksam sind. Das bedeutet, eine Glaubensrichtung, die Selbstwirksamkeit, Selbstverantwortung und/oder einer optimistischen Grundeinstellung entgegenwirkt oder in die soziale Isolation führt, sind meines Erachtens gar nicht oder nur eingeschränkt resilienzfördernd. Steht der Inhalt des Glaubens den anderen Faktoren jedoch nicht entgegen, kann er einen mächtigen Resilienzfaktor darstellen, der durch Schwierigkeiten hindurchführt. Gerade in Krisen, die nicht mit Aktivität bewältigt werden können, sondern eher Akzeptanz erfordern (z. B. irreversible Unfallfolgen, Verluste von Bezugspersonen), kann der Glaube an eine höhere Macht enorm Kraft geben.

Welche Bedeutung haben nun die aufgeführten Resilienzfaktoren für die konkrete psychotherapeutische Arbeit? Alle Übungen, die zu den Big Five gehören (vgl. Abschn. 5.2), stärken die Resilienz, indem sie – in unterschiedlichen Bereichen ansetzend – in die Aktivität führen, Selbstwirksamkeit und Selbstverantwortung fördern, Optimismus und Zielstrebigkeit trainieren sowie die Selbstkenntnis erweitern. Grundlage für diese Prozesse ist die Bindungssicherheit, also die stabile therapeutische Beziehung, aber es geht auch darum, Beziehungen außerhalb der Therapie in den Fokus zu nehmen, das Knüpfen des sozialen Netzes zum Thema zu machen und zu fördern.

Das Thema Sinnfindung ist vor allem für die dritte traumatherapeutische Phase von besonderer Bedeutung und wird deshalb in Kapitel 7 aufgegriffen und vertieft.

Für die psychotherapeutische Arbeit habe ich die Resilienzfaktoren in Form des „AMOS-Prinzips“ zusammengefasst (vgl. Abschn. 1.4). Sowohl im Rahmen der Probatorik als auch im weiteren Verlauf der Therapie beschäftigen wir uns damit immer mal wieder. Dabei mache ich meistens die Erfahrung, dass Klienten sehr motiviert sind, ihre persönliche Resilienz zu stärken.

4. | Traumaassoziierte Störungen

4.1 Posttraumatische Belastungsstörung (PTBS)

Auch in einem praxisorientierten Buch wie diesem ist eine Beschäftigung mit traumaassoziierten Diagnosen unvermeidbar. Unsere therapeutische Arbeit kann nur präziser und effektiver werden und somit den Klienten besser helfen, wenn wir sicher sind im Umgang mit Diagnosen. Wir diagnostizieren zu selten Traumafolgestörungen, weil wir die vielen Varianten und Erscheinungsbilder von traumaassoziierten Symptomen noch nicht gut genug kennen. Später, wenn unser Wissen gewachsen ist, kann es hingegen passieren, dass zu viel „Traumafolgestörung" diagnostiziert wird, weil wir nicht mehr genau genug von anderen Diagnosen abgrenzen. Ob Sie Anfänger sind oder „alter Hase" – in jedem Fall ist es notwendig und vor allem im Sinne der Klienten, traumaassoziierte Diagnosen ausschließlich vor dem Hintergrund fachlich fundierter und differenzierter Betrachtungen stellen zu können.

Und nun noch etwas scheinbar Banales: Traumatherapie (insbesondere die Traumakonfrontation) kann nur bei einem zugrunde liegenden Trauma durchgeführt werden. Wir können nur das behandeln, was sich zeigt. Wir können niemals von einer bestimmten Symptomatik auf ein auslösendes Ereignis schließen. Wenn beispielsweise eine Frau sexuelle Probleme und gleichzeitig eine dissoziative Symptomatik hat, ist es ein „Kunstfehler", aufgrund der Symptome auf die Diagnose sexueller Missbrauch in der Kindheit zu schließen.

Frau K. (36) kam zum Erstgespräch in aufgelöstem Zustand. Sie berichtet, ihr Therapeut in der vorangegangenen Therapie habe ihr gesagt, sie sei wohl als Kind sexuell missbraucht worden und solle daher eine Traumatherapie machen. Seit dieser Aussage sei sie völlig durcheinander und habe sich gefragt, ob dies stimmen könne und wer der Täter gewesen sein könnte. Den Verdacht auf sexuellen Missbrauch begründete der Therapeut mit der Tatsache, dass sie sexuelle Probleme hatte (Lustlosigkeit) und teilweise unter „dissoziativen Sensibilitätsstörungen" in den Beinen litt. Es stellte sich dann im Verlauf der Vorgespräche heraus, dass sie die Beschwerden noch nie ärztlich hatte abklären lassen. Eine neurologische Untersuchung ergab einen Bandscheibenvorfall als Ursache für die Sensibilitätsstörungen. Die sexuelle Problematik war Ausdruck eines Paarkonfliktes, welchen sie und ihr Partner im Rahmen einer Paartherapie zwar nicht ganz auflösen, aber doch „entschärfen" konnten.

Dieses Beispiel zeigt mehr als deutlich, wie wichtig es ist, eine „saubere" Diagnostik zu betreiben und erst dann einen Behandlungsplan aufzustellen!

Ich habe mich bemüht, mich in diesem Kapitel auf das Wesentliche zu beschränken. Es handelt sich also um eine Art Basic zum Thema Diagnostik und Diagnosen. Neben einer fundierten Aus- und Weiterbildung empfehle ich, sich insbesondere über die komplexe PTBS und die Dissoziative Identitätsstörung (DIS) weiter zu informieren und vertiefende Literatur zu lesen. Einige hilfreiche Titel sind im Literaturverzeichnis zu finden. Besonders empfehlenswert sind in diesem Zusammenhang die Bücher von Michaela Huber (*Multiple Persönlichkeiten,* 2004; *Der Feind im Innern,* 2013, u. a.).

Zur Geschichte der PTBS

Erst mehrere Jahrzehnte, nachdem erstmals die Symptome von Traumatisierten beschrieben wurden, fanden sie Eingang in die offizielle Diagnoseklassifikation. 1980 wurde die Posttraumatische Belastungsstörung in das amerikanische Diagnoseschema DSM III aufgenommen, später dann auch ins internationale Klassifikationssystem ICD-10. Warum dies so lange gedauert hat, ist nicht ganz klar. Möglicherweise waren Psychiatrie und Psychotherapie zu sehr mit der „endogenen“ Verursachung von Krankheiten beschäftigt gewesen, mit genetisch bedingten und durch innerseelische Fantasiebildung überformten neurotischen Symptomen.

> Die Beschäftigung mit der PTBS hat mehr Verständnis dafür geweckt, wie die Physiologie, hirnbiologische Vorgänge, Wertesysteme und die Persönlichkeit eines Menschen durch die realen Erfahrungen geformt werden.

Die Anerkennung der PTBS-Diagnose führte zu einer Vielzahl von wissenschaftlichen Studien, die das Wissen über Entstehung, Symptomatik und auch Behandlungsmöglichkeiten massiv erweitern konnten. Die Diagnose barg die Chance in sich, Betroffenen eine Legitimierung und Validierung ihres Leidens zu verschaffen. Ein Solidaritätsgefühl mit Mitbetroffenen kann stützend wirken und das Gefühl reduzieren, „verrückt“ oder von der Gesellschaft ausgeschlossen zu sein.

Wie bei jeder Diagnose lässt sich jedoch nicht ganz ausschließen, dass es auch durch den „PTBS-Stempel“ zu Stigmatisierungen kommen kann. Ähnlich wie bei der Diagnose der Depression wirkt zwar Aufklärung insgesamt einer Stigmatisierung entgegen, kann sie aber nicht ganz verhindern. Auch ist klar, dass die Diagnose PTBS eine Vereinfachung darstellt und nicht die Gesamtheit des Leids eines Betroffenen mitsamt den ganz persönlichen Reaktionsweisen und Bewältigungsversuchen erfassen kann.

Es ist nicht einfach, die initialen „normalen“ Reaktionen auf ein Trauma von einer beginnenden PTBS zu unterscheiden. So ist z. B. das Symptom der Intrusion als eines der Leitsymptome der PTBS direkt nach einem Trauma bei praktisch allen Betroffenen zu finden (McFarlane 1992, Creamer, Burgess & Pattison, 1992). Die Intrusionen, also das Wiedererinnern und Wiedererleben von psychotraumatischen Ereignissen, haben offensichtlich die Funktion, dass der Betroffene sich mit dem Ereignis beschäftigt, sich als Folge davon in Sicherheit bringt, möglichst aus der Erfahrung lernt und Konsequenzen daraus zieht. Die ständige Erinnerung ist auch ein Versuch des Gehirns, das Erlebte zu integrieren.

Gelingt dies, wird das Trauma im Gedächtnis gespeichert als ein schlimmes Erlebnis, welches aber der Vergangenheit angehört. Kann dieser Prozess nicht zu einem guten Abschluss geführt werden, fangen die Symptome an, sich zu „verselbstständigen“ und bahnen die Entstehung der Posttraumatischen Belastungsstörung.

Diagnosekriterien der PTBS und assoziierte Störungsbilder im ICD-10

Die Diagnose Posttraumatische Belastungsstörung wird in der ICD-10 (*International Statistical Classification of Diseases and Related Health Problems,* Herausgeber der deutschen Version: Dilling, Mombour & Schmidt, 1991) folgendermaßen beschrieben: Als Voraussetzung zur Diagnosestellung PTBS muss ein „belastendes Ereignis“ oder eine „Situation außergewöhnlicher Bedrohung oder katastrophenartigen Ausmaßes“ (kurz oder lang anhaltend) vorliegen.

Es werden mehrere mögliche verursachende Ereignisse aufgezählt: Naturereignisse, von Menschen verursachte Katastrophen, Kampfhandlungen, schwerer Unfall, Zeugenschaft des gewaltsamen Todes anderer, Folter, Terrorismus, Vergewaltigung oder „andere Verbrechen.“

Als die wichtigsten Diagnosekriterien der Posttraumatischen Belastungsstörung (F43.1) werden vor allem vier Kategorien aufgeführt:

1. Intrusionen

Beschrieben wird hier das „wiederholte Erleben des Traumas in sich aufdrängenden Erinnerungen (Nachhallerinnerungen, Flashbacks), Träumen oder Albträumen.“

Eine ältere Frau wird abends von einem jungen Mann angesprochen. Er verwickelt sie erst in ein Gespräch und versucht dann, ihr die Handtasche zu entreißen. Als sie versucht, sie festzuhalten, zückt der Mann ein Messer und hält es ihr vors Gesicht. Die Frau überlebt das Geschehen unverletzt, in den darauffolgenden Wochen sieht sie aber immer wieder die Szene vor sich: wie der Mann plötzlich das Messer zückt und es ganz nah vor ihr Gesicht hält.

Eine Teenagerin muss mit ansehen, wir ihr Hund, der sich von der Leine losgerissen hatte, von einem Auto erfasst wird. Kurz darauf stirbt er. Das Mädchen sieht immer wieder die Szene vor sich, wie ihr Hund gegen das Auto prallt, aufjault und durch die Luft geschleudert wird.

2. *Numbing*

(Dieser in der traumatherapeutischen Literatur immer wieder verwendete Begriff, der übersetzt „Dumpfheit" bedeutet, taucht in der ICD-Beschreibung nicht auf, fasst aber die Beschreibung dort gut zusammen.)

Es wird ein „andauerndes Gefühl von Betäubtsein, emotionaler Stumpfheit, Gleichgültigkeit gegenüber anderen Menschen, Teilnahmslosigkeit der Umgebung gegenüber und Anhedonie" beschrieben.

„Sie hat sich total verändert", sagen die Freundinnen der Studentin, die bei ihrem Job an der Supermarktkasse plötzlich mit einer Waffe bedroht und aufgefordert wurde, die Kasse zu öffnen. Sie selbst fühlt sich wie „abgeschnitten" von ihren Gefühlen, kann seit dem Vorfall weder lachen noch richtig traurig sein.

Der junge Mann, der während eines Auslandsaufenthaltes Zeuge eines Mordes auf offener Straße wurde, zieht sich seit seiner Rückkehr massiv zurück. Er vermeidet Treffen mit Freunden und beendet sogar die Beziehung zu seiner Freundin, weil er „zurzeit nichts fühlen kann."

3. *Vermeidung*

„Üblicherweise finden sich Furcht vor und Vermeidung von Aktivitäten und Situationen, die Erinnerungen an das Trauma wachrufen könnten (…), Furcht vor und Vermeidung von Stichworten, die den Leidenden an das ursprüngliche Trauma erinnern könnten."

Ein Mann wird bei einem Auffahrunfall in einem Tunnel schwer verletzt. Seitdem vermeidet er konsequent jede Tunnelfahrt, selbst wenn das für ihn einen großen Umweg bedeutet. Manchmal kann schon das Wissen, sich in der Nähe eines Tunnels zu befinden, Schweißausbrüche bei ihm hervorrufen.

Als die Auszubildende sich als angehende Erzieherin in einer Unterrichtseinheit mit dem Thema sexueller Missbrauch beschäftigen muss, spürt sie, dass dieses Thema ihr emotional den Boden unter den Füßen wegreißt. Sie entscheidet kurzerhand, ihre Ausbildung abzubrechen. Hintergrund ist, dass sie als kleines Mädchen über ein Jahr lang von einem Freund ihrer Mutter sexuell missbraucht wurde.

4. Hyperarousal / Hypervigilanz

„Gewöhnlich tritt ein Zustand vegetativer Übererregtheit mit Vigilanzsteigerung, einer übermäßigen Schreckhaftigkeit und Schlaflosigkeit auf."

Nachdem eine Frau nachts überfallen wurde und nur knapp einer Vergewaltigung entkam, fühlt sie sich unter „Dauerstress". Sie kann nicht mehr abschalten, vor allem bei einbrechender Dunkelheit wird sie immer unruhiger. Zum Einschlafen braucht sie mehrere Nachtlichter, wenn sie nachts aufwacht, ist sie sofort hellwach, traut sich aber nicht, zur Toilette zu gehen. Tagsüber zuckt sie bei lauteren Geräuschen zusammen, auch wenn ihr eigener Hund bellt.

Ein kleines Mädchen ist wegen erlittener körperlicher Gewalt durch beide Eltern aus der Familie herausgenommen worden und lebt jetzt in einer Pflegefamilie. Es fällt auf, dass sie in Anwesenheit erwachsener Personen diese andauernd mit weit aufgerissenen ängstlichen Augen beobachtet. Verändert sich die Mimik einer Person in Richtung Missfallen oder gar Ärger, wird sie extrem ängstlich und verkriecht sich in eine Ecke des Zimmers.

Über diese wichtigsten diagnostischen Kriterien hinaus, werden im ICD-10 noch häufig assoziierte Phänomene der PTBS beschrieben:

- Akute „Schübe von Angst, Panik oder Aggression"
- Depression (inkl. Suizidgedanken)
- Drogeneinnahme und übermäßiger Alkoholkonsum

Diese assoziierten Phänomene sind es, die dazu führen, dass Klienten mit PTBS oft erst andere Diagnosen erhalten, und es manchmal lange dauert, bis klar wird, dass die ängstliche, aggressive oder depressive Symptomatik, möglicherweise auch das Suchtverhalten mit einer traumatischen Erfahrung in Verbindung steht. Teilweise gehen Betroffene jahrelang zu verschiedenen Fachärzten, unterziehen sich (evtl. unnötigen oder auch schädlichen) ärztlichen Behandlungen, die das zugrunde liegende Trauma nicht berücksichtigen.

Die Diagnosebeschreibung enthält auch noch einen Hinweis darauf, dass in der Mehrzahl der Fälle eine Heilung erwartet werden kann, es jedoch auch chronische Verläufe gibt, die dann in eine andauernde Persönlichkeitsänderung übergehen können (F62.0: andauernde Persönlichkeitsänderung nach Extrembelastung). Diese traumabedingte Persönlichkeitsveränderung ist durch misstrauische Haltung der Welt gegenüber, sozialen Rückzug, Gefühl der Leere und Hoffnungslosigkeit, chronische Nervosität und Entfremdung gekennzeichnet. Diese Persönlichkeitsveränderung hat Ähnlichkeiten mit der sogenannten Komplexen Posttraumatischen Belastungsstörung (KPTBS), die aber im ICD-10 nicht aufgeführt ist, aber im ICD-11 enthalten sein wird. Erläuterungen dazu finden Sie ab Seite 71.

Akute Belastungsreaktion (F43.0)

Bei der hier beschriebenen Symptomatik handelt es sich um die Initialreaktion auf ein Trauma bzw. eine schwere Belastung. Die Belastungsreaktion beginnt typischerweise innerhalb von Minuten nach dem Ereignis mit einer „Betäubung", einer „gewissen Bewusstseinseinengung", einer „Unfähigkeit, Reize zu verarbeiten", sowie „Desorientiertheit" (hier wird die Dissoziation beschrieben). Anschließend kann es zu einem Rückzug kommen oder auch zu Unruhezuständen mit Überaktivität bis hin zur Flucht oder dissoziativer Fugue (s. u.). Es treten darüber hinaus auch „vegetative Zeichen panischer Angst wie Tachykardie, Schwitzen und Erröten" auf. Die Symptome der akuten Belastungsreaktion gehen innerhalb von zwei oder drei Tagen, manchmal auch innerhalb von Stunden zurück.

4.2 Dissoziation und dissoziative Störungen

Dass bei der Beschreibung der PTBS-Symptomatik im ICD-10 keine dissoziativen Phänomene klassifiziert werden, hat einen wissenschaftsgeschichtlichen Hintergrund. Lange Zeit liefen die wissenschaftlichen Forschungsarbeiten zum Thema Traumafolgestörungen einerseits und dissoziative Erkrankungen andererseits strikt getrennt. Erst später entdeckte man, dass es sich um ein und dieselbe Krankheitsentität handelte. Inzwischen sind sich die Experten einig, dass Trauma und Dissoziation zusammengehören, es wird sogar davon ausgegangen, dass es vom Ausmaß der Dissoziation im schlimmsten Moment des Traumas abhängt, ob und wie stark sich eine Traumafolgestörung entwickeln wird. In der traumatherapeutischen Literatur werden primäre, sekundäre und tertiäre Dissoziation unterschieden.

Primäre Dissoziation

Die primäre Dissoziation ist der seelische Vorgang, der beim Erleben des Traumas auftritt. Angesichts der überwältigenden Bedrohung ist der Betroffene nicht in der Lage, das Trauma vollständig in sein Bewusstsein zu integrieren. Es wird in seine somatosensorischen Elemente aufgespalten und kann dadurch vom Betroffenen nicht zusammenhängend in einem Narrativ geschildert werden (van der Kolk & Fisler, 1995). Diese, auch Fragmentierung genannte Abspaltung bei der primären Dissoziation ist kennzeichnend für die dramatischen Symptome der PTBS, wie z. B. intrusive Erinnerungen oder Flashbacks.

Sekundäre Dissoziation

Die sekundäre Dissoziation trennt traumatisierte Menschen von ihren Gefühlen und Emotionen, die sich auf das Trauma beziehen. Es findet sozusagen eine „Betäubung“ statt. Man spricht in diesem Zusammenhang auch von der „peritraumatischen Dissoziation“ (Marmar et al., 1994b). Es findet eine weitere „Desintegration“ der persönlichen Erlebensfragmente statt. Die distanzierte Sichtweise auf das erlebte Trauma hält den Schmerz, die Qual und die volle Wucht des Traumas auf einem gerade noch erträglichen Maß. Sie befähigt den traumatisierten Menschen, weiterzuleben, den Alltag zu bewältigen, zu „überleben“. Man kann somit die Dissoziation als Schutzmechanismus der Seele verstehen.

Tertiäre Dissoziation

Bei der tertiären Dissoziation sind die Abspaltungsprozesse noch weiter vorangeschritten, sie betreffen ganze Persönlichkeitsbereiche. Menschen entwickeln dann deutlich unterschiedene Ich-Zustände, welche die traumatische Erfahrung beinhalten. Diese Ich-Zustände verfügen über eigene getrennte Muster von Kognition, Affekt und Verhalten. So können zum Beispiel bestimmte Zustände Wut, Angst oder Schmerz beinhalten, die sich auf konkrete traumatische Erfahrungen beziehen. Andere wiederum können gut die Alltagsanforderungen bewältigen und sind sich des Traumas und der traumaassoziierten Affekte nicht bewusst. Ein Beispiel hierfür ist die Dissoziative Identitätsstörung (DIS), die am Ende des Kapitels beschrieben wird.

Dissoziative Störungen im ICD-10

Die Dissoziativen Störungen (F44 …) werden im ICD-10 folgendermaßen definiert: „Das allgemeine Kennzeichen der dissoziativen oder Konversionsstörungen ist der teilweise oder völlige Verlust der normalen Integration, die sich auf Erinnerungen an die Vergangenheit, Identitätsbewusstsein und unmittelbare Empfindungen sowie die Kontrolle von Körperbewegungen bezieht“ (Dilling, Mombour & Schmidt, 1991, S. 161).

Zur Frage der Ätiologie wird folgendermaßen Stellung genommen: „Es besteht eine nahe zeitliche Verbindung zu traumatisierenden Ereignissen, unlösbaren oder unerträglichen Konflikten oder gestörten Beziehungen“ (ebda.).

4.2.1 *Dissoziative Symptome und Erscheinungsformen*

Die unterschiedlichen Erscheinungsformen der wichtigsten dissoziativen Symptome werden folgendermaßen beschrieben:

Dissoziative Amnesie (F44.0)

Ein schwerwiegender Erinnerungsverlust für wichtige aktuelle Ereignisse, der sich meist zentriert „auf traumatische Ereignisse wie Unfälle oder unerwartete Trauerfälle.“ (Dilling, Mombour & Schmidt, 1991, S. 163). Das Ausmaß der Amnesie kann fluktuierend sein, der affektive Zustand dabei ist vor allem von Ratlosigkeit und Gequältsein geprägt.

Eine Zwölfjährige hat ihre Mutter durch einen tödlichen Autounfall verloren. Als sie zwei Jahre später wegen Schulproblemen in Therapie geht und nach der Beerdigung der Mutter gefragt wird, kann sie sich überhaupt nicht mehr daran erinnern, obwohl sie dabei war. Sie beschreibt: „Da war ich irgendwie die ganze Zeit wie in einem grauen dichten Nebel.“

Dissoziative Fugue (F44.1)

Die Fugue (frz. *fugue* = Flucht) wird beschrieben als „zielgerichtete Ortsveränderung über den üblichen täglichen Aktionsbereich hinaus“ (Dilling, Mombour & Schmidt, 1991, S. 164) bei gleichzeitig bestehender dissoziativer Amnesie. Dabei werden während der Fugue sowohl die Selbstversorgung (Essen, Waschen etc.) als auch einfache soziale Interaktionen mit Fremden (z. B. Kauf von Fahrkarten, Bestellen von Mahlzeiten etc.) aufrechterhalten.

Eine Frau findet sich plötzlich auf dem Marktplatz einer anderen Stadt wieder. Sie fragt sich, wie sie dahin gekommen ist, kann sich partout nicht erinnern. Als sie auf ihr Handy schaut, sieht sie, dass mehrere Anrufe eingegangen sind. Sowohl ihr Chef als auch ihr Partner haben wiederholt versucht, sie zu erreichen. Sie trägt eine Tasche bei sich, in der sich Essen und ein neu gekaufter Schal befinden. Sie kann sich nicht erinnern, wie sie in den Besitz dieser Dinge gekommen ist.

Dissoziativer Stupor, dissoziative Trance (F44.2 / F44.3)

Beim dissoziativen Stupor oder der dissoziativen Trance handelt es sich um Zustände, die durch das weitgehende Fehlen willkürlicher Bewegungen und normaler Reaktionen des Klienten auf äußere Reize charakterisiert sind, ohne dass der Klient schläft oder bewusstlos ist. „Der Patient liegt oder sitzt lange Zeit überwiegend bewegungslos. Sprache und spontane oder gezielte Bewegungen fehlen oder sind fast nicht wahrzunehmen" (Dilling, Mombour & Schmidt, 1991, S. 165). Die Wahrnehmung der eigenen Identität und der Umgebung ist zeitweise eingeschränkt.

Während einer Gruppentherapiesitzung, in der ein Klient einen Verkehrsunfall schildert, wirkt eine Frau plötzlich merkwürdig abwesend. Sie wird sowohl vom Gruppenleiter als auch von den neben ihr sitzenden Mitklienten direkt angesprochen, reagiert aber nicht. Auch auf ein vorsichtiges Berühren ihres Armes reagiert die Frau nicht. Dabei hat sie ihre Augen geöffnet, schaut mit starrem Blick ins Leere. Erst nach dem Ende der Sitzung, als eine Tür vom Wind laut zugeschlagen wird, kommt sie wieder zu sich. Später stellt sich heraus, dass sie bei der Schilderung des Unfalls an ein eigenes ähnliches traumatisches Ereignis erinnert wurde.

Dissoziative Bewegungsstörungen (F44.4)

Darunter versteht man einen vollständigen oder partiellen Verlust der Bewegungsfähigkeit eines oder mehrerer Körperteile. Es kann zum Beispiel zu einem bizarren Gangbild aufgrund von mangelnder Koordination kommen (Ataxie), zu Schwierigkeiten beim Stehen (Astasie, Abasie), zu übertriebenem Zittern von Extremitäten sowie zu Sprechstörungen (Aphonie, Dysarthrie) und anderen Bewegungsstörungen.

Ein Mann befindet sich wegen sequenzieller Traumatisierung (Gewalt in der Kindheit) in traumatherapeutischer Behandlung. Es dauert sehr lange, bis er so stabil ist, dass eine Traumadurcharbeitung erwogen wird. Doch schon das Erstellen der Belastungsliste ist für ihn so destabilisierend, dass er beim Benennen der Ereignisse massive Sprachstörungen bekommt und schließlich keinen verständlichen Satz mehr aussprechen kann. Nach einer weiteren Phase von Stabilisierung wird es für ihn möglich, die innere Belastung so zu regulieren, dass er beim Benennen der Traumata nicht dissoziiert.

Dissoziative Krampfanfälle (F44.5)

Diese sogenannten Pseudoanfälle sehen praktisch so aus wie epileptische Anfälle. Im Vergleich zu diesen fehlt jedoch meistens der typische Zungenbiss und die Urininkontinenz, schwere Stürze sind seltener. Statt des Bewusstseinsverlustes nach einem epileptischen Anfall findet sich ein stupor- und tranceähnlicher Zustand.

Eine junge Frau kommt nach längerem psychiatrischem Klinikaufenthalt zur ambulanten Weiterbehandlung. Sie hat eine antikonvulsive Medikation (Antiepileptikum), weil sie in der Klinik einen Krampfanfall hatte. Dieser trat auf, als ihr Freund ihr während eines Besuches in der Klinik die Trennung verkündete und sie dabei massiv entwertete. Die Klientin litt schon länger unter ihrem Freund, der sie durch das Hin und Her ständiger Trennungen und Wiederannäherungen quälte. Als Kind litt sie unter einem sadistisch veranlagten Vater.

Anmerkung:

Es gibt keinen Beweis dafür, dass ein Krampfanfall dissoziativ ist, weil während des akuten Ereignisses der Patient in der Regel kein EEG bekommt. Man kann also nur von Wahrscheinlichkeiten sprechen. Fehlende Auffälligkeiten bei wiederholten EEG-Untersuchungen, Fehlen von Zungenbiss, Einnässen und Stürzen sowie der Zusammenhang mit traumatischen Ereignissen oder Traumatriggern sprechen für das Vorliegen eines Dissoziativen Krampfanfalls, sind aber dafür nicht beweisend.

Dissoziative Sensibilitäts- und Empfindungsstörungen (F44.6)

Störungen der Sensibilität können Empfindungsstörungen oder auch Parästhesien in bestimmten Hautarealen sein. Auch möglich ist ein Visusverlust, der meistens unvollständig ist und sich in allgemeinem Verschwommensehen oder „Tunnelsehen" äußert (Dilling. Mombour & Schmidt, 1991, S. 169). Dissoziative Taubheit oder Riechstörungen (Anosmie) können ebenfalls gelegentlich vorkommen.

Eine Frau hat Probleme an ihrem Arbeitsplatz, seit sie einen neuen Chef hat, der cholerisch ist und sie oft laut und in scharfem Ton anfährt. Immer nach solchen Ereignissen fühlt sie sich taub und kann ihre Tätigkeit im Callcenter kaum ausführen, weil sie ihre Kunden am Telefon fast nicht mehr hören kann und sich wie gelähmt fühlt. Sie beschreibt es mit den Worten: „Meine Ohren gehen zu." In der Therapie stellt sich heraus, dass sie einen sehr autoritären Vater hatte, der sie als Kind manchmal so laut anschrie, dass sie vor Schreck sofort einnässte.

4.2.2 Strukturelle Dissoziation

Die Beschreibung der unterschiedlichen Erscheinungsbilder dissoziativer Symptomatik macht deutlich, wie vielgestaltig und dadurch auch schwer diagnostizierbar dissoziative Zustände sind. Noch komplexer wird es, wenn man zur sogenannten strukturellen Dissoziation kommt.

Bei der strukturellen Dissoziation kommt es zu Abspaltungsprozessen, die der Stabilisierung des traumatisierten Menschen dienen. Die eigentlich unkontrollierbare traumainduzierte Stressreaktion wird aushaltbar und kontrollierbar gemacht, um das Überleben zu sichern. Wiederholen sich diese Vorgänge, wird das Dissoziieren also „chronisch", hat es immer stärkere Auswirkungen auf die Persönlichkeitsstruktur.

Etwas vereinfachend könnte man sagen, dass es immer dann, wenn ein traumatisches Erlebnis langfristig nicht verarbeitet werden kann, zu Veränderungen in der Struktur der Persönlichkeit kommt, die eine Art „Notfallreaktion" darstellen. Um diese Vorgänge zu verstehen, kann man unterschiedliche Modelle wählen, die immer bestimmte Aspekte der Prozesse primär veranschaulichen. Das bekannteste stammt von den führenden europäischen Traumaforschern van der Hart, Nijenhuis und Steele aus den Niederlanden (Nijenhuis, van der Hart & Steele, 2008).

Sie haben gemeinsam mit ihrer internationalen Arbeitsgruppe herausgearbeitet, dass es nach Traumatisierungen zwei unterschiedliche Arten von Persönlichkeitszuständen gibt:

- den „Anscheinend Normalen Persönlichkeitsanteil" (ANP) sowie
- die „Emotionalen Persönlichkeitsanteile" (EP).

Die traumatische Erfahrung wird abgespalten in voneinander getrennte innere Zustände, die Emotionalen Persönlichkeitsanteile. Die Funktion dieses unbewusst ablaufenden Prozesses besteht darin, mit den emotional stark aufgeladenen traumaassoziierten Zuständen besser umgehen zu können, die überlebenswichtigen Alltagsfunktionen zu ermöglichen, welche der ANP bewältigen muss. Als überwiegend unbewusste „Notfallmaßnahme“ zur Sicherung des Überlebens bringt diese Abspaltung jedoch auch Nachteile bzw. Nebenwirkungen mit sich. Diese bestehen darin, dass nun nicht mehr – wie bei einer nicht traumatisierten Persönlichkeit – Alltagsfunktionen und Alltagssteuerung mit den emotionalen Anteilen verflochten und verwoben sind und *gleichzeitig* unbewusst oder bewusst abrufbar sind bzw. in verflochtener („integrierter“) Weise auftauchen. Es ist also entweder die ANP oder ein EP aktiv, was eine doppelte Problematik im Alltag mit sich bringt.

Zum einen sind im ANP-aktivierten Zustand die Gefühle nicht zugänglich, was in Situationen, in denen Emotionalität gefordert ist, ein Problem darstellt. Zum anderen können die EP-Zustände unbewusst „getriggert“ werden und durch die Unkontrollierbarkeit (ANP ist dann inaktiv, kann nicht regulieren) Probleme verursachen. Auf hirnphysiologischer Ebene kommt es in solchen Situationen zur Aktivierung der Amygdala und damit verbundenen heftigen emotionalen und auch somatischen Stressreaktionen. Welche Alltagsprobleme durch eine strukturelle Dissoziation entstehen können, wird an folgendem Beispiel deutlich:

Frau S. (38) ist vor einem halben Jahr beim Joggen im Wald von einem jungen Mann überfallen und vergewaltigt worden. Sie war danach drei Monate arbeitsunfähig, verbrachte die Vormittage – wenn ihre zwei Kinder in der Schule waren – ganz alleine. Das Leid ihrer Kindheit, dass sie von einem Freund ihrer alleinerziehenden Mutter im Grundschulalter über zwei Jahre lang immer wieder sexuell missbraucht wurde, kam in dieser Phase zusätzlich massiv hoch und quälte sie.

Inzwischen ist sie froh, wieder arbeiten zu können und somit ein Stück Normalität wiedergewonnen zu haben. Ihre Kinder zu versorgen schafft sie, allerdings fühlt sie sich dabei oft „merkwürdig mechanisch“. Schwierig wird es, wenn ein Kind Kummer hat. Dann merkt Frau S., dass sie innerlich „nichts fühlt“, auch wenn es ihr gelingt, tröstende Worte auszusprechen. Sind die Kinder allzu fordernd oder wird im Fernsehen ein „Stichwort“ genannt, welches an das traumatische Geschehen erinnert, kann es sein, dass sie in Tränen ausbricht, wütend herumschreit und lange Zeit braucht, um sich wieder zu beruhigen. Ihr Mann, der bisher sehr verständnisvoll war, wirft ihr nun oft vor, dass sie sich nicht im Griff habe und vor allem die Kinder durch diese Gefühlsausbrüche schwer belaste.

Meine naturwissenschaftlichen Wurzeln haben mich zu der Idee gebracht, die oben beschriebenen Abspaltungsvorgänge mit einer „Immunreaktion“ zu vergleichen:

Dringt ein Fremdkörper durch die Haut eines Menschen in den Körper ein, wird das Immunsystem aktiviert. Mehrere Immunreaktionen auf unterschiedlichen Ebenen finden in Form von sogenannten Kaskaden (aufeinanderfolgende Kettenreaktionen) statt. So kommt es zum Beispiel zu einer Reaktion direkt am Ort der Schädigung im Gewebe, aber es wird auch eine Immunreaktion durch unterschiedlichste Reaktionen von Blutzellen (v.a. durch die weißen Blutkörperchen) in Gang gesetzt. Ziel ist es, den Fremdkörper „unschädlich" zu machen. Er wird einkapselt, liegt er nahe der Oberfläche, kann er durch Eiterentwicklung (massive Ansammlung von Entzündungszellen) oft erfolgreich „herausgeschwemmt" und somit eliminiert werden. Manchmal gelingt es dem Körper, das Material des Fremdkörpers allmählich zu „zersetzen", wozu es z.B. sogenannte „Fresszellen" gibt. Ist dies nicht möglich, versucht der Körper trotzdem, ihn so gut wie möglich durch Verkapselung „unschädlich" zu halten. Dieser Zustand kann über Jahre andauern, oft findet sich dann eine mehr oder wenig latente Entzündung im Bereich des Fremdkörpers. Dies kann dauerhaft so bleiben, es kann aber auch nach langer Zeit ohne Symptome (erfolgreiche „Verkapselung") zum Beispiel durch Veränderungen oder Belastungen des Immunsystems zu einem „Wiederaufflammen" der Entzündung kommen, welche eine Behandlung, oft auch eine operative Entfernung des Fremdkörpers notwendig macht.

Eine traumatische Erfahrung ist in gewisser Weise ein Fremdkörper für die menschliche Seele, weil Betroffene die Erfahrung nicht in ihr bisheriges Bild von der Welt und sich selbst einordnen können. Bisherige Bewältigungsmechanismen werden ausgehebelt, das traumatische Erlebnis „steckt fest". Manchmal kommt es zu einer allmählichen Verarbeitung durch die Selbstheilungskräfte (s. Kap. 3 „Bindung und Resilienz"). Das würde dem „Herauseitern" oder auch „Auflösen" des Fremdkörpers entsprechen. Zurück bleibt trotzdem eine Narbe und auch in den Körperzellen bleibt alles, was sich rund um diese Schädigung abgespielt hat, „gespeichert."

Gelingt es dem Organismus nicht, den Fremdkörper durch Herauseitern oder Auflösung und Abtransport der Partikel zu eliminieren, bleibt er verkapselt („abgespalten") im Gewebe, so wie das feststeckende traumatische Geschehen eine dauerhafte Belastung darstellt und ebenfalls „in Schach gehalten werden" muss. Hat ein Fremdkörper eine entsprechende Größe oder ungünstige Lage, führt er zwangsläufig auch zu einer Funktionseinschränkung. Wie beim traumatischen Erlebnis kann eine äußere Belastung (körperlich gesehen: ein irritiertes Immunsystem) zur Verstärkung der Symptomatik führen (wiederaufflammende Entzündung), welche der Organismus nicht mehr alleine in den Griff bekommt.

Wie alle Vergleiche „hinkt" auch dieser an einigen Stellen, aber er kann bestimmte Aspekte und vor allem die Funktion von Abspaltungsprozessen erhellen: Sowohl auf der körperlichen als auch auf der seelischen Ebene versucht unser menschlicher Organismus immer, den „Schaden" möglichst einzugrenzen, in Schach zu halten und so weit wie möglich alle wichtigen Funktionen zu erhalten.

Ein anderes Bild kann den Zusammenhang von Tiefe der Spaltung/des Schweregrades der Dissoziation und psychischer Stabilität veranschaulichen: Stellen Sie sich unterschiedlich gebaute Windräder vor (wie in Abb. 4.1 dargestellt). Ein Windrad mit eher sehr eng oder sogar leicht überlappenden Flügeln ist ziemlich stabil, je weiter die Flügel auseinanderliegen, desto instabiler wird das Windrad, weil der Wind an immer mehr Stellen angreifen kann. Beim vierten abgebildeten Windrad (ganz rechts) kann der Wind am meisten angreifen, jeder Flügel führt in gewisser Weise ein Eigenleben und kann sich unabhängig von den anderen bewegen. Trotzdem bleibt das Ganze ein Windrad. Übertragen auf den Klienten bedeutet das: Es steht nur ein Körper zur Verfügung trotz tief gespaltener Persönlichkeit.

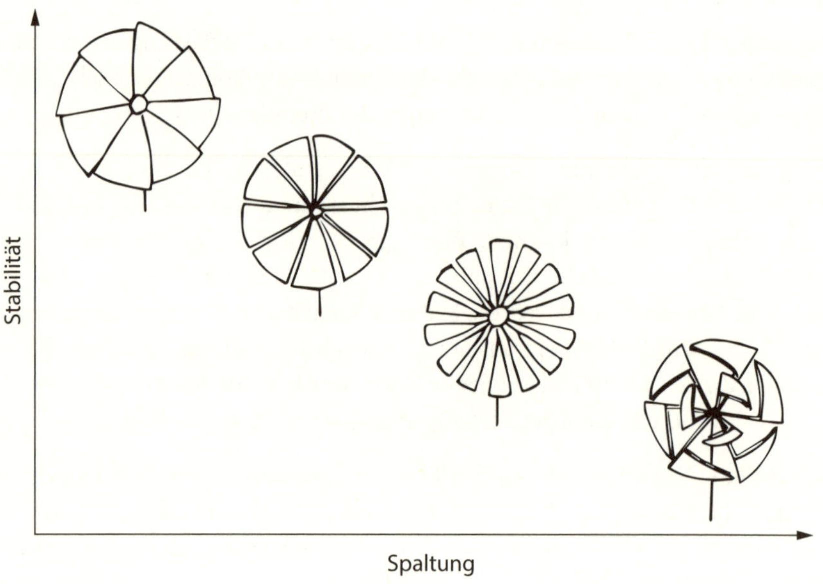

Abbildung 4.1: Stabilität/Spaltung im Windradmodell

Die unterschiedlichen Erscheinungsformen und auch Schweregrade der strukturellen Dissoziation sind international noch nicht einheitlich klassifiziert. Im ICD-10 findet man über die bereits geschilderten Symptombilder (F44.0–6) hinaus nur noch die Dissoziative Identitätsstörung (F44.8) als die am stärksten von Dissoziation geprägte Diagnose, auf die ich am Ende dieses Kapitels eingehen werde.

Im amerikanischen DSM-IV gibt es noch die DDNOS (*Dissociative Diagnosis Not Otherwise Specified* = nicht näher bezeichnete dissoziative Störung). Dazu gehören auch Betroffene, die z. B. bezüglich ihrer Kindheit aufgrund traumatischer Erfahrungen große Erinnerungslücken haben, aber im Hier und Jetzt ihr Leben bewältigen. Nach dem Modell von van der Hart und Nijenhuis formuliert: Es konnte sich nach dem Ende der Traumatisierung eine funktionierende ANP entwickeln, die abgespaltenen EPs treten nur gelegentlich, dann aber umso heftiger in Erscheinung, meist in Form von schwer kontrollierbaren Affektdurchbrüchen (s. Beispiel Frau S., S. 68).

Sind die EPs mehr als abgespaltene Erinnerungspartikel und betreffen größere Bereiche der Persönlichkeit, so spricht man von Ego-States und nennt dann die dazugehörige Störung Ego State Disorder (Watkins & Watkins, 2012). Die unterschiedlichen Ego-States sind so stark voneinander getrennt, dass der Wechsel von einem Zustand in einen anderen willentlich nur schwer möglich ist. Es gibt zwar noch eine „Steuerungsinstanz", diese muss sich jedoch sehr anstrengen, um von einem gerade aktiven Ego-State, der möglicherweise zu Problemen führt, in einen adäquaten zu wechseln.

Biografisch findet man bei von Ego State Disorder Betroffenen häufig frühe Kindheitstraumata, die dazu geführt haben, dass das Kind durch Misshandlung, Vernachlässigung oder unberechenbares und willkürliches Erziehungsverhalten nicht ausreichend lernen konnte, eigene Gefühlszustände zu regulieren. Statt zu regulieren, konnte es Gefühlszustände nur durch Dissoziation verändern, indem es den aktuellen Zustand „abschaltete", was dann als Reaktionsmuster persistiert und die Identitätsentwicklung erheblich einschränkt (Putnam, 1997).

Weitere diagnostische Beschreibungen und Klassifikationen sind noch in der Entwicklung. So gibt es Bestrebungen, für die Symptomatik, die durch frühe und langanhaltende sequenzielle Traumatisierungen entsteht, eine eigene Kategorie anzunehmen. Dies macht insofern Sinn, als sich das Symptombild erheblich von dem einer PTBS bei einmaliger Traumatisierung unterscheidet. Es hat sich in der Fachwelt der Begriff der Komplexen Posttraumatischen Belastungsstörung (KPTBS) durchgesetzt, dafür existiert jedoch noch keine offizielle ICD-Kodierung. Für das in Vorbereitung befindliche ICD-11 ist allerdings eine eigene Klassifikation für die KPTBS vorgesehen. Die amerikanische Psychiaterin Judith Herman war die erste, die den Begriff „komplexe PTBS" für die auftretenden Störungen durch chronische Traumatisierungen vorgeschlagen hatte. Sie verwendete auch den Begriff „DESNOS" *(Disorders of Extreme Stress Not Otherwise Speficied),* der auch heute noch im DSM-Klassifikationssystem aufgeführt ist.

Es kursiert allerdings in Fachkreisen schon ein sehr hilfreicher Fragebogen, das „Interview zur Komplexen Posttraumatischen Belastungsstörung (IK-PTBS)", welches von Bessel van der Kolk und Kollegen entwickelt wurde (Van der Kolk et al., 1999).

Die Items des Interviews sind so ausgewählt, dass die folgenden entscheidenden Bereiche abgefragt werden, die bei Vorliegen einer komplexen PTBS erfahrungsgemäß eine Rolle spielen:

- **Störung der Impuls- und Affektregulation.** Betroffene sind leicht reizbar, schnell aus der Fassung zu bringen, werden häufig und schnell wütend oder brechen in Tränen aus. Sie haben Schwierigkeiten, aufgewühlte Gefühle wieder zu beruhigen, Abstand zu gewinnen, setzen dazu manchmal auch Drogen, Alkohol oder Beruhigungsmittel ein.
- **Umgang mit Ärger/aggressiven Gefühlen.** Der Ärger bzw. aggressive Gefühle sind oft sehr dominant und schwer kontrollierbar, es können Gedanken auftreten, andere zu verletzen, etwa in Form von Anschreien, Werfen von Gegenständen oder auch körperlichen Angriffen. Dabei bemüht sich der Betroffene, den Ärger zu unterdrücken und zu verstecken, damit andere nicht das Ausmaß seiner Wut sehen und ihn ablehnen.
- **Autodestruktives Verhalten.** Hierzu zählen häufige Unfälle oder „Beinahe-Unfälle", riskantes Verhalten in Bezug auf gefährliche Orte oder Personen sowie selbstverletzendes Verhalten (z. B. schneiden, schlagen, kratzen).
- **Suizidalität.** Suizidale Gedanken, Suizidimpulse sowie parasuizidale Handlungen sind häufige Symptome der komplexen PTBS.
- **Störungen der Sexualität.** Häufig anzutreffen sind sowohl Vermeidung von sexuellen Gedanken oder Aktivitäten bis hin zu Problemen, Berührungen zuzulassen. Extrem häufiges, eher zwanghaftes Ausleben von sexuellen Impulsen, manchmal auch verbunden mit Eingehen von hohen Risiken, gehören ebenfalls zu diesem Symptomkomplex.
- **Störungen der Wahrnehmung oder des Bewusstseins.** Es treten häufig bedeutende Amnesien auf, sowohl in Bezug auf die eigene Biografie als auch in Bezug auf den Alltag.
- **Vorübergehende dissoziative Episoden und Depersonalisation.** In diesen Bereich fallen Probleme der Traumatisierten, ihren Alltag zu planen und zu organisieren, Verabredungen können nicht eingehalten werden, weil sie häufig zur falschen Zeit am falschen Ort sind. Auch Derealisationserlebnisse, ein Rückzug in die eigene innere Welt, das Gefühl, alles, auch die eigene Existenz, sei irreal. Auch besteht phasenweise das Gefühl, als kämpften zu verschiedenen Zeiten unterschiedliche Persönlichkeitsanteile um die Kontrolle des Verhaltens.
- **Störungen der Selbstwahrnehmung.** Dazu können Gefühle gehören, als sei mit dem Betroffenen etwas grundsätzlich und dauerhaft nicht in Ordnung, als sei er schuldig oder müsse sich für sein Innenleben schämen. Dies kann zu Isolation und Entfremdung von anderen Menschen führen. Dazu gehört auch die Erfahrung, sich selbst z. B. in Bezug auf Ernährung oder Schutz vor Gefahren zu vernachlässigen.

- **Störungen in der Beziehung zu anderen Menschen.** Kontaktvermeidung, Probleme, anderen zu vertrauen, Schwierigkeiten, Meinungsverschiedenheiten oder Konflikte auszuhalten bzw. angemessen auszutragen kennzeichnen oft das Sozialverhalten von komplex traumatisierten Menschen. Zudem ist die Gefahr groß, dass Betroffene sich entweder selbst immer wieder in missbräuchlichen oder gefährlichen Beziehungen wiederfinden oder aktiv andere seelisch oder körperlich verletzen.
- **Somatisierung.** Somatoforme Beschwerden ohne organisch-pathologische Ursache, wie zum Beispiel Kopf- oder Bauchschmerzen, allgemeine Erschöpfung oder Schwindel, welche das Alltagsleben beeinträchtigen und zu Arztkonsultationen führen, sowie körperbezogene Ängste können für die Betroffenen sehr belastend und einschränkend sein.
- **Veränderung von Lebenseinstellungen.** Oft herrscht bei komplex Traumatisierten eine pessimistische Zukunftserwartung vor, die Erwartung, in wichtigen Lebensbereichen wie Partnerschaft oder Beruf Befriedigung zu finden, besteht nicht bzw. nicht mehr. Auch Sinnlosigkeitsgefühle oder der Verlust religiöser Überzeugungen sind gehäuft zu finden.

Nicht alle Kriterien müssen erfüllt sein, um die Diagnose Komplexe Posttraumatische Belastungsstörung stellen zu können. Das komplette Interview inklusive Auswertungsbogen ist zum Beispiel unter http://www.martinsack.de/_downloads/Interview_zur_komplexen_PTBS.pdf einzusehen (Sack & Hofmann, 2001).

Die Vielzahl der zum Teil den Alltag und die Lebensgestaltung erheblich beeinträchtigenden Symptome macht deutlich, wie groß hier der Therapiebedarf ist. Offensichtlich wird auch, dass bei einer komplexen PTBS, die meist über viele Jahre entstanden ist, nur eine längerfristige Therapie hilfreich sein kann.

Die aufgezählten Symptome zeigen auch, welche Probleme es oft in Therapien gibt und warum manchmal schon das Zustandekommen eines therapeutischen Arbeitsbündnisses erschwert ist. Schwierigkeiten, Termine einzuhalten, Misstrauen, Affektdurchbrüche, Selbstgefährdung und Neigung zu Kontaktabbrüchen zählen nicht gerade zu den Dingen, welche die Wahrscheinlichkeit erhöhen, einen der ohnehin raren Therapieplätze zu bekommen. Aus diesem Grund sollte im Bewusstsein der Therapeuten bleiben, dass diese Verhaltensweisen Ausdruck der zugrunde liegenden Problematik sind und nicht automatisch ein Zeichen von fehlender Therapiemotivation.

4.2.3 *Dissoziative Identitässtörung*

Bei dieser Persönlichkeitsstörung (früher: „Multiple Persönlichkeit“) ist das Dissoziieren ein durchgängiges Muster, es liegt eine tertiäre Dissoziation vor (s. o.) mit stark voneinander getrennten Bereichen der Persönlichkeit bzw. autonom und unabhängig voneinander agierenden „Persönlichkeiten“. Dabei wird oft durch Außenreize oder Impulse bestimmt, welcher Persönlichkeitsanteil zu welchem Zeitpunkt nach außen kommt. Für die Diagnose Dissoziative Identitätsstörung (F44.8) sind drei Kriterien erforderlich (Huber, 2003a):

Kriterium A:

Typische dissoziative Symptombilder:

- Amnesien (Alltags- und biografische Amnesien)
- Depersonalisation und Derealisation
- Trancezustände
- Flashbacks

Zusätzlich können auch pseudoneurologische Symptome (z. B. Bewegungs- oder Sensibilitätsstörungen) oder andere somatoforme Symptome wie beispielsweise Schmerzzustände vorhanden sein.

Kriterium B:

Erleben von teilweise abgespaltenen Identitätszuständen mit folgenden möglichen Erscheinungsformen:

- Auftauchen von Sprechen, Denken, Fühlen und Verhalten oder auch Fähigkeiten, welche als nicht zu sich gehörig empfunden werden.
- Pseudohalluzinationen, meist in Form von Hören kindlicher Stimmen und innerer Dialoge. Manchmal treten auch verfolgende Stimmen oder Formen von Gedankeneingebungen auf, hier ist die differenzialdiagnostische Abgrenzung zur Diagnose „Schizophrene Psychose“ zu beachten.

  Teil-abgespaltene Ich-Zustände, mit denen Außenstehende (z.B. Therapeut) in Kontakt treten können, die aber vom Betroffenen nicht als zur eigenen Person gehörig erlebt werden

Kriterium C:

Vollständig abgespaltene Identitätszustände, welche sowohl vom Betroffenen erlebt als auch vom Therapeuten mehrfach beobachtet werden können.

- Fehlende Kontinuität im Zeiterleben, gefühlte „Zeitverluste", dissoziative Fugue.
- Fehlende Erinnerung an eigenes Verhalten: Andere schildern beispielsweise beobachtetes Verhalten, an welches sich die Betroffene nicht erinnern kann, oder es gibt offensichtliche Beweise für eigenes Verhalten, welches nicht erinnert werden kann (zum Beispiel neue Gegenstände, deren Erwerb nicht erinnert wird). Auch können Selbstverletzungen oder suizidale Handlungen wahrgenommen werden, deren Entstehung nicht erinnerbar ist.

Nur wenn alle drei Kriterien erfüllt sind, liegt eine Dissoziative Identitätsstörung vor. Werden die Kriterien nur teilweise erfüllt, ordnet man das Erscheinungsbild diagnostisch unter DDNOS (vgl. S. 71 oben) ein.

Zur Entstehung der Dissoziativen Identitätsstörung und den Besonderheiten im psychotherapeutischen Umgang mit der Symptomatik gibt es inzwischen exzellente Literatur. Die Bücher von Michaela Huber (insbesondere *Multiple Persönlichkeiten*, 2010) gehen ausführlich auf die Entstehung und das Erscheinungsbild dissoziativer Identitätsstörungen sowie die Therapie mit Betroffenen ein. Grundzüge der dissoziativen Identitätsstörung, die wichtigsten Symptome und ein Basiswissen über die Entstehung sollten meines Erachtens jedem Psychotherapeuten verfügbar sein. Die Voraussetzungen für die Entstehung der DIS kann man – etwas vereinfacht – in folgendem Satz zusammenfassen:

> Eine Dissoziative Identitätsstörung entsteht nur unter früher (beginnend zwischen Geburt und sechstem Lebensjahr) extremer und anhaltender bzw. häufig wiederholter Traumatisierung/Misshandlung bei völliger Abwesenheit von haltgebenden, sicheren Bindungspersonen und fehlender Möglichkeit in Kindheit und Jugend, das traumatische Geschehen zu realisieren und zu verarbeiten.

Betroffen sind überwiegend Frauen (80–90 %), sehr häufig findet sich rituelle Gewalt. Unter ritueller Gewalt versteht man systematische, sehr früh einsetzende und meist über Jahre wiederholt angewandte schwerste körperliche, psychische und sexualisierte Gewalt. Diese wird meist von mehreren Tätern, oft von ganzen Tätergruppen ausgeübt. Der Hintergrund dieser Gruppen kann (pseudo-)religiös, politisch oder auch rein kriminell (z. B. Kinderpornografie) sein. Oft werden mittels Folter sogenannte innere „Programme" in die Seele des Opfers implantiert, die Verschwiegenheit, absoluten Gehorsam, Selbstbestrafungs- und im Notfall (bei drohendem „Verrat") auch Selbstzerstörung durch Suizid bewirken. Die Fragmentierung der Seele in unterschiedliche Persönlichkeiten ist dann einerseits der einzige Überlebensmechanismus, der bleibt, wird andererseits manchmal sogar von den Tätern bewusst herbeigeführt, um die Person so gut wie möglich unter Kontrolle zu haben.

Eine junge Frau schildert im Erstgespräch, dass sie große Probleme habe, ihren Alltag zu bewältigen. Sie werde immer wieder „ausgehebelt“, gerate unbeabsichtigt in Probleme. Ein Problem sei zum Beispiel ihr Zeitmanagement. Sie könne oft Termine nicht einhalten, da sie „Brüche“ erlebe. Gestern wollte sie zu einem Termin aufbrechen. Dann fand sie sich jedoch plötzlich im Einkaufszentrum wieder und wusste partout nicht, wie sie dahin gekommen war. An der Arbeit hatte sie schon mehrfach die Situation, dass Kollegen sauer auf sie waren, ohne dass sie wusste warum. Einmal wagte sie, eine Kollegin zu fragen, diese erklärte verärgert, sie sei mal wieder bei einem Konflikt ausgerastet und habe andere beleidigt. Sie entschuldigte sich, konnte sich aber nicht an ihren „Ausraster“ erinnern.

An ihre Kindheit könne sie sich fast gar nicht erinnern, manchmal habe sie eine Ahnung, dass da wohl viele schlimme Dinge passiert seien, die auch mit körperlichen Schmerzen zu tun hätten, aber Genaues könne sie nicht rekonstruieren. Sie weiß nur, dass ihre Eltern sie oft zu einer Art „Sekte“ mitgenommen haben. An das, was dort passierte, kann sie sich aber nicht erinnern. In einer der nächsten Sitzungen wird der Klientin plötzlich schwindelig. Dann macht sie ganz große Augen, schaut sich im Raum um, als kenne sie ihn nicht, und spricht eine Weile mit kindlicher Stimme.

Dies ist nur ein kleiner Ausschnitt aus dem Erleben von Menschen mit Dissoziativer Identitätsstörung. Noch kann man aus dieser Schilderung nicht sicher die Diagnose ableiten. Dazu würde zum Beispiel gehören, die Häufigkeit solcher Erlebnisse zu eruieren und auch darauf zu achten, ob neben kindlichen Anteilen weitere Alltagspersönlichkeiten in den Therapiestunden auftauchen. Für eine gesicherte DIS-Diagnostik und Differenzialdiagnostik ist das Testinstrument SKID unentbehrlich. Insbesondere die Abgrenzung von DESNOS und DDNOS (s. o.) zur DIS kann manchmal schwierig sein.

Da es immer noch viele Therapeuten gibt, die die Existenz der DIS leugnen, erleben Klientinnen häufig, dass sie sowohl in Kliniken als auch in Praxen nicht adäquat behandelt werden. Allein die Anerkennung der Diagnose, das Verständnis für die Hintergründe und ein traumasensibler respektvoller Umgang mit Betroffenen würden deren Situation schon verbessern. Wenn es dann noch eine steigende Anzahl von Traumatherapeuten gäbe, die sich intensiver mit den Besonderheiten und Behandlungsmöglichkeiten von DIS-Klienten auskennen würden, könnte sich die Gesamtsituation der Betroffenen deutlich verbessern.

Teil II

Die drei Phasen der Traumatherapie

5. Phase I: Die Stabilisierungsphase

5.1 Voraussetzungen für den Einstieg

Ein sehr gut verständliches, wenn auch stark vereinfachtes Modell, das die Wirksamkeit von Stabilisierungsübungen verdeutlicht, ist das Theoriemodell, das hinter dem Eye Movement Desensitization and Reprocessing (EMDR) steht. Es wurde von Francine Shapiro begründet, um das empirisch zweifellos wirksame Prinzip des EMDR zu erklären. Dem Modell nach gibt es auf neuronaler Ebene sowohl Trauma- als auch Ressourcennetzwerke (Rost, 2014). Dabei versteht man unter Netzwerken Zellgruppen im Gehirn, die eine Reizkette bilden, also gemeinsam „feuern". Auf diese Weise findet assoziiertes Lernen statt, das Reizmuster wird gelernt und bei der nächsten Aktivierung reagieren wieder die gleichen Zellgruppen. So entstehen bestimmte „neuronale Wege", zuerst vergleichbar mit Trampelpfaden, dann mit festen gut begehbaren Wegen und bei immer häufigerer Benutzung auch mit Straßen bzw. Autobahnen (Hüther, 2002). Wie in der Realität kann dieses Wegenetz aufgrund der Neuroplastizität (vgl. Abschn. 2.2) lebenslang aus-, ab- und umgebaut werden. Die Ressourcennetzwerke sind dabei wie neuronal gespeicherte positive Erlebnisse, Erfahrungen von Bedürfnisbefriedigung, innerem Gleichgewicht und positiven Affekten. Bei der Erinnerung eines solchen Ereignisses werden gleichzeitig auch die damit verbundenen angenehmen Affekte reaktiviert. Bei manchen Erlebnissen sind nur noch schwache Emotionen wieder abrufbar, bei anderen kann die Gefühlsintensität genauso intensiv ausfallen wie beim Ursprungsereignis. Dabei muss es sich nicht unbedingt um äußerlich sehr bedeutsame Ereignisse (sog. *life events*) wie z. B. die Geburt eines Kindes, Hochzeit oder das geschaffte Examen handeln, auch kleine Glücksmomente können sehr intensiv „haften bleiben."

Das EMDR-Netzwerkmodell geht davon aus, dass im Moment der Traumatisierung ein isoliertes Traumanetzwerk entsteht. Die Herausforderung ist dann, dieses Traumanetzwerk mit Ressourcennetzwerken zu verbinden. Wenn die äußere Situation wieder sicher ist, kann das Gehirn allmählich Teile des Traumanetzwerkes mit Ressourcen verknüpfen und so das traumatische Geschehen verarbeiten. Die ständig wiederauftauchenden Traumaerinnerungen können dann Stück für Stück mit anderen Netzwerken verknüpft werden. Hyperarousal verknüpft sich mit Beruhigung im Hier und Jetzt, Ausgeliefertsein mit Erfahrungen von Selbstwirksamkeit, Verlassenheitsängste mit empathischer Begleitung, Lebensgefahr mit Geborgenheit und Sicherheit im Heute. Und genau das sind die Ziele, die der Therapeut in der Stabilisierungsphase anvisiert. Der Klient soll wieder „festen Boden unter den Füßen" haben.

Zielearbeit

Nach der allgemeinen Diagnostik und Differenzialdiagnostik ist es wichtig, sich Zeit für eine möglichst genaue Zielvereinbarung zu nehmen. Nach meiner Erfahrung macht es Sinn, ein bis drei Ziele zu erarbeiten. Dabei unterscheide ich zwischen *weichen* und *harten* Zielen. Unter weichen Zielen verstehe ich solche, die sich auf Gefühle beziehen und daher schwerer zu greifen sind (z. B. „selbstbewusster werden" oder „wieder mehr Freude spüren"). Unter harten Zielen verstehe ich gut überprüfbare Ziele, die objektiviert werden können (z. B. „einmal wöchentlich mit Freunden treffen" oder „eine Tagesstruktur einhalten").

Meistens werden bei der Frage nach den Zielen erst die weichen Ziele benannt (besonders häufig: „wieder selbstbewusster werden"), dann kann man z. B. zurückfragen: „Was müssten Sie verändern, welche Schritte müssten Sie gehen, um ein Stückchen selbstbewusster zu werden?" Die weichen Ziele sind natürlich nicht falsch, und es ist wichtig, auch zu vermitteln, dass es hier nicht um Falsch und Richtig geht. Es geht vielmehr darum, die Ziele so zu wählen, dass der Klient sich mit der größtmöglichen Wahrscheinlichkeit auf seine Ziele zubewegt.

Wenn die Ziele formuliert sind, werden als Nächstes die Teilschritte bzw. zumindest *ein* erster Teilschritt formuliert. Dabei kann die Frage helfen: „Was könnte ein erster Schritt sein, den Sie in nächster Zeit / in den nächsten Wochen / bis zur nächsten Stunde gehen könnten, um sich auf das Ziel zuzubewegen?"

Die Zielformulierung kann man in ein Zieleschema eintragen. Das in Abbildung 5.1 dargestellte Schema, welches ich exemplarisch entworfen habe, finden Sie auch als Vorlage im Anhang.

Es ist hilfreich, das Zieleschema immer mal wieder gemeinsam anzuschauen, um die Richtung zu überprüfen, Veränderungen der Ziele wahrzunehmen und nicht zuletzt um Erfolge zu würdigen.

Manchem mag diese Genauigkeit und Strukturierung beim Thema Ziele irritieren, aber meine Erfahrung in der Arbeit mit Traumatisierten hat mich gelehrt, dass die Zieleerarbeitung nicht wichtig genug genommen werden kann! Ein Trauma verursacht inneres Chaos, Struktur tut der Seele da gut und beruhigt.

Sobald die Ziele feststehen und auch erste Umsetzungsschritte im Alltag anvisiert wurden, ist der Weg frei für die Einübung der Big Five. Dabei kann im Vorfeld noch psychoedukativ das oben beschriebene Netzwerkmodell thematisiert werden, damit klarer wird, wozu die Stabilisierungsübungen dienen.

In der Stabilisierungsphase können die einzelnen Sitzungen aus einem Mix aus Aktuellem und Big-Five-Übungen bestehen. Dabei hat sich der Grundsatz „Aktuelles hat Vorrang" bewährt. Wenn etwas „unter den Nägeln brennt", muss es zuerst angeschaut werden. Brennt es aber ständig, ist es gut, immer wieder auch bewusst ein „Stück Stabilisierung" in die Stunden mit einzubauen. Die Big-Five-Übungen können auch genutzt werden, um aktuelle Themen in die Übungen mit aufzunehmen.

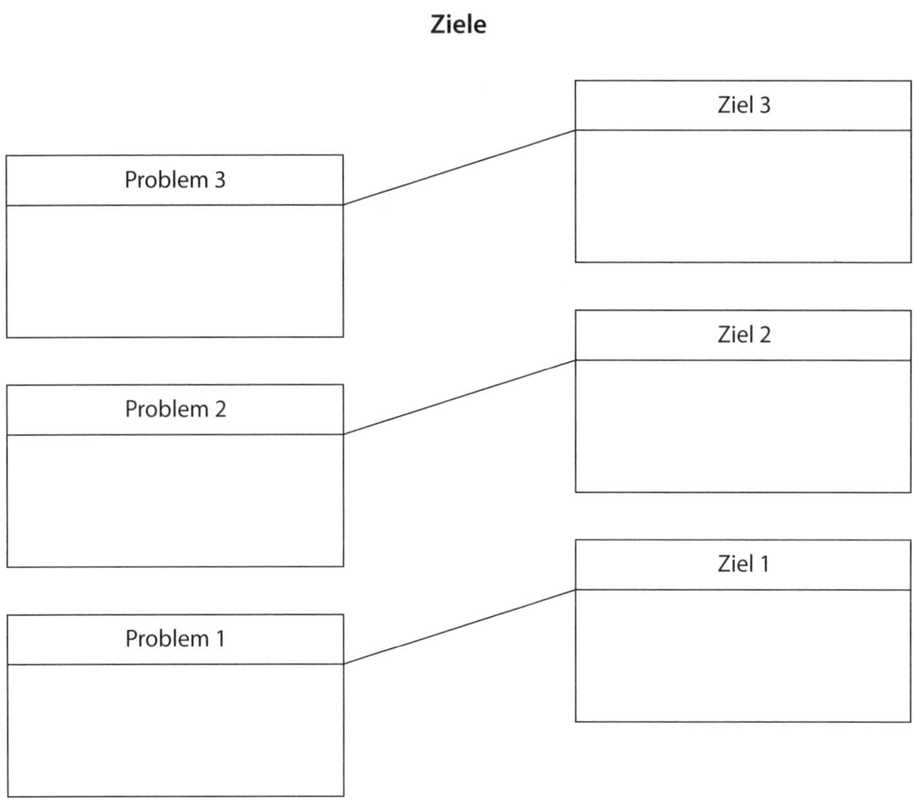

Abbildung 5.1: Zieleschema

5.2 Die Big Five der Stabilisierungsphase

5.2.1 *Arbeit mit positiven Lebensereignissen (Big Five 1)*

Die Arbeit mit positiven Lebensereignissen eignet sich aus mehreren Gründen für den Beginn der Stabilisierungsphase. Zum einen ist die Biografie im Rahmen der normalen Diagnostik und Probatorik in der Regel schon in chronologischer Weise besprochen worden, sodass naheliegt, hier noch mal anzuknüpfen. Zum anderen ist es leichter, mit bereits vorhandenen positiven Erinnerungsbildern zu arbeiten, als positive innere Bilder selbst zu entwickeln.

Komplex traumatisierte Menschen empfinden manchmal die Aufgabe, positive Lebensereignisse zu erinnern, als Überforderung, weil das Gefühl vorherrscht, dass alles Erlebte von den traumatischen Erlebnissen überlagert wird. In diesem Fall können zum Beispiel Bilder und Metaphern helfen:

- Manche Bäume wirken wie abgestorben, aber wenn wieder Licht und Wärme zur Verfügung stehen, kann man sehen, wie sie ausschlagen, und es wird sichtbar, dass doch noch Leben und Energie in ihnen steckt.
- Wenn man ein anscheinend vertrocknetes Stück Erde näher betrachtet oder etwas davon unter ein Mikroskop legt, ist meist doch noch Leben in Form von Einzellern oder Kleinstlebewesen zu finden.

Es geht darum, sich die Mühe zu machen, genau hinzuschauen und herauszuarbeiten, welche Ressourcen bereits vor der Traumatisierung vorhanden waren. Die Traumatisierung hat diese Ressourcen meist nicht zerstört, sondern oft nur den Zugang dazu blockiert. Diesen Zugang wieder zu bahnen, das „Verschüttete" wieder freizulegen ist Aufgabe der Ressourcenarbeit. Das Faszinierende daran ist, zu erleben, welch große Bedeutung und zum Teil auch positive Langzeiteffekte kleine Glückserlebnisse oder zwischenmenschliche Begegnungen haben. Und es kann guttun, zu entdecken, dass vieles davon nicht nur Zufall oder Glück war, sondern bei näherer Betrachtung auch eigene innere Kraftquellen und Fähigkeiten zum Vorschein kommen, die ein Erlebnis zu etwas Positivem gemacht haben.

Es geht aber bei der Arbeit mit positiven Lebensereignissen nicht nur darum, zu *erinnern,* sondern auch, in einem zweiten Schritt diese Ereignisse zu *verankern.* Wird der zweite Schritt des Verankerns weggelassen, dann bleibt die Übung zu sehr kognitiv und die in Erinnerung gebrachten Erlebnisse werden im Laufe der Zeit wieder vergessen.

Durch das Verankern werden die positiven Erlebnisse mit Sinneswahrnehmungen (Sehen, Hören, Riechen, Schmecken, Fühlen) verknüpft und können somit besser und häufiger aktiviert werden.

Eine Klientin schildert als positives Lebensereignis einen unbeschwerten und intensiven Urlaub in der Provence. Auf die Frage hin, welches Symbol sie an diesen Urlaub erinnern könnte, fällt ihr der lila blühende Lavendel ein, der in diesem Urlaub allgegenwärtig war. Darüber hinaus erwähnt sie den intensiven Duft des blühenden Lavendels. Um dieses Erlebnis auch zu Hause zu aktivieren und zu verankern, nimmt sie sich vor, bis zur nächsten Therapiestunde eine Postkarte mit blühendem Lavendel sowie ein Lavendel-Duftöl zu kaufen und beides so in ihrer Wohnung zu platzieren, dass ihr Blick mehrfach am Tag darauf fällt.

Genutzt wird hier der sogenannte Priming-Effekt, der am besten mit „Bahnung" übersetzt werden kann: Ein bestimmter Reiz ist mit bestimmten Gedächtnisinhalten assoziiert und ein nachfolgender Reiz wird durch diese bereits bestehende Assoziation in seiner Verarbeitung beeinflusst bzw. in eine bestimmte Richtung „gelenkt". In diesem Fall: Durch den Urlaub in der Provence wurden der Anblick sowie der Geruch von Lavendel mit positiven Gefühlen verknüpft. Jetzt erinnert auch der Anblick von einem Lavendel-Foto oder der Duft von Lavendel-Öl an diese Erfahrung, die bereits gebahnte Verknüpfung mit den positiven Gefühlen wird aktiviert. Das Priming geschieht zum großen Teil unbewusst, das heißt, die Person muss nicht aktiv über den Zusammenhang nachdenken, damit die entsprechenden Hirnareale aktiviert werden.

Eine andere Klientin berichtet von einer wunderbaren Bergtour, deren Höhepunkt die Aussicht auf dem Berggipfel war. Sie kommt auf die Idee, das Foto, das sie auf dem Gipfel gemacht hat, zu vergrößern und über ihren Schreibtisch zu hängen. Außerdem platziert sie noch einen schönen Stein, den sie auf der Wanderung gefunden hat, auf ihrem Nachttisch. Abends vorm Schlafengehen, wenn ihr Blick darauf fällt, nimmt sie sich vor, diesen Stein in die Hand zu nehmen und ihn bewusst zu fühlen.

Ein weiterer Klient denkt sich zu jedem seiner positiven Lebensereignisse ein Symbol aus, und da er gerne am Computer arbeitet, konstruiert er eine Collage mit diesen Symbolen, druckt dieses Bild aus, vergrößert es und hängt es sich in sein Arbeitszimmer.

Ich bin immer wieder erstaunt, wie viele Ideen zur Verankerung der positiven Erlebnisse auftauchen. Bei diesem ersten Basiselement der Stabilisierungsphase wird so auch gleich vermittelt, dass Stabilisierung immer etwas mit Aktivität und Ausprobieren zu tun hat und nicht ein passives Programm ist, welches der Klient durchläuft.

Sie finden im Anhang einen Vordruck für die Liste positiver / stärkender Ereignisse.

5.2.2 *Imaginationsübungen (Big Five 2)*

„Wo aber Gefahr ist, wächst das Rettende auch."

(Hölderlin)

Imaginationsübungen werden häufig in psychotherapeutischen Behandlungen angewandt, sowohl in Kliniken als auch in Praxen. Die bekanntesten und am häufigsten eingesetzten Übungen sind „Innerer sicherer Ort / Wohlfühlort" und „Tresor". Interessant ist, dass sie nicht von Therapeuten oder Forschern „erfunden" oder „entwickelt" wurden, sondern seit jeher intuitiv von Menschen mit starken Belastungen praktiziert werden. Frau Reddemann beschreibt sehr anschaulich (*Imagination als heilsame Kraft*, 2001), wie sie nach Übernahme der Klinikleitung eine Therapiegruppe für von Gewalt betroffenen Frauen aufbaute und beobachtete, wie kreativ diese Frauen sich aus eigener Kraft schon eine innere Welt von positiven Bildern, inneren Helfern und Beschützern geschaffen hatten. Der starke Überlebenswille hatte sie dazu gebracht, diese uns Menschen innewohnende Fähigkeit zu nutzen, Kraft aus einer selbst gestalteten inneren Welt zu schöpfen. Die positiven inneren Bilder bilden ein Gegengewicht zu den Schreckensbildern und machen das Unaushaltbare aushaltbar. Je schrecklicher das Erlebte und die dadurch entstandenen „Traumabilder", umso überlebensnotwendiger das Erschaffen innerer „Gegenbilder". Diese kreative Fähigkeit stellt einen enorm wichtigen Resilienzfaktor dar. So wie eine körperliche Verletzung sofort Reparaturvorgänge in Gang setzt, werden auch nach einer psychischen Traumatisierung Selbstheilungskräfte aktiviert, die sich des menschlichen kreativen Potenzials bedienen. Therapeuten haben dann die von den Traumabetroffenen selbst angewandten Übungen beobachtet, aufgeschrieben und weiterentwickelt. So entstand eine große Vielfalt an Imaginationsübungen. Sie sind eine wunderbare Möglichkeit, den Klienten von Anfang an zu vermitteln, dass sie in der Lage sind, sich selbst Trost, Schutz und Kraft zu geben. Der Fokus der Therapie ist somit nicht nur das Schreckliche, das erlebt wurde, sondern auch die eigenen Kompetenzen und Ressourcen. Die modernen, eher lösungsorientierten Therapieschulen lehren uns schon länger, uns mindestens genauso intensiv mit Lösungen wie mit dem zugrunde liegenden Problem zu befassen.

Die Antwort darauf, warum es so wichtig ist, sich auch mit den Lösungen, Fähigkeiten und Kompetenzen zu beschäftigen, liefert uns die Neurobiologie: Bilder strukturieren das Gehirn. Jede Erfahrung in der äußeren Welt, aber auch jede (selbst gestaltete) Erfahrung in der inneren Welt hinterlässt Spuren im Gehirn und prägt uns (Hüther, 2013). Aus diesem Grund ist es so entscheidend, sich selbst positive, stärkende Erfahrungen zu ermöglichen, um ein Gegengewicht zur traumabedingten negativen Verschiebung der Erfahrungswelt zu bilden.

Auch aus Sicht der Bindungsforschung steckt hier großes Potenzial, weil emotionale Bindung dadurch gestärkt wird, dass man einerseits die Erfahrung macht, selbst Probleme lösen zu können, andererseits aber jemand dabei ist, der empathisch dabei unterstützt und begleitet. Besonders eindrücklich zeigt sich die Macht der positiven inneren Bilder in der Lebensgeschichte von Natascha Kampusch, die acht Jahre lang in einem kleinen Verlies von ihrem Entführer und Peiniger gefangen gehalten wurde: Intuitiv beschäftigte sie sich intensiv mit positiven inneren Bildern, sowohl mit einst erlebten Situationen mit ihrer Familie als auch mit imaginierten Szenen eines Wiedersehens nach einer möglichen Befreiung (Kampusch, 2012).

Innerer sicherer Ort / Wohlfühlort

Diese wichtige Basis-Imaginationsübung wird in unterschiedlicher Form besonders häufig von Traumabetroffenen intuitiv angewandt. Dafür kann man unterschiedliche Erklärungen heranziehen. Es ist vorstellbar, dass es etwas mit unseren frühesten Erfahrungen im Mutterleib zu tun hat. Es war die Voraussetzung für unsere Existenz, für unser Werden und Wachsen, den geschützten Ort im Bauch unserer Mutter zu haben. In Zeiten der Not sehnen wir uns zurück an einen solchen geschützten und schützenden Ort und suchen uns imaginär etwas Ähnliches, was uns Schutz und Geborgenheit bietet. Eine weitere Erklärung könnte sich in der frühesten Form der Heilung finden, die im Schamanismus ihre Ursprünge hat und bis heute weltweit praktiziert wird. Schamanen gehen in ihrer Vorstellung an einen Ort im Inneren der Erde, um dort ihren geistigen Helfern zu begegnen, die ihnen Rat und Hilfe in der Not zukommen lassen. Diese Form der Heilkunde beschäftigt sich somit auch mit heilsamen Imaginationen und inneren Ressourcen. Möglicherweise hat sich dies ins „kollektive Unbewusste“ (C. G. Jung) eingegraben und macht es so zugänglich. Im Folgenden möchte ich Ihnen eine der vielen Varianten des „inneren sicheren Ortes“ vorstellen (alle Imaginationen sind auch als MP3-Datei zum Anhören und Herunterladen verfügbar, und zwar in der Mediathek zum Titel unter ↗ http://www.junfermann.de):

IMAGINATION: Innerer sicherer Ort / Wohlfühlort

Um zu innerer Ruhe zu kommen, kann es hilfreich sein, dass wir uns in unserer Fantasie einen Ort vorstellen, an dem wir uns rundherum wohlfühlen und an dem wir uns völlig sicher fühlen. Wir können diesen Ort zum Beispiel „Wohlfühlort“ nennen.

Ich möchte Sie einladen, jetzt in Ihrer Vorstellung an diesen Ort zu gehen. Dabei sind Sie völlig frei, ob Sie sich einen wirklichen Ort vorstellen, den Sie vielleicht schon erlebt oder gesehen haben, oder einen Fantasieort, den Sie sich einfach ausdenken und vorstellen und der sich vielleicht sogar außerhalb unserer Erde befindet.

Nehmen Sie sich jetzt einen Moment Zeit, Gedanken, Vorstellungen und Bilder kommen zu lassen von dem Ort, an dem Sie sich ganz wohl, sicher und geborgen fühlen können.

Wenn Sie einen solchen Ort gefunden haben und dort angekommen sind, bitte ich Sie, ganz in Ruhe zu überprüfen, ob Sie sich wirklich mit all Ihren Sinnen dort wohlfühlen.

Als Erstes überprüfen Sie bitte, ob das, was Sie vor Ihrem inneren Auge sehen, ganz und gar positiv und angenehm ist. Sollte noch irgendetwas stören, dann verändern Sie es einfach in Ihrer Vorstellung.

Dann prüfen Sie, ob das, was Sie hören, angenehm ist. Verändern Sie alles Gehörte so, dass Sie nur noch angenehme Klänge hören, genießen Sie wohltuende Klänge.

Entspricht die Temperatur Ihren Bedürfnissen? Wenn nicht, verändern Sie auch diese.

Sind die Gerüche angenehm? Sie können auch die Gerüche in Ihrer Vorstellung verändern.

Prüfen Sie auch, ob genügend Platz da ist, ob Sie sich so bewegen können, dass Sie sich damit wohlfühlen.

Wenn Sie möchten, können Sie diesem Ort auch eine Begrenzung geben, damit Sie sich noch sicherer fühlen können und auch Kontrolle darüber haben, wer an diesen Ort kommt. Für manche Menschen ist dies nicht wichtig, für andere kann es ganz entscheidend sein, ihrem Wohlfühlort eine Begrenzung zu geben. Prüfen Sie, ob es für Sie wichtig ist, und falls ja, dann stellen Sie sich eine Begrenzung vor. Das kann auch eine magische Grenze oder Zaubergrenze sein, was auch immer Ihnen in den Sinn kommt, ist ganz in Ordnung.

Sie können auch ein oder mehrere Wesen einladen, an Ihren Wohlfühlort zu kommen. Hilfreich ist es, sich statt Menschen eher Wesen aus Märchen oder Mythen, Tiere oder auch Fabelwesen vorzustellen. Das Entscheidende ist, dass Sie ganz und gar wohlwollend und liebevoll sind.

Prüfen Sie jetzt noch einmal, ob Sie sich an diesem Ort mit all Ihren Sinnen wohlfühlen. Wenn Sie noch etwas verändern möchten, verändern Sie es. Wenn alles so stimmig ist, nehmen Sie sich noch einen Moment Zeit, um mit jedem Atemzug etwas von der wohltuenden Wirkung dieses Ortes in sich aufzunehmen.

Dann kommen Sie ganz allmählich in Ihrem ganz eigenen Tempo mit Ihrer Aufmerksamkeit zurück in diesen Raum.

Nach meiner Erfahrung finden die meisten Klienten rasch ihren inneren sicheren Ort, manchmal braucht es auch ein paar Wiederholungen, bis er sich stabil herauskristallisiert. Schwierigkeiten mit dieser Übung beziehen sich meist auf das Gefühl von Sicherheit. Gerade Menschen, die die Erfahrung verinnerlicht haben, dass es keinen wirklich sicheren Ort gibt, dass jederzeit die Stimmung kippen kann, Gewalt und Übergriffe passieren, können sich schwer tun damit, einen sicheren Ort zu imaginieren. Manchmal hilft deshalb das Angebot, sich einen Ort außerhalb der Erde vorzustellen. Wenn auch das schwerfällt, kann es helfen zu betonen, dass man nicht auf das achtet, was vor dem inneren Auge auftaucht (aus dem Unbewussten tauchen dann oft bedrohliche Dinge auf), sondern sich stattdessen bewusst mit dem Verstand etwas „konstruiert". In seltenen Fällen bietet auch das nicht ausreichend Unterstützung, dann kann eine Veränderung des Begriffes „Ort" weiterhelfen. Wenn es nicht möglich ist, einen sicheren „Ort" zu imaginieren, kann ein Sicherheit vermittelndes Symbol eventuell die gewünschte Wirkung haben.

Auch nach mehrmaligen Versuchen konnte die Klientin keinen sicheren Ort finden. Die Orte waren nicht stabil imaginierbar, wechselten und schienen „irgendwie nicht so richtig sicher." Es tauchte dann jedoch die Vorstellung auf, dass in ihr eine helle, strahlende Lichtkugel ist, die Wärme und Sicherheit gibt, die unverletzbar und verlässlich zu finden ist. Die Konzentration auf diese Lichtkugel gab der Klientin Sicherheit, Geborgenheit und Kraft. Im Rahmen der Stabilisierung und auch im Verlauf der Traumadurcharbeitungsphase konnte diese Imagination die Funktion des „inneren sicheren Ortes" erfüllen. Die Schwierigkeit beim Etablieren des Wohlfühlortes konnte gemeinsam überwunden werden, die Klientin machte die Erfahrung, dass sie kreativ ist und das gemeinsame Ringen um eine Lösung verbindet.

Tresorübung

Bei der Tresorübung handelt es sich um die wichtigste *Distanzierungsübung*. Darunter versteht man Imaginationsübungen, die dazu dienen, sich aufdrängende traumatische Erinnerungen aktiv in eine gesunde Distanz zur eigenen Person zu bringen. Das Eintrainieren dieser Übungen fördert die Fähigkeit, mehr Kontrolle über die anfangs unkontrolliert und überflutend auftauchenden Flashbacks und Intrusionen zu bekommen. Dadurch wird das Gefühl von Selbstwirksamkeit gestärkt, es kann ganz allmählich die Überzeugung wachsen, dass es möglich ist, mit den Traumaerinnerungen umzugehen, anstatt von ihnen „überfallen" und bestimmt zu werden. Dies ist natürlich ein sehr langsamer Prozess, die Tresorübung braucht sehr viel Wiederholung. Es können sich auch Phasen, in denen das „Wegschließen" gut funktioniert, abwechseln mit Phasen von weniger erfolgreichem Üben. Dranbleiben, Mut machen und gemeinsames Üben helfen über solche Schwierigkeiten hinweg und stärken zudem die Bindung zwischen Klient und Therapeut. Ganz konkret stellt man sich bei der Übung einen Tresor vor, in den man traumaassoziierte Bilder, innere Filme, Sinneseindrücke etc. deponiert, mit denen man sich aktuell (noch) nicht beschäftigen kann und möchte. Später kann das traumatische Material dann wieder herausgeholt werden, um es zu bearbeiten.

IMAGINATION: Tresor

Wenn wir mit belastenden Erinnerungen, Bildern oder Vorstellungen kämpfen, kann es hilfreich sein, uns vorzustellen, dass wir dieses Belastende in ein Behältnis „packen", in dem all das seinen Platz hat, womit wir uns momentan nicht beschäftigen wollen.

Stellen Sie sich als Erstes einen Weg vor, der an den Ort führt, wo sich Ihr ganz eigenes Behältnis befindet. Das können ein Waldweg, eine Straße oder auch eine Treppe sein; was auch immer Ihnen in den Sinn kommt, ist in Ordnung.

Wenn Sie möchten, können unterstützende, hilfreiche Wesen mitkommen.

Jetzt können Sie sich vorstellen, wie Sie sich Ihrem Behältnis nähern. Dabei sind Sie völlig frei, wie Sie sich Ihr Behältnis vorstellen. Das kann ein Tresor, ein Safe, eine Kiste oder Ähnliches sein. Malen Sie es sich ganz in Ruhe aus: Welche Maße hat es? Aus welchem Material ist es beschaffen? Welche Farbe hat es? Wie dick sind seine Wände?

Sie können sich dann ein ausreichend großes, gutes Schloss vorstellen. Wichtig ist, dass Sie das Behältnis gut und sicher verschließen können. Das Schloss können nur Sie öffnen.

Stellen Sie sich jetzt vor, dass Sie das Schloss öffnen und in dem Behältnis ausreichend viele Fächer finden, in die Sie alles hineintun, was Sie aktuell belastet und was Sie dort deponieren wollen. Wenn Sie möchten, können Sie das belastende Material auch nach Themen sortieren oder die Fächer mit Stichworten beschriften. Machen Sie sich klar, dass es hier aufbewahrt wird und Sie es jederzeit – zu dem Zeitpunkt, den Sie wählen – auch wieder herausholen können.

Und wenn Sie alles gut verstaut haben, wählen Sie selbst den Zeitpunkt, an dem Sie das Behältnis wieder verschließen wollen. Machen Sie sich noch einmal klar, während Sie das Behältnis verschließen, dass das Schloss absolut sicher ist, und verschließen Sie es ganz ruhig und sorgfältig.

Wenn Sie das Behältnis verschlossen haben, können Sie einen Schritt zurücktreten und nachspüren, dass es sich womöglich schon etwas leichter anfühlt.

Lassen Sie es dann hinter sich und machen Sie sich ganz allmählich, in Ihrem ganz eigenen Tempo wieder auf den Weg, den Sie gekommen sind.

Spüren Sie, dass es sich leichter anfühlt, und mit jedem Schritt, den sie diesen Weg zurückgehen, sich das Gefühl von Erleichterung noch verstärkt.

Und dann kommen Sie zu dem Zeitpunkt, den Sie selbst wählen, zurück hier in diesen Raum, spüren Sie noch einmal in Ihren Körper hinein, bevor Sie die Augen öffnen. Dann orientieren Sie sich wieder in diesem Raum. Zum Schluss spannen Sie noch einmal die Muskeln in Armen und Beinen an und entspannen anschließend wieder.

Gepäck ablegen

Diese Übung dient ähnlich wie die Tresorübung der Distanzierung von Belastungen. In der Praxis hat sich allerdings bewährt, die Tresorübung für *Belastungen im Zusammenhang mit dem Trauma* zu verwenden, die „Gepäck-ablegen"-Übung eher für *Alltagsbelastungen.* Dies hat den Vorteil, dass beim Ablegen des „Alltagsgepäcks" keine „Nähe" zu den traumatischen Belastungen besteht, wodurch verhindert wird, dass diese ungewollt aktiviert werden. Der Unterschied zeigt sich im Übungsablauf: Während die Dinge, die in den Tresor gepackt werden, sicher verschlossen werden müssen, ist der Umgang mit dem „Alltagsgepäck" offener und spielerischer. Es wird abgelegt, dann am Ende der Übung entweder einfach zurückgelassen oder wieder aufgenommen. Hier können Belastungen bei näherer Betrachtung plötzlich weniger bedeutsam werden und einfach losgelassen werden. Dies können zum Beispiel aktuelle zwischenmenschliche Konflikte sein, beruflicher Stress oder Zukunftssorgen. Auch andauernde Sorgen, die sich nicht lösen lassen, wie gesundheitliche Beeinträchtigungen, finanzielle Nöte oder andere Bedrohungen, können im Rahmen dieser Übung „mal kurz" abgelegt werden, damit der Betroffene wieder Kraft tanken kann, um sie dann später erneut aufzunehmen und weiterzutragen. Manchmal wird den Klienten durch die Übung auch klar, dass bestimmte Belastungen eigentlich gar nicht ihre sind, etwa wenn sie einer anderen Person deren Verantwortung abgenommen haben, oder wenn ein Perspektivwechsel die Sorgen in einem neuen besseren Licht erscheinen lässt und sie somit leichter macht.

IMAGINATION: Gepäck ablegen

Stellen Sie sich vor, dass Sie sich auf einer langen Wanderung befinden und schweres Gepäck tragen.

Sie haben schon ein ziemliches Stück geschafft und brauchen dringend eine Pause. Da entdecken Sie eine Lichtung, die wie geschaffen zu sein scheint für eine kleine Rast.

Sie entdecken auf dieser Lichtung eine halb offene Hütte und einen Baumstumpf, der wie eine passende Sitzgelegenheit aussieht. Ein warmer, heller Sonnenstrahl erleuchtet und erwärmt jetzt die Lichtung.

Die ganze Umgebung ist wie in ein warmes helles Licht getaucht. Und Sie spüren, dass Sie jetzt verweilen und Ihr Gepäck ablegen möchten. Und Sie legen Ihr Gepäck am Rande der Lichtung ab.

Sie suchen sich den Platz zum Hinsetzen und Ausruhen aus, der Sie am meisten einlädt, und lassen sich nieder. Sie lassen das warme, helle Licht, das auf die Lichtung fällt, auf sich wirken und spüren, wie Sie sich wohlfühlen, leicht fühlen.

Und wenn Ihnen die Vorstellung angenehm ist, können Sie sich auch vorstellen, dass ein freundliches, helles Wesen auf Sie zukommt und Ihnen ein Geschenk gibt. Und Sie werden mit etwas beschenkt, dass Sie für Ihr aktuelles Problem, für Ihre aktuellen Belastungen gebrauchen können, das Ihnen weiterhilft. Vielleicht ist es auch ein symbolisches Geschenk, dass Sie im Moment noch gar nicht verstehen.

Sie spüren ein Gefühl von Erleichterung oder auch Dankbarkeit. Sie spüren wieder neue Energie und möchten wieder zu Ihrem Gepäck gehen, um Ihren Weg fortzusetzen. Sie können jederzeit an diesen Ort zurückgehen.

Während Sie zu Ihrem Gepäck gehen, überlegen Sie, was Sie von Ihrem Gepäck noch brauchen und was Sie möglicherweise nicht mehr brauchen, sondern zurücklassen können.

Sie sind völlig frei in der Entscheidung, was von Ihrem Gepäck Sie jetzt wieder aufnehmen möchten.

Und dann setzen Sie mit dem Gepäck, das Sie jetzt für Ihre Wanderung noch brauchen, Ihren Weg fort. Sie spüren, dass es sich leichter anfühlt und Sie gerne wieder Ihren Weg weitergehen.

Nachdem Sie wieder ein Stück gegangen sind, kehren Sie zu dem Zeitpunkt, den Sie selbst wählen, ganz allmählich mit Ihrer Aufmerksamkeit wieder zurück hier in diesen Raum, spüren noch einmal in Ihren Körper hinein, spüren noch einmal den Kontakt Ihres Körpers zu dem Stuhl und zu dem Boden und öffnen dann die Augen, um sich hier wieder neu zu orientieren.

Fernbedienung

Bei der Übung „Fernbedienung" handelt es sich um eine weitere Distanzierungsübung, die vor allem auch zur Vorbereitung der Bildschirmtechnik (Screentechnik) essenziell ist. Der Kern dieser Übung besteht darin, Bilder, die man sich auf einem imaginierten Bildschirm vorstellt, mittels (vorgestellter) Fernbedienung zu verändern. Die Funktionen dieser Fernbedienung gehen über die einer echten hinaus. Man kann nicht nur den betrachteten Film oder das Bild an- und ausschalten, sondern auch

- verkleinern und vergrößern,
- leiser und lauter stellen,
- heran- und wegzoomen,
- scharf und unscharf stellen,
- den Zeitraffer oder „in Zeitlupe" einstellen,
- vor- und zurückspulen sowie
- zwischen Schwarz-Weiß und Farbeinstellung wechseln.

Dabei gibt es unterschiedliche Varianten zur konkreten Durchführung der Fernbedienungsübung: Entweder legt der Klient eine Hand einfach locker auf den Oberschenkel und stellt sich vor, die Finger seien für unterschiedliche Tasten der (imaginierten) Fernbedienung zuständig, oder man nutzt eine Stuhllehne als imaginierte Fernbedienung oder einen anderen Gegenstand mit einer Form, die einer Fernbedienung ähnelt (ein Stück Holz oder einen länglichen Stein).

Die Fernbedienung kann zum Betrachten unterschiedlicher „Filme" eingesetzt werden. Am häufigsten dient sie der Distanzierung von belastendem (traumatischem) Material. Sollte zum Beispiel in der Stabilisierungsphase Traumamaterial auftauchen, welches sich nicht durch die Tresorübung wegpacken lässt, kann es hilfreich sein, sich das Bild oder die Szene kurz anzuschauen (am besten dazu das Bild stark verkleinern und/oder weit wegzoomen lassen), um es dann anschließend in dem Tresor zu deponieren. Mit diesem zweischrittigen Vorgehen kann Traumamaterial besser distanziert werden als beim alleinigen Einsatz der Tresorübung. Gleichzeitig werden Betroffene mit der Screentechnik vertraut gemacht und erfahren, dass beim Screenen die Intensität der Bilder moduliert und auf ein erträgliches Maß reduziert werden kann.

Zum Üben wählt man am Anfang einen neutralen oder nur wenig belastenden Film wie zum Beispiel einen kleinen Alltagskonflikt. Bestimmte Funktionen der Fernbedienung eignen sich auch sehr gut zur Ressourcenstärkung. Nutzt man die effektverstärkenden Funktionen wie Heranzoomen, Scharfstellen, Vergrößern oder Zeitlupe, kann man schöne Erlebnisse mit intensiven positiven Emotionen genauer betrachten und die Wirkung verstärken. Aufgrund dieser Dreifachwirkung von Ressourcenaktivierung, Distanzierung und Screenvorbereitung ist das Einüben der Fernbedienung unverzichtbar!

Eine Anleitung kann ungefähr so lauten:

IMAGINATION

Stellen Sie sich jetzt bitte eine Fernbedienung Ihrer Wahl vor, mit der Sie Bilder, Szenen oder Filmsequenzen steuern und verändern können.

Wählen Sie als Erstes ein positives Bild/einen positiven Film (als Ressourcenübung) bzw. einen leicht belastenden Alltagskonflikt (als Distanzierungsübung) mit einem Belastungsgrad von unter fünf auf der Skala von null bis zehn.

Ressourcenübung:

Überlegen Sie jetzt, welchen Aspekt des positiven Erlebnisses Sie heute auswählen möchten, was Sie sich näher anschauen wollen. Sie können zum Beispiel einen Ausschnitt des Bildes oder das ganze Bild vergrößern, es näher heranzoomen, den Ton lauter stellen. Lassen Sie sich einen Moment Zeit zu überlegen, was Sie ausprobieren möchten.

Probieren Sie jetzt aus, das Bild mithilfe Ihrer Fernbedienung so zu verändern, wie Sie es sich überlegt haben. Wie ist der Effekt? Gefällt es Ihnen? Möchten Sie noch eine andere Funktion Ihrer Fernbedienung ausprobieren?

Spüren Sie hin, wie sich die Veränderung des Bildes auf Sie auswirkt. Welches positive Gefühl können Sie wahrnehmen? Sie dürfen ruhig ein wenig mit den verschiedenen Optionen „spielen", um auf diese Weise das schöne Erlebnis so intensiv wie möglich wirken zu lassen.

Distanzierungsübung:

Stellen Sie sich die belastende Situation einmal wie einen Film oder eine Szene vor. Achten Sie auf Ihr Gefühl beim Betrachten der Situation. Wenden Sie jetzt verschiedene Funktionen Ihrer Fernbedienung an, welche die Wirkung verändern bzw. abschwächen könnten.

Sie können zum Beispiel als Erstes versuchen, den Film / das Bild zu verkleinern oder es wegzuzoomen. Nehmen Sie eine Wirkung wahr?

Sie können auch einmal versuchen, Zeitlupe einzustellen oder die Szene / das Bild unscharf zu stellen. Sie können auch einmal ausprobieren, wie es sich auf Sie auswirkt, wenn Sie den Film zwischendurch stoppen oder das Bild allmählich ausblenden.

Wichtig ist, bei dieser Übung zum Experimentieren zu ermutigen. Dieses Spielen mit den verschiedenen Optionen ist wie ein spielerisches Selbstwirksamkeitstraining. Der Effekt, „Erinnerungsfilme“ modulieren zu können, ist eine Art „Gegenprogramm“ zu den Ohnmachtsgefühlen durch sich aufdrängende Flashbacks.

Kraftbaum

Diese Übung ist sehr gut geeignet, um Zugang zu den inneren Ressourcen zu bekommen. Genau genommen beruht sie auf der (hypnotherapeutischen) Annahme, dass wir alles, was wir zur Lösung unserer Probleme brauchen, bereits in uns tragen. Manche Fähigkeiten sind allerdings manchmal „verschüttet“, so wie eine Quelle, die von Laub, Erde und Ästen so bedeckt ist, dass man sie erst wiederentdeckt, wenn man die Schichten entfernt, die sich daraufgelegt haben. Andere Fähigkeiten sind wie ein kleines Samenkorn, das sich erst entwickeln und wachsen kann, wenn es wahrgenommen wird und wachstumsfördernde Bedingungen erhält. Trotzdem ist alles an notwendigen Fähigkeiten schon in uns angelegt. Diese Sichtweise hilft, angesichts anscheinend unlösbarer Probleme nicht zu verzweifeln. Denn die Beschäftigung mit der (scheinbaren) eigenen Unfähigkeit verstärkt das Problem und führt uns in einen Zustand, der im NLP Stuck State genannt wird. Dies ist ein Zustand, in dem wir – wie das Kaninchen auf die Schlange – paralysiert auf das Problem starren und somit keinen Blick mehr auf unsere Ressourcen haben.

Das Ziel ist, weg vom Stuck State hin zu einem Ressourcen State zu kommen, einem inneren Zustand, der auf die eigenen Fähigkeiten und kreativen Problemlösekräfte fokussiert. Das wunderbare Bild eines gut verwurzelten Baumes, der „Anschluss“ hat an alles, was er braucht, öffnet uns wieder den Blick dafür, dass auch wir alles, was wir brauchen, uns aneignen und in uns entdecken können.

Man kann diese Übung gut auf aktuelle Herausforderungen anwenden, indem man zu einer aktuellen ungelösten Situation in der Therapiestunde herausarbeitet, welche zwei Fähigkeiten zur Lösung am notwendigsten sind, und dann bei der anschließenden Durchführung der Baumübung diese beiden Begriffe mit einbaut. Wenn die Übung gut trainiert wurde, kann sie auch eigenständig zu Hause angewandt werden.

IMAGINATION: Kraftbaum

Stellen Sie sich zunächst eine Landschaft vor, die Ihnen gefällt und in der Sie sich wohlfühlen. Es kann sowohl eine reale als auch eine Fantasielandschaft sein.

Und dann stellen Sie sich in dieser Landschaft einen Baum vor, Ihren ganz persönlichen Kraftbaum, zu dem Sie sich hingezogen fühlen. Stellen Sie sich vor, dass Sie zu diesem Baum gehen und ihn berühren.

Nehmen Sie jedes Detail dieses Baumes ganz intensiv wahr. Die Beschaffenheit seiner Rinde, die Dicke des Stammes, den Geruch. Wie der Stamm sich verzweigt, die Äste und Blätter. Und dann können Sie sich vorstellen, wie es für den Baum ist, Wurzeln zu haben, die sich in der Erde verzweigen, und Nahrung aufzunehmen. Stellen Sie sich vor, wie es für den Baum ist, Blätter zu haben, die das Sonnenlicht aufnehmen und umwandeln können.

Und dann beschäftigen Sie sich mit der Frage, womit Sie jetzt genährt und versorgt werden möchten. Welche Fähigkeiten, welche Stärken brauchen Sie momentan besonders dringend?

Benennen Sie es so genau wie möglich *(an dieser Stelle evtl. zwei vorher erarbeitete Begriffe nennen)*. Stellen Sie sich dann vor, dass Sie so wie der Baum diese so dringend benötigten Ressourcen durch die Erde und die Sonne erhalten. Spüren Sie, wie das, was Sie von der Sonne und der Erde erhalten, sich in Ihnen verbindet und Sie dadurch Energie erhalten und wachsen. Stellen Sie sich vor, wie Sie innerlich stärker werden und wachsen.

Wenn Sie das Gefühl haben, genug Nahrung und Energie erhalten zu haben, dann lösen Sie sich wieder von Ihrem Baum, und wenn Sie mögen, können Sie sich bei ihm bedanken. Machen Sie sich klar, dass Sie jederzeit die Möglichkeit haben, so oft Sie wollen, wieder zu Ihrem Baum zurückzukehren. Jederzeit können Sie wieder Kraft tanken, indem Sie sich vorstellen, dass Sie wie der Baum mit allem genährt werden können, was Sie brauchen.

Verabschieden Sie sich ganz in Ruhe von Ihrem Baum und wenn Sie möchten, können Sie ihm versprechen, dass Sie wiederkommen werden.

Beenden Sie die Übung, indem Sie noch einmal in Ihren Körper hineinspüren, spüren Sie, wo Ihr Körper Kontakt hat mit dem Stuhl und mit dem Boden. Und dann finden Sie den für Sie richtigen Moment, mit Ihrer Aufmerksamkeit wieder hier in den Raum zurückzukehren und die Augen zu öffnen. Spannen Sie zum Abschluss bewusst Arm- und Beinmuskeln an.

Die oben aufgeführten Übungen sind aus meiner Sicht die wichtigsten Basis-Imaginationsübungen, welche intensiv eingeübt werden sollten. Dabei ist in der Praxis eine sorgfältige Dokumentation sehr hilfreich, um den Überblick darüber zu behalten, welche Übung von welchem Klienten wie oft eingeübt wurde. Es ist empfehlenswert, jede Übung mindestens dreimal gemeinsam zu üben, bevor der Klient diese dann auch zu Hause alleine durchführen kann. Ein Vordruck als Dokumentationshilfe findet sich im Anhang E.

Die hier aufgeführten Imaginationsübungen sind inhaltlich stark an die Übungen von Luise Reddemann angelehnt (Reddemann, 2001) – mit einigen Erweiterungen und Umformulierungen. Über diese Basisübungen hinaus gibt es eine Vielzahl von sehr schönen und hilfreichen Übungen, die zusätzlich eingeübt werden können. Hierzu gibt es viel Literatur, zum Beispiel *Der innere Garten* (mit CD) von Michaela Huber (2005).

Zusatzübung: Aus-Laufen

An dieser Stelle möchte ich noch eine von mir entwickelte Zusatzübung vorstellen, welche sich „Aus-Laufen" nennt. Darin geht es um eine Kombination von Bewegung und Imagination. Man stellt sich vor, wie man durch das Laufen (schnelles Walken oder Joggen) Spannung bzw. unangenehme Affekte und Stress abbaut. Genau genommen ist es nur ein Sich-bewusst-Machen von dem, was auf physiologischer Ebene auch tatsächlich stattfindet, nämlich dass Bewegung Stresshormone abbaut. Aus diesem Grund ist die Übung ziemlich sicher wirksam und kann für alle Arten von Spannungszuständen angewandt werden.

ZUSATZÜBUNG MIT BEWEGUNG: Aus-Laufen

Suchen Sie sich eine Laufstrecke aus, ideal sind 15 bis 30 Minuten, je nach aktuellem Trainingszustand. Sie können die Übung sowohl in Form von strammem Gehen (Walken) als auch Joggen durchführen.

Teilen Sie sich die Laufstrecke in drei ungefähr gleich große Teilstücke ein.

Teil 1:

Bevor Sie loslaufen, spüren Sie noch einmal in sich hinein und nehmen Sie beobachtend wahr, welche unangenehmen Gefühle vorherrschen und wie intensiv sie sind (z. B. auf einer Skala von 0–10).

Sagen Sie sich innerlich den Satz (evtl. auch auf einen Zettel geschrieben lesen):

„Mit jedem Schritt laufe ich ein Stück der aktuellen Wut, der aktuellen Angst und der aktuellen Traurigkeit ab und lasse sie los."

Teil 2:

Nach dem ersten Drittel des Weges halten Sie kurz inne und sagen sich den Satz (oder lesen ihn sich vor): „Mit jedem Schritt laufe ich ein Stück der alten Wut, der alten Angst und der alten Traurigkeit ab und lasse sie los.“

Teil 3:

Nach dem zweiten Drittel halten Sie wieder kurz an bzw. inne und sagen sich den Satz (oder lesen ihn sich vor): „Mit jedem Schritt und mit jedem Einatmen lasse ich ein Stück Freiheit und Frieden in mich hinein.“

Nach der Übung spüren Sie kurz in sich hinein, wie intensiv das negative Gefühl noch spürbar ist. Meist geht die Intensität deutlich zurück, wenn nicht, tauchen zumindest neue Gedanken, Aspekte, Ideen auf. Dadurch verändert sich der innere Zustand und die belastende Situation wird erträglicher.

Die Imaginationsübungen begleiten nicht nur die Stabilisierungsphase und werden in dieser intensiv eingeübt. Besonders die Distanzierungsübungen sind auch für die Durcharbeitungsphase unerlässlich, um die Belastung auf einem erträglichen Maß zu halten. Sie können gut in die Therapiestunden einfließen, indem man entweder zu Beginn der Stunde (gut zum Ankommen und zur Konzentration auf die Stunde) oder am Ende (gut zum Ausklang, zum Ab- und Umschalten, zum Loslassen von belastenden Gesprächsinhalten) eine der Übungen gemeinsam durchführt.

Wenn ich die Übungen anleite und vorspreche, gehe ich innerlich die Übung mit durch, sodass es auch ein gemeinsames Üben ist, welches zu einem wohltuenden und verbindenden gemeinsamen Ritual werden kann.

5.2.3 *Skillsliste erarbeiten und anwenden (Big Five 3)*

Skills (engl. *skill* = Kompetenzen, Fähigkeiten) sind „Werkzeuge“ für den besseren Umgang mit Spannungszuständen, Stimmungslabilität und zwischenmenschlichen Konflikten. Meiner Erfahrung nach haben Menschen mit Traumatisierungen in ihrem Alltag vor allem in folgenden Bereichen Probleme:

- Umgang mit „angetriggerten“ bzw. wach gewordenen traumatisierten Inneren-Kind-Anteilen
- Stabilisierung der leicht ins Depressive gehenden Stimmung
- Kennen und Umsetzen des „Handwerkszeugs“ für akute Krisen
- Etablieren einer wohltuenden gesunden Alltagsstruktur, um die PTBS-Symptome zu lindern

Folgende Skills werden daher in dieser Phase der Therapie am notwendigsten gebraucht und können am ehesten die Alltagsprobleme abmildern helfen:

- Trösten des inneren Kindes / Visitenkartenübung (Basis-Skill 1)
- Reframing, Scheinwerferübung (Basis-Skill 2)
- Notfallkoffer, Dissoziations-Stopp-Techniken (Basis-Skill 3)
- Liste angenehmer Tätigkeiten (Basis-Skill 4)

Wenig hilfreich scheint mir der geradezu inflationäre Umgang mit unendlich langen Skillslisten, in denen alles vermischt ist, angenehme Tätigkeiten, Notfallmaßnahmen etc. Manchmal sind die einzeln aufgeführten Skills so unspezifisch, dass Klienten nichts damit anfangen können. So kam zum Beispiel eine Klientin nach dem Ende einer stationären Behandlung zur ambulanten weiterführenden Therapie zu mir. Auf die Frage, ob sie in der Klinik Skills gelernt habe, zeigte sie mir viele lose, mehrere Hundert Skills umfassende Blätter. Sehr nachvollziehbar kommentierte sie, dass sie nichts damit habe anfangen können, da sie sich davon erschlagen fühle und keinen Anfang finde.

Das Konzept der Skills hat seine Anfänge in der Dialektisch-Behaviorale Therapie (DBT), welche von Marsha Linehan zur ambulanten Behandlung von chronisch suizidalen Klienten mit Borderline-Persönlichkeitsstörungen (BPS) entwickelt wurde. DBT basiert auf einem bio-sozialen Entstehungsmodell, kognitiv-behavioralen Behandlungsstrategien und spezifischen therapeutischen „dialektischen" Interventionsmethoden. In der Therapie wird versucht, eine Balance zwischen Validierung (Verstehen und Wertschätzen des Problems) und Veränderungsstrategien zu finden (dialektische Strategie). Dabei werden vier verschiedene Bereiche mit dieser Strategie bearbeitet:

1. innere Achtsamkeit,
2. Umgang mit Gefühlen,
3. Stresstoleranz und
4. zwischenmenschliche Fertigkeiten.

Einige dieser Skills sind für Traumabetroffene essenziell, deshalb gehört eine Auswahl an „Basis-Skills" zu den Big Five der Stabilisierungsphase. Ich möchte an dieser Stelle betonen, dass Klienten, die unter einer PTBS-Symptomatik leiden, *nicht automatisch* eine Borderline-Persönlichkeitsstörung haben. Hier wird in manchen Kliniken unsauber diagnostiziert. Teilweise wird schon angesichts von selbstverletzendem Verhalten und Suizidalität die Verdachtsdiagnose Borderlinestörung gestellt. Dabei handelt es sich um unterschiedliche Diagnosen, auch wenn Überschneidungen und Ähnlichkeiten zu finden sind. Das Hauptkriterium einer BPS ist das Eingehen intensiver wechselnder Beziehungen, wobei sich Idealisierung und Entwertung schnell ablösen. Man geht davon aus, dass der Anteil (korrekter) Doppeldiagnosen von PTBS und Borderline-Persönlichkeitsstörung bei weniger als zehn Prozent liegt.

Basis-Skill 1: Trösten des inneren Kindes / Visitenkarte

Diese eher hypnotherapeutisch geprägte Übung kann nach ausreichender Routine eine sehr große Hilfe im Alltag von Traumabetroffenen sein. Sie bietet Hilfestellung, wenn Situationen oder Konflikte traumaassoziierte Gefühlszustände wachrufen (triggern) und deshalb nicht gut bewältigt werden können oder es zu belastenden (Über-)Reaktionen kommt.

In einem **ersten Schritt** hält der Betroffene inne und macht sich bewusst, dass hier gerade das verletzte / traumatisierte innere Kind bzw. das jüngere Ich emotional mitreagiert. Dieses innere Kind / jüngere Ich wird (symbolisch) getröstet, wertgeschätzt und bekommt Mitgefühl entgegengebracht.

Auf der hirnbiologischen Ebene geschieht bei dem, was ich hier „Mitreagieren des inneren Kindes" nenne, Folgendes: Wir erleben eine Situation, die einer im Gedächtnis gespeicherten Situation mit einem emotional aufgeladenen Erlebnisnetzwerk ähnelt. Unbewusst verknüpfen sich beide miteinander. Man könnte auch sagen: Wir „verwechseln" unbewusst die heutige Situation mit der damaligen; das zur damaligen Situation gehörige Erlebnisnetzwerk inklusive der dazugehörigen Verhaltensweisen wird aktiviert und abgerufen. Oft sind die Auswirkungen jedoch nicht hilfreich, die abgerufenen Reaktionen „passen" nicht gut zum Bewältigen der aktuellen Situation. Aus diesem Grund ist es wichtig, zur aktuellen (erwachsenen) Situation passendere Lösungen und Verhaltensweisen zu finden. Es gilt also, „umzuschalten" auf die aktuelle Situation und die aktuell zur Verfügung stehenden (erwachsenen) Ressourcen. Praktisch bedeutet das, man geht wie in Schritt zwei vor:

Im **zweiten Schritt** stellt man sich eine Visitenkarte vor (in deutlich vergrößertem Format) und schreibt gedanklich stichpunktartig alle Daten und Fakten darauf, welche die erwachsene Position des Betroffenen charakterisieren, besonders auch Alter, Beruf, Berufserfahrung, Kinder, besondere Stärken. Man stellt sich dann vor, dass man sich diese Visitenkarte an die Brust heftet und sich somit klarmacht, wer man heute (als Erwachsener) ist. Dieser zweite Schritt ist ganz existenziell, weil es wichtig ist, sich nach der Assoziation mit dem verletzten jüngeren Anteil wieder in die Erwachsenenposition zurückzubegeben. Ungeeignet und sogar schädlich können Innere-Kind-Übungen sein, die die Übenden am Ende in der Assoziation und Identifizierung mit dem traumatisierten Kind belassen. In diesem Fall können Betroffene noch tiefer in traumanahe Gefühle fallen und Schwierigkeiten haben, den Alltag zu bewältigen. Schließlich ist die Begegnung mit dem verletzten jüngeren Teil ein sehr intensives Erlebnis. Der Schritt in die Erwachsenenposition am Ende der Übung ist also essenziell!

Manchmal führt der zweite Schritt zu einem regelrechten „Aufwachen" aus einem tranceartigen Zustand, der Klient muss sich quasi „wachrütteln."

Herr R. (62) kümmert sich schon seit mehreren Jahren um seine inzwischen 85-jährige Mutter, die partout alleine in ihrem Haus leben möchte, aber immer mehr Hilfe im Alltag braucht. Obwohl er in einer anderen Stadt lebt, fährt er fast jedes Wochenende einen Tag zu ihr und erledigt vieles von dem, was sie nicht mehr bewältigen kann. Nicht immer ist sie dankbar dafür, es gibt auch Tage, an denen sie – wie früher in seiner Kindheit – massiv an ihm und seinem Verhalten herummeckert und ihn entwertet. Dann fällt Herr R. innerlich zurück in den Gefühlszustand, den er als ausgeschimpftes Kind hatte. Er verstummt, fühlt sich unzulänglich, wertlos und „nicht gut genug."

In der Therapie, welche Herr R. wegen depressiver Verstimmungen begonnen hatte, können wir herausarbeiten, dass es ein kindlicher Gefühlszustand ist, der sich in diesen Situationen meldet und den der Klient „das entwertete Kind" nennt. Er schildert einige Situationen von früher und empfindet Mitgefühl für sein jüngeres Ich. Ich frage ihn, ob er sich eine tröstende Geste für den Kleinen vorstellen könne, und er wählt die Vorstellung, dem Jungen von damals über den Kopf zu streicheln. Dann bitte ich Herrn K., sich eine (etwas vergrößerte) Visitenkarte vorzustellen, auf dem sein Name, Alter, Beruf, Ausbildung oder auch sonstige „Verdienste" stehen. Als er dies alles aufzählt, wird ihm bewusst, wie viel Lebens- und Berufserfahrung er hat, auf die er zurückblicken kann.

Als er beim nächsten Besuch bei seiner Mutter wieder in den Gefühlszustand des „entwerteten Kindes" zurückzufallen droht, stellt er sich vor, sein inneres Kind zu trösten, und erinnert in einem zweiten Schritt, was auf seiner „Visitenkarte" steht. Dadurch holt er sich zurück in die Erwachsenenposition und es verändert sich auch sein Gefühlszustand. Diesmal schweigt er nicht wie sonst, sondern sagt seiner Mutter ruhig und klar, dass er zum Helfen gekommen sei und es ihn verärgere, wenn er statt Dankbarkeit Kritik erntet. Er kündigt an, dass er seine Besuche einschränken werde, falls sich nichts ändere.

Durch die Verbindung „Trösten des inneren Kindes" und Betrachten der „Daten und Fakten" der erwachsenen Existenz können herausfordernde Alltagssituation besser gemeistert werden. Im Grunde genommen ist es eine Art vereinfachter „Teilearbeit en miniature", die jedoch so wichtig und im Alltag hilfreich ist, dass sie auch schon vor der eigentlichen ausführlicheren Teilearbeit (Big Five 5) eingeübt werden sollte.

Basis-Skill 2: Reframing und Scheinwerferübung

Das Reframing (engl. *frame* = Rahmen) kommt aus der systemischen Therapie und bedeutet, Tatsachen, Erfahrungen und Ereignissen einen neuen Rahmen zu geben, sie positiv(er) „umzudeuten" oder zumindest teilweise positive neue Perspektiven aktiv zu erarbeiten. Die Situation wird somit in einem neuen Kontext gesehen. Hintergrund ist, dass wir alle zu Lieblingsinterpretationen von Ereignissen und Erfahrungen neigen und wir wiederum durch diese einseitig bevorzugten Interpretationen geprägt werden. Geht unsere Interpretationsneigung in die pessimistische Richtung, verschiebt sich unsere Gefühlslage zum depressiven Pol hin. Dann müssen wir aktiv neue positivere Interpretationen eintrainieren, wir müssen „reframen", um auch wieder positivere Gefühle spüren zu können.

Herr Z. ist längere Zeit krankgeschrieben, weil er sich einer komplizierten Operation unterziehen musste und – kaum genesen – auch noch einen unverschuldeten Autounfall hatte. Er läuft an Krücken und leidet auch unter Schmerzen. Daher soll er sich schonen. Seine Frau ist mit drei kleinen Kindern überlastet, doch Herr Z. kann aus den gesundheitlichen Gründen fast nichts im Haushalt helfen. Es belastet und deprimiert ihn, dass er so nutzlos zu Hause ist und nur zuschauen kann, wie sich seine Frau alleine abmüht. In der Therapiestunde gelingt es ihm, stärker wahrzunehmen, dass ihm diese Situation die Gelegenheit gibt, für seine Kinder zumindest „präsent" zu sein, ansprechbar zu sein, was vor seiner Erkrankung aufgrund des anstrengenden Jobs nicht ausreichend möglich war. Vor dem Hintergrund dieser neuen Betrachtungsweise kann er zunehmend genießen, seine Kinder einfach mal nur beim Spielen zu beobachten, mit ihnen zu sprechen und ihnen etwas vorzulesen.

Scheinwerferübung

Diese Übung ist dem Reframing ähnlich, denn auch hier geht es um eine veränderte Wahrnehmung. Allerdings gelingt diese nicht über eine veränderte Interpretation von Ereignissen und Situationen, sondern durch eine bewusste Ausrichtung unserer Sinne auf andere Wahrnehmungen. Dafür stellt man sich vor, im Inneren einen „Aufmerksamkeitsscheinwerfer" zu haben, der in unterschiedliche Richtungen eingestellt werden kann. Manchmal verstellt er sich zwar unbewusst, aber wir können aktiv den Fokus und die Richtung des Scheinwerfers wieder verändern. Traumatisierte Menschen erleben oft, dass ihre innere Aufmerksamkeit sehr stark auf Beängstigendes und Bedrohliches fixiert ist, und erleben Erleichterung, wenn sie lernen, dies aktiv zu ändern.

Frau H. sitzt in einem Bewerbungsgespräch drei Personen gegenüber. Die eine Person, der oberste Chef des Unternehmens, hat stechende blaue Augen, welche Frau H. an ihren Vater erinnern, der sie über Jahre regelmäßig und heftig geschlagen hat. Als sie diese Ähnlichkeit wahrnimmt, stockt ihr der Atem, der Kopf scheint wie leer, ihr Herz beginnt schneller zu schlagen. Sie hat Angst, jetzt zu versagen, was ihren Zustand nur verschlimmert. Sie merkt, dass sie beginnt, wie gelähmt diese für sie bedrohlichen Augen zu fixieren. Sie versucht, ihren inneren „Aufmerksamkeitsscheinwerfer" ganz bewusst auf den Mund des Chefs zu richten, wenn er mit ihr spricht, statt ihm direkt in die Augen zu schauen. Als sie merkt, dass dies einigermaßen gelingt, spürt sie, wie die Angst erträglicher wird und der Puls sich nicht weiter beschleunigt. Sie bleibt zwar angespannt, kann sich jedoch einigermaßen gut präsentieren.

Reframing und Scheinwerferübung sind zwei Methoden, um die Gefühlslage im Alltag zu stabilisieren, weg von eher negativer bzw. depressiver Gefühlslage hin zu mehr positiven, annehmenden und entspannten Gefühlen. Man könnte auch sagen, es ist aktives Anti-Depressionstraining.

Eine Traumatisierung führt meist zu einer Verschiebung der Grundstimmung zum negativen Pol hin. Dinge, Ereignisse, Situationen, aber auch zwischenmenschliche Konflikte werden oft als belastender erlebt als vor dem traumatischen Ereignis. Zwei Reframingansätze sind für die Klienten wichtig, um wieder positivere Gefühle und mehr Lebensfreude empfinden zu können. Zum einen aktives Reframing im Alltag und dann zu einem späteren Zeitpunkt ein Reframing während der Traumadurcharbeitung. Ersteres erfolgt ganz bewusst und gezielt, sozusagen durch mentales bzw. kognitives Training. Letzteres findet eher unbewusst durch die Verarbeitung des traumatischen Erlebnisses im Rahmen der Durcharbeitung statt. Dies ist eher ein Reframing *von innen heraus* im Sinne des Erkennens neuer Perspektiven und Aspekte im Zusammenhang mit der traumatischen Erfahrung. Genaueres dazu erfahren Sie in Kapitel 6.

Das Reframing, welches in der Stabilisierungsphase eingeübt wird, bezieht sich nicht auf das traumatische Ereignis selbst. Das Trauma kann nicht aktiv reframt werden. Es positiv umzudeuten würde bedeuten, die Tragweite und das Schreckliche der Erfahrung nicht ernst zu nehmen, nicht zu würdigen.

Basis-Skill 3: Der Notfallkoffer

Bei den bisher beschriebenen Skills handelt es sich um kognitive Strategien, die helfen, Emotionen zu regulieren, die aber in sehr brisanten Situationen bzw. im Notfall manchmal nicht stark genug wirken oder für Betroffene nicht zugänglich sind. Ab einem bestimmten Stress- bzw. Spannungsniveau sind mentale Strategien nicht mehr leicht anzuwenden, und je mehr die Spannung steigt, desto schwieriger wird der Rückgriff auf Methoden wie Trösten / Visitenkarte, Reframing oder Scheinwerferübung.

Bei sehr hoher Spannung muss oft über die Sinne ein starker Reiz gesetzt werden. Nur so kann die Spirale unterbrochen werden, die z. B. die Stimmung nach unten abgleiten oder die Spannung nach oben eskalieren lässt. Der Notfallkoffer enthält eine ganze Reihe von Gegenständen, welche einen starken Reiz setzen können. Die Grundausstattung sieht wie folgt aus:

- Ammoniak-Ampullen (speziell hergestellt für dissoziative Zustände) reizen den Geruchssinn sehr stark und können wirksam dissoziative Zustände durchbrechen.
- Stark reizende Kaugummis oder Minzbonbons setzen einen starken Geschmacksreiz.
- Fingerakupunkturring – diesen zu bewegen setzt einen leichten Schmerzreiz.
- Haushaltsgummis können um das Handgelenk gelegt werden, das Ziehen und Loslassen setzt einen leichten Schmerzreiz.
- Kleiner Igelball – diesen zu drücken ist wie eine feste Handmassage.
- „Zauberknete" – das Durchkneten dieser Knete, die nicht austrocknet, baut Spannung ab.
- Kleine Karteikarten mit Notfallnummern (von Freunden, Verwandten, Therapeuten, einer Klinik) und mit hilfreichen Sätzen, welche in den Therapiestunden erarbeitet wurden.

Ich staune immer wieder über die Kreativität der Klienten, diesen Notfallkoffer mit Dingen zu erweitern, die ihnen in schwierigen Situationen helfen können. Aber eine „Grundausstattung" hilft zu Beginn erst einmal dabei, Dinge auszuprobieren und kennenzulernen, um dann möglicherweise noch eigene Ideen hinzuzufügen. Ein Exemplar des Notfallkoffers habe ich in der Praxis. Ich führe ihn in einer Therapiestunde vor und lasse ihn dann auch ausprobieren.

Spätestens gegen Ende der Stabilisierungsphase sollte noch einmal thematisiert werden, ob es inzwischen einen eigenen Notfallkoffer gibt und welche Erfahrungen damit gemacht werden konnten. Dabei bleibt es im Ermessen der Klienten, ob sie diesen Notfallkoffer zu Hause aufbewahren oder ihn so klein gestalten, dass sie ihn unterwegs (z. B. in einem kleinen Kulturbeutel in der Handtasche) mit sich tragen. Manche bevorzugen sogar beides parallel.

Am ehesten lässt sich die gute Wirkung der starken Reize damit erklären, dass sie wie ein sogenannter Separator wirken. Dieser Begriff findet sich sowohl in der Hypnotherapie als auch im Neurolinguistischen Programmieren (NLP) und beschreibt ein Ereignis, welches so stark ist, dass es den gerade bestehenden Gefühlszustand unterbricht und somit das Umschalten in einen anderen Zustand ermöglicht. Der Separator ist wie ein „Paukenschlag", der die bisherige (Gefühls-)Melodie abrupt beendet und eine andere Einstimmung vorbereitet.

Wie bei allen anderen Skills geht es auch hier darum, wieder die Erfahrung von Selbstwirksamkeit zu machen und das Zutrauen zu stärken, dass man immer etwas tun kann, damit unangenehme oder unaushaltbare Zustände erträglicher werden.

Im Zusammenhang mit dem Notfallkoffer sollten zusätzlich auch unterschiedliche Dissoziations-Stopp-Techniken erläutert und eingeübt werden. Dissoziations-Stopp-Techniken sind Werkzeuge, die bei Dissoziation eine Reorientierung des Traumabetroffenen bewirken können. Dabei unterscheide ich kognitive Reorientierung von Irritationstechniken sowie Techniken mit Körperkontakt.

Die Techniken können vor allem zu Beginn der Therapie nicht vom Klienten alleine angewandt werden, es braucht ein Gegenüber, das aktiv aus dem dissoziativen Zustand heraushilft. Sind sie dem Betroffenen jedoch geläufig, können einige davon im weiteren Verlauf in Eigenregie genutzt werden. Sehr wertvoll ist es, wenn diese Reorientierungsmöglichkeiten von Klienten an Freunde, Partner und andere Angehörige weitergegeben werden (natürlich nur bei vertrauensvoller, verlässlicher Beziehung!), damit auch außerhalb der Therapie im Notfall geholfen werden kann.

Zu den **kognitiven Reorientierungstechniken** gehören vor allem das Erfragen der wichtigsten Daten und Fakten zur Person, zum Ort und zur Situation (z. B. „Sagen Sie mir bitte Ihren Namen“, „Wann sind Sie geboren?“, „In welcher Stadt befinden wir uns gerade?“).

Eine weitere Möglichkeit, kognitiv zu reorientieren, ist die 5-4-3-2-1-Technik. Der Klient wird z. B. gebeten, fünf „schwarze Gegenstände hier im Raum“ zu nennen, anschließend „vier rote Gegenstände hier im Raum“ usw. Nach diesem Prinzip wird fortgefahren, bis man bei 1 angelangt ist. Durch die aufmerksame Beobachtung der Umgebung verbunden mit dem Zählen kann die Reorientierung ermöglicht werden.

Eine weitere Option ist die **Irritationstechnik**: Man kann zum Beispiel bewusst falsche Informationen geben, die irritieren sollen. Im Winter zum Beispiel die Aussage „Heute ist es draußen sehr warm!“. Ebenso eignet sich ein falsches Datum oder ein falscher Ort. Hauptsache, der Klient wird durch die Irritation zum Nachdenken angeregt, wodurch sich eine Reorientierung im Hier und Jetzt anbahnen kann.

Auch Irritation durch Pacen der Körperhaltung des Klienten und anschließende aktive Veränderung dieser Körperhaltung kann wirksam sein. Pacen ist ein Begriff, der aus der Hypnotherapie und dem NLP kommt und mit „Einstimmen“ oder „Einschwingen“ übersetzt werden kann. Es bedeutet, sich zu Beginn einer Kontaktaufnahme darauf zu konzentrieren, in welcher inneren Verfassung, in welchem inneren Modus sich das Gegenüber befindet. Da sich die innere Verfassung auch in der Körperhaltung ausdrückt, bedeutet pacen auch, eine ähnliche Körperhaltung einzunehmen. Wenn also mein Gegenüber gerade reserviert mit verschränkten Armen vor mir sitzt, ist es kontraproduktiv, wenn ich mit meinem Stuhl näher heranrücke, mich nach vorne beuge und dem anderen, der Distanz signalisiert, „auf die Pelle rücke“.

Reorientieren durch Pacen geschieht in zwei Schritten: Bei Schritt eins pace ich mein Gegenüber, das heißt, wenn dieses „versteinert", „wie eingefroren" oder auch zusammengekauert ist, nehme ich – mit einem gebührenden Abstand, der aber erlaubt, mich wahrzunehmen – die gleiche Körperhaltung ein, verbleibe eine Weile darin, ändere sie dann sehr deutlich, indem ich mich aufrichte, strecke oder die Sitzposition verändere. Dies kann den Effekt haben, dass die andere Person wiederum (unbewusst) einen Impuls aufnimmt, ihre Körperhaltung ebenfalls zu verändern. Da eine veränderte Körperhaltung immer auch eine Veränderung des inneren Zustandes bewirkt, kann es sein, dass diese Veränderung den Betroffenen aus der Dissoziation herausholt. Ich sage hier bewusst „es kann sein", weil diese Methode nicht immer wirkt. Aber je mehr Dissoziationstechniken Sie im Repertoire haben, umso höher die Chance, dass eine davon in einer Notfallsituation wirkt.

Zuletzt gibt es noch die **Techniken mit Körperkontak**t. Ich empfehle, diese Techniken möglichst nur bei bereits stabiler vertrauensvoller therapeutischer Beziehung einzusetzen, weil körperliche Berührung grundsätzlich „triggern" kann und dann kontraproduktiv wirkt.

Am effektivsten ist die sogenannte „Arm-Schulter-Zieh-Technik". Dabei drücke ich mit einer Hand sanft, aber spürbar, gegen die Schulter der Betroffenen (von mir weg) und ziehe mit der anderen Hand zeitgleich am gleichseitigen Arm (zu mir hin). Man kann dazu auch noch einen unterstützenden Satz sagen wie: „Alles, was zu sehr belastet, wird nach hinten geschoben, und alles, was jetzt hier hilft, nach vorne geholt."

Es gibt darüber hinaus noch einige andere Techniken mit körperlicher Berührung, welche durch Druck der Finger des Betroffenen auf Nase und Stirn reorientieren. Zum Beispiel drückt die Betroffene beide Zeige- und Mittelfinger auf die Stirn sowie beide Daumen auf die Nasenwurzel oder die Wangenknochen. Da es hier nicht wie bei der Akupressur darauf ankommt, auf welche Stelle gedrückt wird, sondern der Druck an sich den entscheidenden Impuls setzt, kann die Lokalisation der Druckpunkte variiert werden.

Basis-Skill 4: Liste angenehmer Tätigkeiten

Während der Notfallkoffer für akute Notsituationen einsetzbar ist, um einen aktuellen Spannungszustand herunterzuregulieren oder einen schwer aushaltbaren Gefühlszustand zu unterbrechen, dient die Liste angenehmer Tätigkeiten der aktiveren Gestaltung des Alltagslebens.

Das Prinzip ist eigentlich ganz einfach: Je mehr angenehme und positive Dinge ich in meinen Alltag einplane und auch durchführe, desto mehr positive Effekte wirken auf meine Stimmung ein. Ich werde zufriedener, habe mehr Ausgleich zum Alltagsstress. Sind wir im inneren Gleichgewicht und ist die Stimmung gut, läuft das oft von alleine. Wir haben Ideen und sind initiativ, tun Dinge, die uns guttun. Sind wir aber nicht im Gleichgewicht und ist die Stimmung schlecht, fällt es uns schwerer, angenehme Dinge zu tun, wir haben nicht so viele Ideen, sind weniger aktiv, negative Gedanken und Grübeleien halten uns gefangen. Diese „Abwärtsspirale" gilt grundsätzlich für alle Menschen. Da Traumaüberlebende aber oft eine Verschiebung ihrer Stimmung zum depressiven Pol haben oder eher mit depressiven Gefühlen auf Belastungen reagieren, stellt das Prinzip der Abwärtsspirale eine besondere Gefahr für sie dar. Um die Stimmung stabil zu halten, ist es notwendig, den Alltag besonders achtsam zu planen und regelmäßig Tätigkeiten einzuplanen, welche die Stimmung heben und das Wohlbefinden stärken.

Die Liste angenehmer Tätigkeiten ist eine Übung aus der Verhaltenstherapie. Sie wird vor allem in der Behandlung von Depressionen eingesetzt (Kühner & Weber, 2001). Wie die Skills 1 bis 3 ist auch sie unter anderem deswegen so wertvoll, weil sie neben den konkreten praktischen Auswirkungen auf den Alltag das Gefühl von Selbstwirksamkeit stärkt.

Das konkrete Vorgehen kann sich folgendermaßen gestalten: Nach der Einführung in das Thema werden in der Therapiestunde mindestens fünf angenehme Tätigkeiten aufgelistet, die zu Hause durchführbar sind, sowie mindestens fünf angenehme Unternehmungen / Tätigkeiten außerhalb. Dabei kann es hilfreich sein, erst einmal Beispiele zu nennen, um den Klienten zu eigenen Ideen anzuregen. Es ist wichtig, dass es sich um ganz einfache und leicht umzusetzende Alltagsdinge handelt, damit die „Umsetzungsschwelle" so niedrig wie möglich ist.

Beispiele für angenehme Tätigkeiten zu Hause:

- ein warmes Bad nehmen
- heiß duschen
- starken Kaffee kochen
- Teezeremonie
- etwas kochen oder backen
- mit Freunden telefonieren
- mit dem Partner / der Partnerin kuscheln
- Musik hören
- tanzen
- mit Haustier beschäftigen
- um Pflanzen kümmern

- Gymnastik machen
- Entspannungs-CD hören
- in einer Zeitschrift blättern
- Urlaubsbilder anschauen
- (Mandala) malen
- musizieren
- Lieblingsmusik hören etc.

Beispiele für angenehme Unternehmungen/Tätigkeiten außerhalb:

- ins Lieblingscafé gehen
- im Grünen spazieren gehen
- kurzer Gang um den Häuserblock
- joggen
- Fahrrad fahren
- eine schöne Postkarte kaufen
- einen Zoo/Tierpark besuchen etc.

Die erarbeiteten zehn angenehmen Tätigkeiten werden aufgeschrieben und dann zu Hause an einem gut sichtbaren Ort aufgehängt, um sie in Erinnerung zu rufen (z.B. an den Küchenschrank).

Nach dem Erarbeiten der Liste kann man dann vereinbaren, welche dieser Tätigkeiten in der Zeit bis zur nächsten Therapiestunde umgesetzt werden könnten. Auch im weiteren Verlauf der Therapie kann man immer mal wieder gemeinsam prüfen, wie gut es gerade gelingt, angenehme Tätigkeiten und Unternehmungen in den Alltag einzubauen. Besonders in Krisenzeiten, wenn die Gefahr gegeben ist, die positiven Aktivitäten wegzulassen und in die Abwärtsspirale zu geraten, ist dies von Bedeutung.

Wichtig ist, dass es sich bei den erarbeiteten Tätigkeiten um Dinge handelt, die keine neuen Probleme schaffen. Das kann zum Beispiel beim Thema Essen problematisch sein, wenn schon Übergewicht vorliegt oder jemand dagegen ankämpft. Ein gutes Stück Lieblingskuchen oder ein Riegel Schokolade zu essen kann zu den angenehmen Tätigkeiten gehören, wenn keine Gewichtsprobleme vorliegen bzw. gut Maß gehalten werden kann. Auch sollten keine Suchtmittel in die Liste angenehmer Tätigkeiten aufgenommen werden, wie Nikotin- oder Alkoholkonsum, um keine neuen Probleme zu schaffen oder bereits bestehende zu verstärken.

Um das Thema zu vertiefen, kann man auch noch die Effektivität der angenehmen Tätigkeiten beleuchten. Das bedeutet, einmal genau zu überlegen, wie viel Aufwandsenergie eine Tätigkeit erfordert und wie groß der Effekt auf die Stimmung ist.

Dies kann individuell sehr unterschiedlich sein: Eine Person muss sich zum Joggen vielleicht fast gar nicht aufraffen, sondern empfindet es geradezu als Befreiung, die Joggingschuhe anzuziehen und loszulaufen, schon in Vorfreude auf den Lauf selbst und den positiven Effekt hinterher. Eine andere Person schätzt zwar ebenfalls den positiven Effekt des Joggens auf die Stimmung, kann sich aber nur mit großem Energieaufwand dazu aufraffen und hat am Laufen selbst nur wenig Freude. Klar ist, dass die erste Person selbst bei schlechter Stimmung leicht auf das Laufen zurückgreifen kann, die zweite Person kann sich dann jedoch nicht mehr aufraffen und muss sich daher eine Tätigkeit aussuchen, die sie persönlich weniger „Aufwandsenergie" kostet, wie z. B. einmal um den Block gehen oder einen starken Kaffee kochen.

5.2.4 Arbeit mit dem Stressregler/Spannungsregler (Big Five 4)

Die Arbeit mit dem Stressregler bzw. Spannungsregler (die Begriffe werden synonym verwendet) ist ein zentrales Element der Stabilisierungsphase und für die Vorbereitung auf die Traumadurcharbeitung von besonderer Bedeutung. Es kann mit dem Klienten besprochen werden, welchen Begriff er passender findet, wenn es darum geht, unangenehme Gefühle zu regulieren. Manche Betroffene empfinden in kritischen Situationen innere „Spannung", die manchmal sogar sehr stark körperlich gespürt wird. Andere bevorzugen den allgemeineren Begriff „Stress", der Klient sollte auswählen. Menschen, die traumatisiert wurden, neigen dazu, Gefühle entweder ganz zu vermeiden oder von ihnen überflutet zu werden. Sie versuchen, Auslösern für traumagebundene Gefühle (Trigger) auszuweichen, und erfahren eine allgemeine Betäubung *(numbing)* ihrer Reaktionsfähigkeit. Trotz dieses Vermeidungsverhaltens kommt es immer wieder zu intensiven, schwer kontrollierbaren traumanahen Gefühlen und Spannungszuständen. Der Alltag wird oft als „Minenfeld" erlebt, auf dem man jederzeit damit rechnen muss, durch von Triggern ausgelöste traumaassoziierte Gedanken und Gefühle überwältigt zu werden. Verloren geht die Modulationsfähigkeit für physiologische Stressreaktionen. Das „Lesen" körperlicher Signale und seelischer Reaktionen bei sich selbst und auch bei anderen ist ebenso erschwert wie die Flexibilität in der Umsetzung hilfreicher Handlungsimpulse, die eine spannungsgeladene Situation entschärfen könnten. Vor diesem Hintergrund wird klar, warum das Wiedergewinnen der Kompetenz, mit Stress und Spannung umzugehen, so zentral ist.

Die Arbeit mit dem sogenannten Stressregler geschieht auf zwei Weisen: zum einen im Rahmen der Psychoedukation, zum anderen als Instrument zur Regulierung von Spannungszuständen in konkreten Alltagssituationen.

Psychoedukative Anwendung

Es empfiehlt sich, zunächst allgemein psychoedukativ mit dem Stressregler zu arbeiten, denn er stellt auf einfache Weise das physiologische Prinzip des graduellen An- und Absteigens von Spannungszuständen dar. Menschen mit starken und wenig kontrollierbaren inneren Spannungszuständen erleben diese oft als plötzlich auftretend, unvorhersehbar und überwältigend. Schaut man jedoch genauer hin, weisen auch sehr starke Spannungs- und Stresszustände einen An- und Abstieg der Intensität auf. Dass dies von den Betroffenen nicht wahrgenommen wird, hängt mit der Schnelligkeit des Intensitätsanstiegs zusammen. Könnte man das Gefühlserleben in Zeitlupe wahrnehmen, würde das An- und Absteigen der Spannung sicht- und fühlbar werden. Es geht beim psychoedukativen Anwenden des Stressreglers also darum, das, „was da so schnell hochschießt", in Gedanken zu verlangsamen, um es wahrnehmen, besser verstehen und somit besser regulieren zu können.

Als optische Hilfe ist der Stressregler in drei Bereiche unterteilt:

- Im **„grünen" Bereich (Stresslevel 0–4)** befinden wir uns im inneren Gleichgewicht und funktionieren gut. In diesem Bereich findet eine ständige – meist unbewusste – Selbstregulierung statt, die das Verbleiben im grünen Bereich begünstigt. Es ist ein merkwürdiges Phänomen, dass wir in guter innerer Stimmung automatisch auch Dinge tun, die wir mögen, die uns guttun und uns so im Gleichgewicht halten, ohne darüber nachzudenken. Kleinere Stressoren, welche die Spannung zum Beispiel von 1 auf 3 bringen, werden abgefangen und reguliert.
- Treten größere Stressoren auf, erreichen wir den **„gelben" Bereich (Stresslevel 5–7)**. Betroffene sind in diesem Bereich schon unter Spannung, können aber durch aktives Regulieren noch das Überschreiten der „roten Linie" (Übergang von 7 auf 8) verhindern und sich dann allmählich wieder in den grünen Bereich herunterregulieren. Der gelbe Bereich ist der eigentliche Regulierungsbereich, hier gilt es, Strategien aktiv anzuwenden, um den drohenden Kontrollverlust im roten Bereich noch abzuwenden. Konkrete Strategien für den gelben Bereich können dann bei der Anwendung des Stressreglers auf Alltagssituationen (s. u.) erarbeitet werden.
- Der **„rote" Bereich (Stresslevel 8-10)** ist durch zunehmenden Kontrollverlust gekennzeichnet. Beim Übergang des Stresslevels von 7 auf 8 („rote Linie") nehmen die Möglichkeiten, zu regulieren, stark ab und gehen bei weiterem Anstieg schließlich ganz verloren. Der Verlust von Kontrolle kann unterschiedliche Formen annehmen, wie ausrasten, schreien, Gegenstände werfen oder auch zusammenbrechen, weinen, erstarren, dissoziieren oder sich selbst verletzen. Skills zum Regulieren greifen oft nicht mehr, am ehesten hilft noch die Anwendung von starken Reizen aus dem Notfallkoffer (S. 101 ff.), um diesen „Ausnahmezustand" zu beenden bzw. zu durchbrechen.

Anwendung des Stressreglers auf Alltagssituationen

Das Augenmerk liegt hier auf den Regulierungsmöglichkeiten im gelben Bereich. Dieser Bereich, der von den Betroffenen am wenigsten explizit wahrgenommen wird („Ich bin immer gleich auf 180!"), ist der wichtigste. Er muss regelrecht entdeckt und erforscht werden, damit die Regulierungsmöglichkeiten wachsen. Eine gute Möglichkeit, dies zu tun, ist, sich Krisensituationen, Ausraster oder Zusammenbrüche einmal auf einem imaginierten Bildschirm in Zeitlupe anzuschauen und dann durch genaues Beobachten den Anstieg der Spannung zu entdecken. Tabelle 5.1 zeigt Ihnen das auch im Anhang befindliche Arbeitsblatt „Stressregler". Auf der linken Seite ist Platz zum Beantworten der Frage „Was passiert?". Das dient dem genauen Beschreiben dessen, was mit den Sinnen wahrgenommen wird (z. B. Kloß im Hals oder Herzrasen). Das Besprechen und Notieren der eigenen Wahrnehmung ist der erste Schritt. Er setzt einen Prozess in Gang, im Alltag genauer hinzuschauen und hinzuspüren, was auf der seelischen und körperlichen Ebene empfunden wird. Auf diese Weise lernt der Klient, genau zu beschreiben und in Folge adäquat einzuschätzen, wann die Spannung zu steigen droht und welche Sinneswahrnehmungen bei welchem Stresslevel typischerweise vorkommen.

Der zweite Schritt ist jetzt, hinzuschauen, welche Strategien und Regulierungsversuche bereits unternommen werden, und zu prüfen, ob diese wirksam sind. Bereits angewandte wirksame Strategien werden in die rechte Seite des Stressreglers („Was kann ich tun?") auf Höhe des entsprechenden Stresslevels notiert (z. B. aus dem Raum gehen, Verzögerung einbauen, auf den Atem achten etc.).

Die nächste Herausforderung besteht darin, neue Ideen zu sammeln für Verhaltensweisen, die vielleicht bei einer weiteren ähnlichen Situation helfen könnten. Diese werden dann ausprobiert und somit auf Wirksamkeit überprüft. Man kann zu unterschiedlichen Alltagsthemen auch verschiedene Stressregler anlegen (z. B. einen zum Thema Kinderbetreuung und einen zum Thema Partnerschaftskonflikte), je nachdem, ob die Strategien sich bei unterschiedlichen Themen ähneln oder sehr unterschiedlich ausfallen.

Was passiert?		Was kann ich tun?
	10	
	9	
	8	
	7	
	6	
	5	
	4	
	3	
	2	
	1	

Tabelle 5.1: Der Stressregler (Vorlage)

Das Arbeiten mit dem Stressregler hat mehrere positive Effekte:

- Förderung der **Selbstwahrnehmung**, insbesondere Wahrnehmung der Entstehung von Spannungszuständen und deren An- und Abschwellen.
- Nebenbei werden **Probleme bei der Bewältigung des Alltagslebens** „en detail" deutlich und dadurch veränderbar.
- Die Herangehensweise ist **ressourcenorientiert**, weil das Augenmerk darauf gerichtet ist, welche Strategien zur Bewältigung vom Betroffenen bereits aktiv angewandt werden.
- Es findet eine Art Training für den Umgang mit starken Gefühlen und Stress statt, welches auch eine **Vorbereitung für die Traumadurcharbeitung** darstellt.

Frau Z. (31) ist Mutter von zwei Kindern (2 und 4 Jahre) und befindet sich noch in Elternzeit. Ihr Mann ist Lagerarbeiter, zu Hause eher launisch und unterstützt sie wenig bei der Erziehung der Kinder. Der Vater von Frau Z. war Alkoholiker, Streit und auch körperliche Gewalt waren an der Tagesordnung. Sie hat große Mühe, ihre Stimmung stabil zu halten, und steht oft massiv unter Spannung. Wenn die innere Spannung zu stark steigt, hat sie sich nicht mehr unter Kontrolle und schreit ihre Kinder an, was ihr hinterher leidtut. Früher ist ihr auch manchmal „die Hand ausgerutscht", seit der Geburt des zweiten Kindes ist ihr das aber nicht mehr passiert. Sie hat jedoch große Angst vor einem „Rückfall." Neben den starken Stimmungsschwankungen ist dies der Grund dafür, dass sie therapeutische Hilfe sucht.

Da bei Frau Z. zunächst das wichtigste Ziel darin bestand, adäquat und gewaltfrei mit ihren Kindern umzugehen, arbeiteten wir früh und intensiv mit dem Stressregler. Nach der Erläuterung des grünen, gelben und roten Spannungslevels suchten wir eine typische Alltagssituation heraus, in welcher sie gegenüber den Kindern regelmäßig grob und unangemessen laut wird (in diesem Fall war es das abendliche Waschen, Umziehen und Zu-Bett-Bringen). Wir haben uns dann ausführlich damit beschäftigt, was sie auf der Gefühls-, Gedanken- und Körperebene wahrnimmt, wenn die Spannung steigt. Anfangs konnte sie kaum wahrnehmen, dass die Spannung tatsächlich *steigt*, weil sie den Eindruck hatte, sie sei sofort „von 0 auf 100". Bei genauerer Betrachtung gelang es ihr immer besser, die unterschiedlichen Veränderungen bei steigender Spannung wahrzunehmen.

In einem zweiten Schritt entwickelte sie dann Ideen, was sie aktiv tun könnte, um die Spannung (vor allem im gelben Bereich) wieder etwas herunterzuregulieren. Die Beantwortung der Frage, ob denn schon einmal etwas geholfen habe, machte ihr bewusst, dass sie durchaus schon erfolgreich reguliert hatte. Diese wirksamen Strategien hatte sie später allerdings wieder aus dem Blick verloren.

Manchmal werden Strategien ausprobiert, die wieder verworfen werden müssen, weil sie in der Praxis nicht funktionieren (das Miteinbeziehen des Mannes half Frau Z. nicht zuverlässig, weil er sich manchmal eher eskalierend verhielt). Trotzdem konnte sie im Laufe der Zeit genug Strategien entwickeln, um die abendliche Stresssituation besser zu regulieren, wovon die Kinder stark profitierten und infolgedessen auch ruhiger wurden. Der ausgefüllte Stressregler von Frau Z. ist in Abbildung 5.2 dargestellt.

Was passiert?		Was kann ich tun?
Schlag auf den Po (bis vor ca. zwei Jahren, heute nicht mehr)	10	
Ich schreie die Kinder an	9	
Unruhe, „es brodelt in mir“, schimpfe immer lauter	8	kurz in den Nebenraum gehen, bewusst atmen
Ich möchte nur noch alleine sein, Wut auf die Kinder	7	mit den Kindern ruhig und auf Augenhöhe sprechen
ablehnendes Gefühl den Kindern gegenüber	6	
Fühle mich kalt, gefühllos, kein warmes Gefühl für die Kinder	5	Belohnung für Kinder in Aussicht stellen oder Konsequenzen ankündigen
	4	Kinder meinem Mann überlassen
Selbstmitleid, verkriechen wollen	3	Kinder zum gemeinsamen Spiel animieren
immer stärkerer Druck auf der Brust	2	gemeinsam kurz nach draußen gehen (wenn es noch nicht zu spät ist)
schlechte Stimmung, Druck auf der Brust	1	

Abbildung 5.2: Beispiel für einen ausgefüllten Stressregler

In diesem Beispiel war zur Sicherung des Kindeswohls eine Art „erste Hilfe" notwendig, die in Form des Stressreglers gut funktionierte. Die Situation besserte sich noch grundlegender, nachdem Frau Z. im Rahmen der Traumadurcharbeitung einige zentrale traumatische Erlebnisse aus ihrer Kindheit bearbeitet hatte. Ihr Selbstvertrauen stieg, ihre Selbstverachtung sank und sie konnte sowohl ihre Stimmung als auch ihre Aggressivität zunehmend besser regulieren.

5.2.5 *Arbeit mit unterschiedlichen Persönlichkeitsanteilen (Big Five 5)*

Teilearbeit mit der „inneren Landkarte"

Die fünfte und letzte Säule der Stabilisierungsphase ist die Arbeit mit unterschiedlichen Persönlichkeitsanteilen. Im Hinblick auf die Strukturierung der Persönlichkeit hat es in der Psychologie und Psychotherapie einen Paradigmenwechsel gegeben. Ist man früher davon ausgegangen, dass wir Individuen (lat. *dividere* = „teilen", mit verneinendem *in-* also „ungeteilt", „unteilbar".) einen einheitlichen Kern haben und gerade dies eine gesunde Seele ausmacht, so beschreibt man heute eher unterschiedliche „Persönlichkeitsbereiche", unterschiedliche „Selbstanteile".

Dieses neuere Konzept wird auch von den aktuellen Erkenntnissen der Hirnforschung gestützt: Erfahrungen schlagen sich in neuronalen Netzwerken nieder, in diesen neuronalen Netzwerken ist das entsprechende spezifische Erfahrungswissen dann gespeichert. Solch ein neuronales Netzwerk stellt einen bestimmten Erfahrungsaspekt der Persönlichkeit dar, den man „Ego-State" (Selbst-Zustand) nennt und der zu einem späteren Zeitpunkt wieder aktiviert werden kann. Unsere Selbstwahrnehmung zu einem bestimmten Zeitpunkt bezieht sich immer auf den „Ego-State", der gerade aktiv ist (man kann ihn auch „exekutiven Ego-State" nennen).

Um dieses Prinzip anschaulicher zu machen, können wieder Bilder und Metaphern gewählt werden. Ich bevorzuge das Bild von der „inneren Bühne": Die unterschiedlichen Selbst-Anteile sind wie „Akteure". Zu einem definierten Zeitpunkt sind bestimmte Persönlichkeitsanteile aktiv, auf der „vorderen Bühne", andere hingegen „inaktiv" oder „auf ihren Einsatz wartend". Es gibt auch Persönlichkeitsanteile, die sehr stark auf der vorderen Bühne vertreten sind, weil sie den Alltag managen. Andere sind verborgen und tauchen nur gelegentlich auf. Es gibt verletzte Anteile oder auch verletzende Anteile, die in Krisenzeiten plötzlich auf der vorderen Bühne sind mit der Folge, dass der Alltag nicht mehr gut bewältigt werden kann.

Als Co-Bewusstheit bezeichnet man die mehr oder weniger intensive Kommunikation verschiedener Ich-Zustände miteinander. Entstehen Ego-States als Reaktion auf sich wiederholende traumatisierende Kindheitserlebnisse, entwickeln sie sich zu voneinander getrennten Persönlichkeitsbereichen. Dabei ist die Trennung unterschiedlich stark, die Grenzen sind unterschiedlich durchlässig. Traumatisierte Ich-Zustände können auch vollständig unbewusst sein und nur gelegentlich „an die Oberfläche" kommen. Man spricht in diesem Zusammenhang vom Differenzierungs-Dissoziations-Kontinuum: Bei zunehmendem Grad an Dissoziation kommt es zu einer immer undurchlässiger werdenden Abgrenzung der Persönlichkeitssegmente, verbunden mit abnehmender Stabilität der Gesamtpersönlichkeit (vgl. Abb. 4.1, S. 70).

Die bei gesunden Menschen (oder besser bei „Durchschnittsneurotikern") noch sehr durchlässigen Grenzen werden mit zunehmender Dissoziation immer starrer. Bei struktureller bzw. tertiärer Dissoziation (S. 63) gibt es praktisch keine oder nur noch minimale Co-Bewusstheit der unterschiedlichen Persönlichkeitsanteile bzw. Persönlichkeiten.

Das Ziel der Arbeit mit Persönlichkeitsanteilen und dem Erstellen der „inneren Landkarte" fördert die Selbstwahrnehmung und vermittelt ein Grundverständnis für die innere Dynamik. Dabei wird auch die Kommunikation der Persönlichkeitsanteile untereinander, die Co-Bewusstheit, gefördert. Darüber hinaus soll die Fähigkeit zur Regulation verschiedener Ego-States gestärkt werden. Es handelt sich um ein eher kognitiv strukturiertes Vorgehen, bei dem der Betroffene beschreibt und benennt, welche Persönlichkeitsanteile und „Ich-Zustände" er kennt, ohne dass die Zustände dafür bewusst aktiviert werden müssen.

Konkret umfasst die Teilearbeit zwei Ebenen: Psychoedukation und das Bilden eines „inneren Teams".

Psychoedukation

Der erste Schritt eines kompetenten Umgangs mit unterschiedlichen Persönlichkeitsanteilen ist das Bewusstsein dafür, dass es diese gibt. Dies aus einer Beobachterperspektive wahrzunehmen und zu beschreiben macht deutlich, dass es auch eine Instanz gibt, die den Teilen übergeordnet ist. Hierzu gibt es unterschiedliche Modelle und Begriffe, wie zum Beispiel „das Selbst", „der innere Beobachter", „die Mitte", „das beobachtende Ich". Abgesehen von psychologischen Begriffen findet man auch im Spirituellen (z. B. im Buddhismus) Begriffe wie „der innere Zeuge" oder „das achtsame Zentrum", welche einen Bereich in uns beschreiben, der die unterschiedlichen Teile beobachten kann.

Zu Beginn ist es wichtig, den Klienten zu vermitteln, dass die unterschiedlichen Anteile in uns – auch stark ausgeprägte Anteile und solche, die uns Probleme machen – normal und in jedem Menschen zu finden sind. Als Modell für das Wirken der Persönlichkeitsanteile verwende ich ein rundes Papier / ein rundes Stück Pappe, welches an einer Stelle eine Markierung hat, z. B. eingeschnittene Kerbe (s. Abb. 5.3 mit ausgearbeiteter „innerer Landkarte").

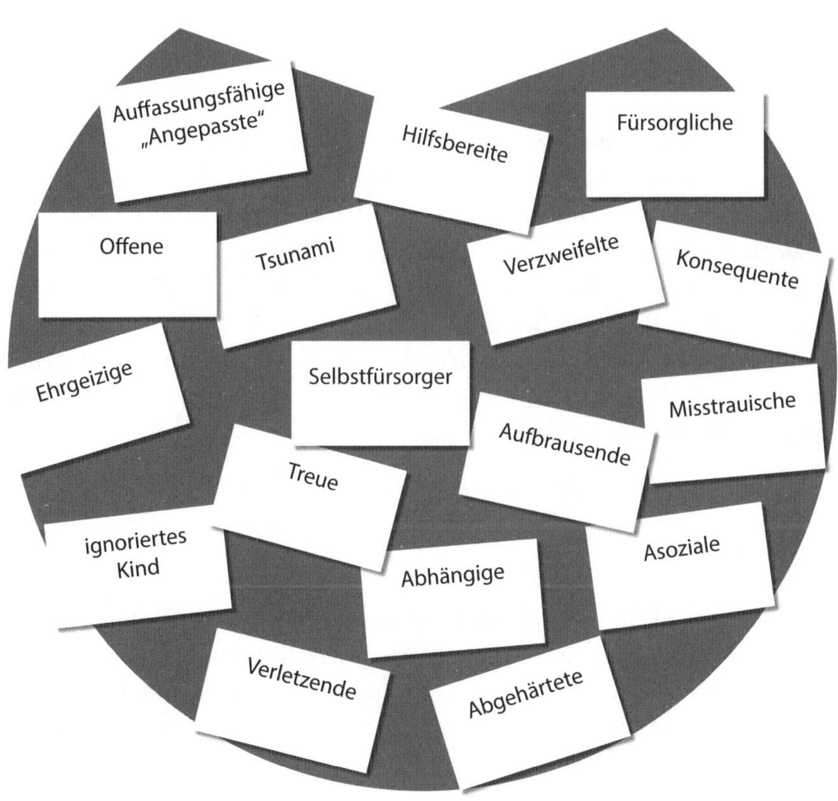

Abbildung 5.3: Persönlichkeitsanteile: die innere Landkarte (Beispiel)

Diese Markierung soll verdeutlichen, dass es einen vorderen Bereich gibt, die sogenannte vordere Bühne. Dort sind die Persönlichkeitsanteile, die gewöhnlich an „vorderster Front" sind, die uns sehr bewusst sind, die auch andere rasch an uns erkennen. Diese Anteile sind sehr präsent und aktiv, helfen uns ganz entscheidend bei der Alltagsbewältigung.

Unterhalb der vorderen Bühne gibt es die Ebene der Persönlichkeitsanteile, die für Außenstehende nicht sofort sichtbar sind, die aber uns nahestehende Menschen kennen. Ich nenne diesen Bereich das „Mittelfeld". Partner, Familienangehörige und Freunde kennen noch ganz andere Anteile, welche den Menschen, die nur mit der „vordersten Front" zu tun haben (z. B. Kollegen, Nachbarn etc.), oft verborgen bleiben. Dazu können z. B. fürsorglich-liebevolle Anteile, Nähe suchende, verschlossene, erzieherische, väterliche, mütterliche, leidenschaftliche, vermittelnde, beschützende u.v.m. gehören.

Schließlich gibt es noch die „hintere Reihe", wo sich die eher verborgenen oder auch versteckten Persönlichkeitsanteile befinden. Dazu gehören solche, welche wir an uns selbst nicht mögen und lieber vor anderen verbergen möchten. Es gibt Charakterzüge, die gesellschaftlich oder moralisch inakzeptabel scheinen, wie z. B. Rachsucht, Neid, Missgunst, Habsucht, Verlogenheit. Andere Persönlichkeitsanteile sind „weit hinten", weil sie verletzte Kind-Anteile sind und geschützt werden müssen (z. B. das missbrauchte Kind, das vernachlässigte Kind, das abgelehnte Kind). Wieder andere sind oder scheinen gefährlich, weil sie unser Gleichgewicht bedrohen oder andere verletzen können (z. B. der Rächer, die Missgünstige, der Zerstörer, die Furie). Gerade gegenüber diesen Anteilen ist die Grundannahme wichtig, dass alle Anteile sein dürfen und auch alle Anteile eine gute Absicht haben, egal wie viele Probleme im Alltag sie vielleicht verursachen.

> Es handelt sich bei den Persönlichkeitsanteilen um neuronale Muster, die im Verlauf unserer Entwicklung entstanden sind, um Herausforderungen zu meistern und möglichst gut zurechtzukommen.

Beachtet man dies nicht, kann es passieren, dass man gegen bestimmte Anteile ankämpft oder sie „auszutreiben" versucht. Es resultiert die totale Fokussierung auf das Problem mit folgender Konsequenz: Das Problem wird größer und das Bekämpfen des Problems wird irgendwann so viel Energie kosten, dass es zu Sekundärproblemen bzw. Folgeproblemen kommt!

Nach diesen grundlegenden psychoedukativen Erläuterungen zur Selbstanteilearbeit kann der Klient beginnen, die identifizierten Anteile zu benennen, aufzuschreiben und im Kreissymbol zu platzieren. Dabei versuche ich, so wenig suggestiv wie möglich zu sein, die Formulierungen ganz dem Betroffenen zu überlassen und nicht das Vorhandensein von bestimmten Anteilen vorauszusetzen.

Praktischer Tipp:

Um zu verdeutlichen, dass es sich um ein flexibles System handelt, in dem auch verborgene Anteile plötzlich vorne sein können (z.B. in Krisen) und kompetente alltagstaugliche Anteile auch mal „nach hinten rücken", verwende ich für die Anteile Post-its, die in ihrer Position verändert werden können. Es gibt sehr aufwendige Möglichkeiten, Selbstanteile darzustellen, bis hin zu Holzfiguren, die auf einem Spielbrett platziert werden. Die Übung auf die von mir beschriebene Weise durchzuführen, macht es deutlich leichter anwendbar. Ist der Pappkreis mit den aufgeklebten Selbstanteilen erst einmal erstellt, steht er immer zur Verfügung und ist auch in späteren Stunden jederzeit greifbar. Auch nach der Arbeit mit den Selbstanteilen in der Stabilisierungsphase ergeben sich in den Therapiestunden oft Möglichkeiten, die „innere Landkarte" wieder hervorzuholen und für aktuelle Probleme und Fragestellungen zu nutzen.

Konkretes Vorgehen:

Bei den Persönlichkeitsanteilen der vorderen Bühne fällt es meist besonders leicht, Anteile zu benennen. Bei Schwierigkeiten kann man unterstützen mit Fragen wie: „Wenn Sie morgens in den Tag starten, anderen Menschen begegnen, ihre Arbeit beginnen – wie erleben Sie sich selbst, welche Seite von Ihnen ist da vorn und für alle offensichtlich?"

Sind die wichtigsten Anteile der vorderen Bühne benannt (und auf dem Schema platziert), kann man zur nächsten Ebene übergehen, zu den Anteilen, die über die bisher genannten hinaus im privaten Umfeld zum Tragen kommen. Dies geht meist nicht so rasch wie bei der vorderen Bühne. Fragen wie „Wie sind Sie als Vater / Mutter / Partner / Freund?" können manchmal helfen. Auch die Frage „Was würde Ihr(e) Partner(in) über Sie sagen?" kann wertvolle Hinweise liefern, allerdings mit dem Hinweis darauf, dass Aussagen von Partnern natürlich nicht immer stimmen müssen.

Im „Mittelfeld" kann auch das Thema Konfliktverhalten thematisiert werden. „Wie verhalten Sie sich in Konflikten?", „Wie sind Sie, wenn Sie richtig wütend sind?" – solche Fragen können helfen, diesen Persönlichkeitsbereich zu beleuchten. Ebenso gehören auch „vermittelnde Anteile" hierhin, also jene, die zwischen stark gegensätzlichen Anteilen vermitteln, etwa zwischen den auf Funktionieren fokussierten und den mehr emotionalen Anteilen.

Hat sich der Mittelteil gefüllt, bleiben noch die „hinteren Ränge". Die Persönlichkeitsanteile sind hier deutlich schwieriger zu benennen. Meist entsteht ein Innehalten oder eine Pause, es ist wie das Betreten von „schwierigem Terrain". Manchmal kann man sogar einen „Knick" in der Stimmung spüren. An dieser Stelle können Fragen den Übergang erleichtern: „Vielleicht gibt es in Ihnen auch Anteile, die Sie vor sich oder anderen eher verbergen, die sehr versteckt sind, die Sie manchmal selbst nicht sehr mögen, unter denen Sie leiden, die vielleicht gesellschaftlich oder moralisch nicht anerkannt sind?". Oder auch: „Es gibt manchmal Anteile / Gefühlszustände, von denen wir wissen, dass sie etwas mit unserer Kindheit zu tun haben. Kennen Sie so etwas?"

An dieser Stelle wird auch deutlich, warum es sinnvoll ist, diese Übung nicht gleich zu Beginn der Stabilisierungsphase zu machen. Es erfordert ein enormes Vertrauen, über die verborgenen / traumatisierten Bereiche der Seele zu sprechen und diese zu benennen. Beschäftigt sich Big Five 4 („Arbeit mit dem Stressregler") noch mit der Verhaltensebene, so geht es hier sehr in die Tiefe. Die gemeinsame Beschäftigung mit Persönlichkeitsanteilen inklusive der verletzten Anteile ist wie eine „Vorübung" für die Traumakonfrontation und hat ihren Platz aus diesem Grund am Ende der Stabilisierungsphase.

Die Arbeit mit Persönlichkeitsanteilen bietet eine ganze Reihe von positiven Effekten:

- Es führt bei aktuellen Problemen oft zu einer **initialen Entlastung**, wenn dem Klienten klar wird, dass nur ein Teil von ihm das Problem hat. Meistens findet sich nämlich auch ein vom Problem unberührter Anteil. Das Gefühl verändert sich von „Ich bin ganz und gar das Problem" zu „Eine Seite von mir hat das Problem".
- Die **Selbsterkenntnis**, welche ein nachgewiesener Resilienzfaktor (S. 53 ff.) ist, wird gestärkt und weiterentwickelt.
- Das Bewusstsein für die **Vielschichtigkeit, Variabilität und nicht zuletzt auch Widersprüchlichkeit der Persönlichkeit** wird weiterentwickelt.
- Die Erkundung der „guten Absicht" von Teilen, die sich schwierig anfühlen, stärkt die **Selbstannahme**.
- Der Blick weitet sich dafür, dass es die **verletzten / traumatisierten Persönlichkeitsanteile** gibt, diese aber nicht alles im Persönlichkeitssystem ausmachen (auch wenn sich das im Alltag manchmal so anfühlt!).
- Die Möglichkeit der **Einflussnahme auf Gefühlszustände** und damit die **Selbstwirksamkeit** werden gestärkt, indem unterschiedliche Anteile aktiviert oder auch zurückgehalten werden können.
- Die **Co-Bewusstheit** und die Kommunikation der verschiedenen Persönlichkeitsanteile untereinander wird gefördert.
- Die **Verhandlung zwischen verschiedenen Anteilen** wird gefördert, wodurch sich das Gesamtsystem weiterentwickeln kann („Kooperation statt Kampf").
- Zu konkreten Fragestellungen und Herausforderungen kann man mithilfe dieses Schemas ein **„inneres Team"** bilden (s. u.).

Bilden eines „inneren Teams"

Sind Klientinnen vertraut geworden mit ihren unterschiedlichen Selbstanteilen, kann man die „innere Landkarte" auch dazu nutzen, bei konkreten Alltagsproblemen Lösungsoptionen zu vergegenwärtigen. Man kann sich fragen, welche Persönlichkeitsanteile angesichts der Herausforderung hilfreich sein könnten und wie man diese aktivieren kann.

Frau D. (28) ist Berufsschullehrerin und hat gerade ihr Referendariat mit Bestnote abgeschlossen. Im Privaten ist sie schon länger unglücklich, sie lebt schon seit mehreren Jahren in einer Partnerschaft mit einem Mann, der immer wieder die Beziehung infrage stellt und auch keine weiteren Schritte in Richtung Verbindlichkeit (z. B. Zusammenziehen) gehen möchte. Sie weiß, dass sie sich trennen möchte, hat es auch schon zweimal versucht, kann die Trennung aber nicht durchhalten, weil der Freund immer wieder Kontakt aufnimmt, ihr Komplimente macht und sie sich dann wieder auf ihn einlässt.

In der Therapie haben wir bereits eine innere Landkarte erstellt (Abb. 5.4). Nun fragen wir uns, welche inneren Anteile bei dem aktuellen Problem („Rückfall" in die Beziehung trotz Trennungswunsch) aktiv sind. Frau D. kann benennen, dass es „die Angepasste" und auch „das ignorierte Kind" sind, welche die Trennung verhindern. „Die Angepasste" möchte es allen recht machen und vor allem niemanden enttäuschen oder verletzen. Ihr Credo ist „Du musst die Erwartungen der anderen erfüllen und darfst niemandem wehtun". Auch „das ignorierte Kind" spielt eine wichtige Rolle. Die beiden Male, die Frau D. sich getrennt hatte, meldete sich dieser Selbstanteil sehr vehement: Sie litt unter dem Kontaktabbruch und dem Gefühl, für ihren Partner jetzt bedeutungslos zu werden. Daraus erwuchs ein starker innerer Handlungsdruck, doch wieder Kontakt aufzunehmen, für ihn wieder wichtig zu sein. Wenn er ihr dann auch noch Komplimente machte, war es wie ein emotionales „Rettungsseil" für das ignorierte Kind.

Allein die Erkenntnis dieser Dynamik brachte jedoch noch keine Veränderung. Der nächste Schritt war, zu überlegen, welche Selbstanteile bei der Bewältigung des Problems hilfreich sein könnten. Der Klientin wurde bewusst, dass sie „die Konsequente" und „die Ehrgeizige" in sich aktivieren könnte, um ihr Ziel zu erreichen. Den konsequenten Selbstanteil hatte sie im Beruf entwickelt, wenn sie sich den zum Teil schwierigen Schülern gegenüber durchsetzen musste, die „Ehrgeizige" war ein Teil von ihr, der auf jeden Fall weiterkommen möchte, es nicht zulässt, sich aufhalten zu lassen. Außerdem hatte sie im Verlauf einer früheren Therapie auch einen „Selbstfürsorger" entwickelt, der ihr in Krisen half, sich Gutes zu tun.

So konnte sie das Team aus Konsequenter, Ehrgeiziger und Selbstfürsorgerin in ihrer Vorstellung kreieren und sich überlegen, wie sie diese Anteile aktivieren könne. Allein dies zu erarbeiten, die einzelnen Teile des Teams zu betrachten und zu beschreiben, stellt natürlich schon eine „Aktivierung" dar. Zusätzlich ist zu überlegen, wie man den entsprechenden Anteilen mehr Raum geben kann. Zum Beispiel durch ganz konkrete Handlungen im Alltag.

Frau D. beschäftigte sich zum Beispiel intensiv mit ihrem alten Therapietagebuch. Dort hatte sie sich bei ihrer vorigen Therapie notiert, wie sie im Alltag selbstfürsorglicher mit sich umgehen kann. Das tröstete auch das „ignorierte Kind", dieser Anteil konnte jetzt die Trennung besser aushalten. Nahm ihr Freund trotz ausgesprochener Trennung wieder Kontakt mit ihr auf und sie verspürte den Drang zu antworten, verzögerte sie dies erst einmal und versuchte stattdessen, sich emotional in ihre konsequente Lehrerinnenhaltung hineinzuversetzen.

An dieser Stelle sei noch einmal betont, dass es sich bei den Big Five um *Übungen* handelt, Veränderungen stellen sich erst allmählich ein. Rückschläge und Misserfolge gehören dazu, aber in kleinen Schritten helfen die Übungen, den Alltag mit seinen Herausforderungen besser zu bewältigen. Bei dem Erstellen der „inneren Landkarte" und dem „inneren Team" handelt es sich um eine recht einfache Form der Selbstanteilearbeit. Es gibt gute Weiterbildungsangebote für Vertiefungen in „hypnotherapeutischer Teilearbeit" oder „Ego-State-Therapie", die sehr hilfreich für die Arbeit mit traumatisierten Menschen sind. Da RebiT ein Grundverständnis und Grundfertigkeiten vermitteln will, habe ich mich auf diese zwei Basisübungen beschränkt.

„Fallstricke" in der Selbstanteilearbeit

Jochen Peichl hat in seinen Büchern (z. B. *Einführung in die hypnosystemische Teiletherapie,* 2019) die Chancen und Grenzen der Teilearbeit anschaulich dargestellt. Auch die unterschiedlichen Theoriemodelle diverser Teiletherapien stellt er dar:

- die Ego-State-Therapie nach John und Helen Watkins,
- das Teilemodell in der Transaktionsanalyse nach Erik Berne,
- die Schematherapie nach Jeffrey Young,
- die Systemische Therapie mit der inneren Familie (IFS) nach Richard Schwartz sowie
- die von ihm angewandte und weiterentwickelte hypnosystemische Therapie nach Gunther Schmidt.

Genau genommen lässt sich die von mir vorgestellte Teilearbeit keinem dieser Ansätze exakt zuordnen, am ehesten hat sie Ähnlichkeiten mit dem hypnosystemischen Ansatz.

In diesem Zusammenhang schließe ich mich Peichls Kritik an Modellen an, welche die Selbstanteile sehr stark „verdinglichen" bzw. „personifizieren". Auch ich vertrete die Auffassung, dass dem Klienten vermittelt werden sollte, dass es sich bei der Benennung der Anteile nur um *Hilfskonstruktionen* handelt, die es ermöglichen, so etwas Abstraktes wie ein neuronales Muster zu beschreiben und besser damit umzugehen. Es muss also klar sein, dass die Verdinglichung der Anteile nur ein Mittel zum Zweck ist. Das Ziel ist meines Erachtens immer, mehr Kontrolle bzw. Steuerung im Persönlichkeitssystem zu erreichen und somit die Alltagsbewältigung zu verbessern. Dies gilt ganz besonders für Traumabetroffene, die durch die Folgen der Traumatisierung oft Schwierigkeiten mit Impulskontrolle und Selbststeuerung haben.

Ich erlebe es immer wieder, dass traumatisierte Klientinnen mit Vortherapien zum Erstgespräch kommen und von sich „in Anteilen“ sprechen (z. B. „Ich habe abends Probleme, meine inneren Kinder zu beruhigen“, „Mein inneres Kind ist überfordert“). Dabei korreliert nach meiner Beobachtung die Etablierung der „Teile-Sprache“ überhaupt nicht mit der Hilfe, die sie aus dieser Sprache und diesem Denken ziehen. Dies ist oft die Folge aus einer von Therapeutinnen wenig gezielt eingesetzten Teiletherapie, in der die Personifizierung der Anteile so weit geht, dass der Eindruck erweckt wird, die Anteile lebten tatsächlich wie verborgene kleine Wesen in der Seele. Nach dieser Vorstellung führen die Anteile ein Eigenleben, welches man intensiv beobachtet, ohne dass sich dabei jedoch etwas Positives entwickelt.

> Das Ziel der Teilearbeit ist dann eindeutig verfehlt, wenn es die Bewältigung des Alltags schwieriger macht oder die Steuerungsinstanz des Persönlichkeitssystems geschwächt wird.

Anders ausgedrückt: Ziel ist es, dass die Anteile eine bessere Zusammenarbeit entwickeln und nicht weiter auseinanderdriften. Was bei diesem Herangehen erreicht werden soll, ist – neurobiologisch betrachtet – eine Stärkung der selbstreflexiven Funktion des präfrontalen Kortex (PFC). Ganz praktisch gesprochen: eine Stärkung von Selbstwirksamkeit, Kompetenz, Zuversicht sowie Affekt- und Impulsregulation.

An dieser Stelle sei noch ein wichtiger Hinweis gegeben: Die eben beschriebene Empfehlung, die Persönlichkeitsanteile nicht als eigenständige Personen anzusehen, sondern eher den „Anteilcharakter“ zu betonen, gilt nicht für Klientinnen mit Dissoziativer Identitätsstörung (DIS). Sie erleben die verschiedenen Teile tatsächlich als verschiedene „Personen“. Dieses Erleben sollten Therapeutinnen erst einmal ernst nehmen, auch wenn meistens sowohl die Klientin als auch die Therapeutin wissen, dass es sich nur so *anfühlt*. Bei der DIS sind die Selbstzustände nie zusammengewachsen, sodass zumindest anfangs noch kein Gefühl füreinander da ist und auch nicht da sein *kann*. Unsere Aufgabe ist es, im Sinne von „Mediatorinnen des Innenlebens“ (Michaela Huber) zwischen den getrennten Anteilen Brücken zu bauen, ganz allmählich die gegenseitige Wahrnehmung, den gegenseitigen Respekt und gegenseitige Unterstützung aufzubauen. Zusammengefasst könnte man auch sagen: Durch das Fördern der Mentalisierungsfähigkeit wächst das Verständnis der Innenanteile untereinander.

6. Phase II: Die Phase der Traumadurcharbeitung

6.1 Voraussetzungen für den Beginn der Traumadurcharbeitung

6.1.1 *Motivationsarbeit für Klient und Therapeut*

Der Übergang von der Stabilisierungsphase in die Traumakonfrontation bzw. -durcharbeitung ist immer sehr herausfordernd. Ein gutes Stück Arbeit wurde bereits geschafft. Die Arbeit mit den Stabilisierungsübungen ist vertraut geworden. Es gab schon einige kritische Situationen, die gemeinsam in der Therapie durchgestanden und bewältigt wurden. Vertrauen ist gewachsen, Konflikte wurden zugelassen und gelöst, eine (einigermaßen) sichere Bindung ist entstanden. Die Alltagsprobleme haben sich etwas entschärft, unterstützende Beziehungen sind zumindest im Aufbau und zu problematischen Beziehungen wurde ein Stück Abstand erreicht. Es findet keine aktuelle Traumatisierung statt, Kontakte zu Tätern sind gekappt (bei Klienten mit Dissoziativer Identitätsstörung ist dies allerdings manchmal nur eingeschränkt erreichbar).

Der nächste Schritt ist jetzt der Übergang zur Traumakonfrontationsphase. Ich bevorzuge den Begriff Traumadurcharbeitungsphase, denn „Konfrontation" klingt nach einer schroffen, ungeschützten Gegenüberstellung. Allein der Begriff kann bei manchen Betroffenen massive Ängste und ein Gefühl von „hilflos ausgeliefert sein" auslösen. „Durcharbeitung" trifft viel mehr den Kern dessen, was passiert, nämlich ein aktives „Sich-Auseinandersetzen", ein Bearbeiten, bei dem die Betroffenen selbst (mit Unterstützung) Einfluss darauf nehmen, wie viel und wie intensiv sie sich mit dem Trauma beschäftigen. Da der Begriff Traumakonfrontationsphase sehr gängig ist, finden sich in meinen Texten beide Formulierungen.

Beim Übergang von der Stabilisierung zur Traumadurcharbeitung treten oft für diese Phase typische Krisen, Zweifel und Fragen auf. Zum einen beschäftigen sich sowohl Klientin als auch Therapeutin mit der Frage, ob wirklich genug Stabilität erreicht wurde, um in die nächste Phase einzusteigen. Diese Frage ist auch nicht einfach zu beantworten, trotz aller handfesten Kriterien (vgl. Abschn. 6.1 „Voraussetzungen für den Beginn der Traumadurcharbeitung"), die dringend zurate gezogen werden sollten. Es ist eine Gratwanderung: Auf der einen Seite kann es passieren, dass man durch Vermeidung des Eintritts in die Traumadurcharbeitungsphase die Chance versäumt, kurzfristig zwar etwas Stabilität zu riskieren, langfristig aber die positiven, erneuernden und heilenden Effekte der gelungenen Traumadurcharbeitung zu erleben. Auf der anderen Seite kann ein zu übereiltes oder forciertes Herangehen nicht nur den Ablauf der Traumadurcharbeitung erschweren, sondern auch das aufgebaute Vertrauen und somit die Bindungssicherheit beeinträchtigen.

Was hilft aus diesem Dilemma? Am wichtigsten ist, kleinschrittig vorzugehen und mit Klienten kontinuierlich und konsequent genau zu eruieren, welche Schritte sich wie auf sie auswirken. Das Gespräch darüber, was sich im Innenleben verändert, die Mentalisierung (vgl. Kap. 3), ist hier der Schlüssel. Neben allen Richtlinien und therapeutischen Techniken ist vor allem die Feinfühligkeit, die auch etwas mit Intuition zu tun hat, unersetzbar.

Die Angst vor der Traumadurcharbeitung besteht oft auch aufseiten des Therapeuten. Sowohl die Sorge um die Stabilität des Klienten als auch die Angst vor eigenen emotionalen Reaktionen beim Betrachten des „Traumafilms" können zusammen mit der Angst des Klienten zu einer gemeinsamen Vermeidung der anstehenden Schritte führen. Es gibt drei Bausteine, welche immens wichtig sind, um dieses Problem zu lösen bzw. zu verkleinern: Wissen, Technik und Erfahrung.

Wissen

Ein Traumatherapeut sollte genau wissen, was bei der Traumadurcharbeitung passiert und warum diese wichtig ist. Das hilft, sich für diese Phase zu motivieren. In jeder ernst zu nehmenden traumatherapeutischen Literatur wird die Notwendigkeit betont, dass ein (verändertes) Wiedererleben des Traumas unvermeidbar ist, um die Integration der unerträglichen Erfahrung ins autobiografische Gedächtnis und auch eine spürbare Reduktion der PTBS-Symptomatik zu erreichen (Van der Kolk, McFarlane & Weisaeth, 2000).

Oder in den Worten von Maya Angelou (1993):

> „History, despite its wrenching pain
> Cannot be unlived, and if faced
> With courage, need not be lived again."

(„Die Geschichte, mit all ihren Qualen, kann nicht ungeschehen gemacht werden, doch wenn wir ihr mutig ins Auge sehen, müssen wir sie nicht noch einmal durchleben.")

Technik

Meine Beobachtung ist, dass viele Therapeuten, die eine traumatherapeutische Weiterbildung gemacht haben, zwar hoch motiviert sind und auch viele einzelne Stabilisierungstechniken anwenden, sich jedoch an die Traumadurcharbeitung nicht oder nur selten heranwagen, sodass nur wenig Übungseffekt und Anwendungssicherheit eintreten können. Dieses Problem könnte überwunden werden, wenn in den traumatherapeutischen Ausbildungen noch mehr Gewicht auf das Eintrainieren der Konfrontationstechniken gelegt werden würde und Therapeuten nach Abschluss der Weiterbildung sich zumindest in der Anfangszeit supervidieren ließen, am besten auch mit Live- oder Videosupervision. Je mehr Sicherheit in der Durchführung der Traumadurcharbeitung besteht, desto mehr Sicherheit kann auch dem Klienten vermittelt werden, welche dieser dringend braucht.

Erfahrung

Erfahrung mit Traumadurcharbeitungen führt dazu, dass neben dem eingeübten Umgang mit der Technik, die Sinne des Therapeuten frei sind, um wahrzunehmen, was gut läuft, wo es hakt, wo der Klient überfordert ist, wo es zwischenmenschliche Irritationen und Unausgesprochenes gibt. Die Erfahrung mit sehr unterschiedlichen Verläufen hilft, flexibler auf die individuellen Unterschiede einzugehen. Erfahrung heißt aber auch *Selbst*erfahrung: Sie müssen wissen, auf welche Themen Sie als Therapeut eher mit Vermeidung oder mit zu starkem empathischem Mitschwingen reagieren, und darauf ein Auge haben bzw. gegensteuern.

Nicht zuletzt ist beim Übergang von der Stabilisierungs- zur Durcharbeitungsphase ein gutes Stück Motivationsarbeit nötig, um den Betroffenen Mut zu machen, diesen Schritt zu wagen, weil Aussicht auf Besserung und Heilung besteht. Aber auch sich selbst heißt es zu motivieren und deutlich zu machen, dass es Sinn macht, bei der Betrachtung der Schreckensbilder zu begleiten. Denn auch hier gilt: Wo die größten Widerstände sind, sind auch die größten Entwicklungsmöglichkeiten!

Es bleibt jedoch bei allen berechtigten Bemühungen, den Klientinnen Mut zu machen, sich der Konfrontation zu stellen, deren ganz persönliche Entscheidung, ob sie dies tun möchten. Dazu ist erforderlich, dass die Therapeutin nur „feinfühlig motiviert“, also ein Gespür dafür entwickelt, wann Motivation angebracht ist und wann sie in ein Bedrängen umschlagen kann. Zu diesem Thema stimme ich Jochen Peichl voll und ganz zu, der dazu schreibt: „Viele Patienten möchten sich nach der Phase 1 dem schmerzlichen Prozess des Erinnerns nicht mehr stellen – eine Entscheidung, die wir respektieren müssen“ (Peichl, 2018, S. 61).

6.1.2 Kriterien für eine ausreichende Stabilisierung

Eine ausreichende Stabilisierung ist die wichtigste Voraussetzung für den Beginn der Traumakonfrontationsphase. Die Big Five der Stabilisierungsphase sollten gut eingeübt sein, der Umgang mit diesen „Werkzeugen" sollte vertraut sein. Dabei ist es natürlich entscheidend, die Übungen nicht nur einmal ausprobiert zu haben, sondern die Fähigkeiten, die dadurch gefördert werden, stets im Auge zu behalten:

- Verankerung von positiven Lebensereignissen,
- Arbeit mit positiven inneren Bildern,
- Fähigkeit zur Distanzierung des traumatischen Materials,
- Regulierung von inneren Spannungszuständen,
- Anwendung von Skills,
- Wahrnehmung von und Arbeit mit Persönlichkeitsanteilen inklusive kindlichen Selbstanteilen.

Die Dauer der Stabilisierungsphase kann dabei sehr variieren. Ohne vorangegangene Traumata kann bei Monotrauma durchaus eine Phase von fünf bis sieben Therapiestunden ausreichen, um für die Konfrontation vorzubereiten. Bei Komplextrauma kann auch eine komplette Kurz-, manchmal auch Langzeittherapie notwendig sein (24–60 Therapiestunden), bis die Stabilität für eine Traumakonfrontation ausreicht. Oft bleibt der Betroffene so instabil, dass die Traumadurcharbeitung gar nicht möglich ist. Nur etwa die Hälfte aller komplex traumatisierten Menschen kann so gut stabilisiert werden, dass eine Konfrontation mit dem Trauma verantwortbar ist (Kluft, 1996). Dies bezieht sich auf die üblichen Konfrontationstechniken wie das Screening oder EMDR. Es gibt für Klienten ohne ausreichende Stabilität für diese herkömmlichen Konfrontationsmethoden jedoch durchaus sanftere Alternativen, zum Beispiel das von mir entwickelte Screenshot, bei dem es nur zu einer minimalen „Berührung" mit einem traumaassoziierten Bild kommt (Abschn. 6.3.2).

Die Angaben, welche Voraussetzungen erfüllt sein müssen, damit man von einer ausreichenden Stabilisierung ausgehen kann, sind sehr unterschiedlich und teilweise sehr komplex. Aus meiner Sicht hilfreicher für die Praxis ist, sich auf folgende vier Bereiche zu reduzieren:

1. Gut eingeübte **Big Five**.
2. **Stabile therapeutische Beziehung.** Diese sollte nicht nur „gefühlt", sondern auch gemeinsam besprochen und ausgesprochen werden, im Rahmen der regelmäßigen Bindungsgespräche / des Therapiefeedbacks (Abschn. 3.2).
3. **Psychosoziale Stabilität.** Mindestens eine, besser zwei vertraute, unterstützende Personen, die bei Krisen auffangen können und die z. B. während der Phase der Traumakonfrontation präsent sind. Akzeptable Wohnsituation, Klärung der existenziellen Grundlagen wie Arbeitsplatz und Einkommen sind ebenfalls wichtig.

4. Vorhandene **Schutzzone**. Es sollte möglichst gar kein Täterkontakt mehr stattfinden. Einzige Ausnahme: Klienten mit Dissoziativer Identitätsstörung (DIS), weil es bei ihnen sehr häufig noch zu vereinzelten Rückfällen in Bezug auf Täterkontakt kommen kann.

6.2 Beginn der Traumakonfrontationsphase/ -durcharbeitungsphase

6.2.1 Strukturierung des Traumamaterials mit der „Liste belastender Lebensereignisse"

Zu Beginn der Durcharbeitungsphase ist es sinnvoll, eine Liste zu erstellen, auf der möglichst alle wichtigen belastenden Lebensereignisse aufgeführt sind (vgl. Tabelle 6.1). Dabei sollte klar vermittelt werden, dass es sich beim Erstellen dieser Liste um eine *kognitive Arbeit* handelt mit dem Ziel, Strukturierung und Überblick zu schaffen, ohne emotional zu sehr in die Erinnerungen „hineinzugehen". In dieser Hinsicht ist die Übung auch eine Distanzierungsübung. Es handelt sich noch nicht um die Traumakonfrontation selbst, sondern um eine wichtige Vorbereitungsübung der Durcharbeitung. Diese Erklärung ist sehr wichtig. Der Therapeut trägt die Verantwortung dafür, dass der Klient emotional nicht schon in das Trauma „hineinrutscht". Natürlich wird es immer mal wieder passieren, dass auch schon beim Benennen des traumatischen Ereignisses starke Emotionen hochkommen. Dann können diese empathisch mit dem Hinweis aufgefangen werden, dass diese Gefühle wichtig sind, aber erst zu einem späteren Zeitpunkt bei der Durcharbeitung mehr Raum haben werden („wahrnehmen und weiteratmen", s. S. 130).

Belastendes Ereignis	Zeitpunkt / Alter	Grad der Belastung (0–10) damals – heute		Wie habe ich *versucht*, es zu bewältigen? Was war meine unmittelbare Reaktion?	Auswirkungen des Ereignisses (unmittelbar und auch langfristig)		Welche Ressource hat mir geholfen?

Tabelle 6.1: Liste belastender Lebensereignisse

Die aufgeführten Ereignisse müssen nicht chronologisch geordnet sein, was den Vorteil hat, dass die Klienten selbst entscheiden können, wann welches Ereignis besprochen wird. Ich nenne diese Liste auch bewusst „Liste *belastender Ereignisse*", damit nicht nur eindeutig traumatische Ereignisse, sondern auch leichtere Belastungen mit aufgenommen werden können. Mit diesen kann die Durcharbeitung erst einmal „geübt" werden. Dadurch wird der Betroffene mit der Methode vertraut gemacht und kann Ängste abbauen.

Bei sequenziellen Traumatisierungen, also Traumatisierungen, die aus einer Kette vieler teilweise über Jahre oder gar Jahrzehnte sich hinziehender Traumaerlebnisse bestehen, müssen nicht alle einzelnen Ereignisse in die Liste aufgenommen werden. Hier hat sich das Vorgehen „first, worst, last" (was dem EMDR entliehen ist) bewährt: Es wird das früheste, das schlimmste und das letzte Erinnerbare aufgeführt. Weil mit diesem Vorgehen der Kern des Themas erfasst und bearbeitet wird, ist es nicht nötig, jede einzelne Szene zu bearbeiten.

Jedes in die Liste aufgenommene Ereignis bekommt einen Namen bzw. eine Überschrift und wird dann zeitlich eingeordnet. Anschließend wird mit einer Belastungsskala (Intensität der Belastung von 0–10) in einem ersten Schritt die damalige Belastung und in einem zweiten Schritt die aktuelle Belastung eingeordnet. Die aktuelle Belastungsintensität ist ein erster Indikator dafür, wie gut verarbeitet bzw. noch unverarbeitet das Ereignis / Trauma ist. Durch diese Vorarbeit bekommen die Traumabetroffenen selbst auch einen ersten Eindruck von dem, was mehr oder weniger integriert wurde und was bei der Durcharbeitung auf sie zukommt. Nicht selten sind sie überrascht davon, wie belastend sich einzelne Ereignisse auch nach langer Zeit noch anfühlen.

> Der gesamte Sortier- und Auflistungsprozess kann als „innere Vorbereitung und Bahnung" der Traumadurcharbeitung verstanden werden. Das emotional stark aufgeladene Traumamaterial wird durch Bewertung und Einordnung schon kognitiv strukturiert. Gleichzeitig ist dieser Auflistungsprozess auch eine Test- und Prüfungsphase in Bezug auf die Stabilität des Betroffenen und der bisher gewachsenen Vertrauensbeziehung.

Abhängig davon, wie gut oder weniger gut es gelingt, bei der Vorstrukturierung des traumatischen Materials ausreichend zu unterstützen und schwierige Emotionen aufzufangen, wird die Erwartung des Klienten, auch die Traumakonfrontation zu bewältigen, gestärkt oder geschwächt. Aus diesem Grund sollte in der Phase der Auflistung belastender Lebensereignisse auf jeden Fall eines der regelmäßig stattfindenden Therapiefeedbackgespräche (Abschn. 3.2) eingeplant werden.

Eine weitere Herausforderung ist die Bearbeitung *aktueller* Probleme während der Vor- und Hauptphase der Traumabearbeitung. Grundsätzlich gilt zwar der Grundsatz „Aktuelles hat Vorrang", doch gibt es Phasen, in denen das Aktuelle kurzgehalten oder auch zurückgestellt werden muss, damit die Phase der Durcharbeitung nicht zu lange unterbrochen wird. So kann in der Vorphase das Aktuelle auf 15 Minuten begrenzt werden. Zu Beginn einer Konfrontationssitzung empfiehlt es sich zu fragen, ob es möglich ist, alles Aktuelle bis zur nächsten Stunde zurückzustellen oder kurz in den darauffolgenden Tagen z. B. telefonisch zu besprechen.

6.2.2 „Wahrnehmen und weiteratmen" – Hilfe bei zu starken Emotionen

Dieses wichtige Unterstützungselement kann am Ende der Stabilisierungsphase bzw. zu Beginn der Durcharbeitungsphase eingeübt werden. Es geht hierbei um eine Hilfestellung, die immer dann zum Einsatz kommt, wenn der Klient von zu starken Emotionen überflutet wird. Hintergrund der Übung ist, dass wir bei starken Affekten dazu neigen, die Luft anzuhalten. Gleichzeitig kann dieses Luftanhalten geradezu verhindern, dass wir aus dem uns überwältigenden Gefühl wieder herauskommen. Das Gefühl, welches den Sinn hat, wahrgenommen zu werden, wird eher „weggedrückt", kann aber dann nicht wieder „abfließen".

Wir können den von intensiven Gefühlen überfluteten Klientinnen helfen, indem wir ihnen langsam zusprechen: „Nehmen Sie dieses Gefühl einfach wahr und atmen Sie dabei ruhig weiter". Später reicht auch der einfache Hinweis „wahrnehmen und weiteratmen". Die Klientin lernt dadurch, das Gefühl erst einmal nur wahrzunehmen und es dann – durch ruhiges, gleichmäßiges Atmen – auch wieder abfließen zu lassen. Dieses Vorgehen ist auch für Helfer und Therapeuten sehr wichtig. Deshalb ist es sinnvoll, es erst einmal (im Stillen) bei uns selbst anzuwenden, z. B. wenn wir beim Begleiten der Traumaarbeit merken, dass uns auch selbst oft „der Atem stockt".

Um Irritationen zu vermeiden, sollte das Prinzip vor der ersten Anwendung erklärt werden, damit es gut einzuordnen ist und nicht wie eine „Beschwörungsformel" wirkt, die ängstigende oder verunsichernde Wirkung haben kann.

6.3 Die Bildschirmtechnik / Screeningmethode

Die Screeningmethode wurde bereits in den 80er-Jahren entwickelt. In der Literatur findet man zuerst bei Putnam 1989 eine Beschreibung der Methode, die darauf basiert, dass man sich Ereignisse und Bilder aus einer Distanz heraus wie einen alten Film auf einem (imaginierten) Bildschirm anschaut. Dieser Distanzierungseffekt kann dadurch noch verstärkt werden, dass der Betroffene das Erleben nicht in der Ich-Form schildert, sondern in der dritten Person (z. B. „Dann ging sie / die Fünfjährige allein auf ihr Zimmer").

Während dieser gemeinsamen Betrachtung tauchen beim Klienten Gedanken, Gefühle und auch Körperreaktionen auf, die erfragt und benannt werden. Dadurch wird das traumatische Geschehen bzw. das damit zusammenhängende Netzwerk zwar aktiviert, jedoch anders erlebt als zuvor, weil die unterstützende Präsenz und Begleitung des Therapeuten vorhanden sind und durch die Screentechnik deutlich mehr Distanz zum Geschehen hergestellt wird.

Der heilende Effekt besteht genau in dieser Konstellation: Die Screenbetrachtung weckt die Erinnerung an das traumatische Geschehen mit der Folge, dass das gesamte dazugehörige neuronale Netzwerk aktiviert wird inklusive der verschiedenen Ebenen von Bildern, Gedanken, Gefühlen, Körperreaktionen und Bewertungen. Dadurch, dass die Betrachtung jedoch mit therapeutischer Begleitung sowie distanziert und fraktioniert erfolgt, wird ein neues Element hinzugefügt. Auf diese Weise ist es möglich, in Bezug auf das Erlebte die Einzelteile, die „Erlebnissplitter" bzw. „Erlebnis-Puzzleteile" wieder zusammenzufügen. Das Gesamte kann dann im Hippocampus als „erlebt und vorbei" abgespeichert werden. Auch neue Gedanken, Bewertungen und Interpretationen werden möglich (das sogenannte „Reframing von innen", vgl. S. 99 ff.).

Die Herausforderung besteht darin, ein mittleres Maß an Aktivierung des Netzwerkes zu erreichen und zu halten. Ist die Aktivierung zu schwach, kann nicht genug Traumamaterial zusammengefügt werden, ist sie zu stark, kann es zu „Abreaktionen" und zu Dissoziationen kommen, die den Prozess unterbrechen und blockieren. Hier möchte ich auch der Ansicht widersprechen, „Abreaktionen" seien wünschenswert. Sie passieren zwar gelegentlich auch unbeabsichtigt und natürlich ist es möglich, Klienten empathisch herauszubegleiten, aber förderlich für die Integration sind sie meiner Erfahrung nach nicht. Als Orientierung hilft hier eher der allgemeine Grundsatz für Lernprozesse: Ein mittleres Anspannungs- und Aktivitätsniveau ist die beste Voraussetzung für das Aufnehmen von neuen Informationen.

Dieses mittlere, für das Lernen optimale Erregungsniveau wurde durch Hirnforscher beschrieben (u. a. Siegel, 2012a) und *Window of Tolerance* genannt. Ist die Erregung oberhalb dieses Toleranzfensters, spricht man von Übererregung oder auch Hyperarousal, ist sie unterhalb, besteht eine Untererregung oder auch Hypoarousal. Abbildung 6.1 stellt diesen Sachverhalt anschaulich dar.

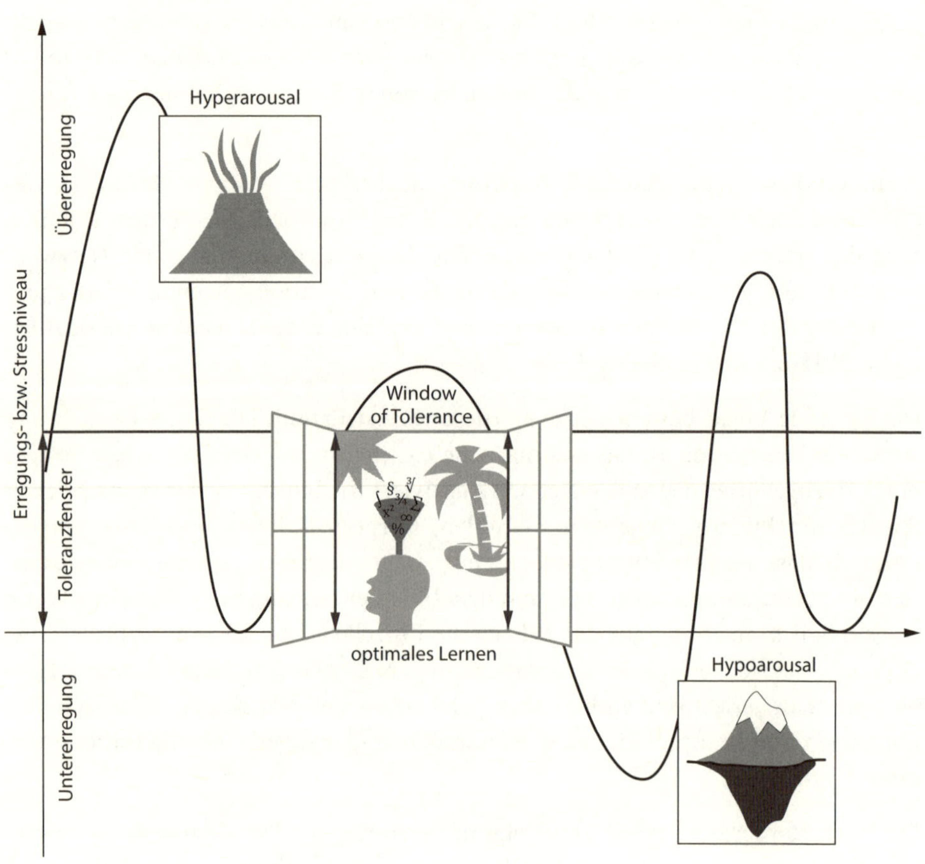

Abbildung 6.1: Das Stresstoleranzfenster *(Window of Tolerance)*

Ein mittleres Maß an Belastung bzw. Arousal kann auch dadurch gefördert werden, dass man die Konfrontationssitzungen zeitlich begrenzt. Im Zweifelsfall kann man ein einzelnes umfassenderes Ereignis eher in zwei Einzelsitzungen durcharbeiten, als zu belastende sehr lange Sitzungen durchzuführen. So empfehle ich für eine Traumadurcharbeitungssitzung eine normale 50-minütige Therapiestunde mit der Möglichkeit, 15 bis 20 Minuten zu verlängern. Doppelsitzungen sind eine enorme

Belastung für die Klienten und bieten keinen überzeugenden Vorteil. Unvollständige Durcharbeitungen eines traumatischen Erlebnisses können mit der Tresorübung abgeschlossen und in der nächsten Sitzung weiterbearbeitet werden.

Bei vielen traumatisierten Menschen läuft die Therapie parallel zum ganz normalen (Arbeits-)Alltag. Es ist nicht wünschenswert und auch eine Belastung für das Selbstwertgefühl der Betroffenen, wenn die Durcharbeitungsphase dazu führt, dass der Alltag nicht mehr bewältigt werden kann. Die Aussagen zweier erfahrener Traumatherapeuten können hier in puncto Tempo ein hilfreiches Motto sein: „The slower you go, the faster you get there" (Richard Kluft) bzw. „Hurry slowly!" (Roberta Sachs).

6.3.1 Netzwerkaktivierender Traumascreen (NaTs) – eine schonendere Variante der Screentechnik

Die von mir entwickelte und angewandte Screentechnik NaTs stellt eine transparente, einfach strukturierte und für die Klienten möglichst schonende Vorgehensweise beim Screenen dar. Sie enthält Ähnlichkeiten zu und Elemente aus dem EMDR sowie anderen Screentechnikansätzen (u.a. Beobachtertechnik nach Luise Reddemann, Screentechnik nach Lutz Besser).

Der Netzwerkaktivierende Traumascreen NaTs besteht aus folgenden Phasen:

- Netzwerkaktivierung (Phase 1),
- gemeinsame Bildschirmbetrachtung / Screening (Phase 2) und
- zwei Nachbesprechungen: direkt nach dem Screenen und innerhalb der nächsten drei Tage (Phase 3).

Die Vorbereitung auf eine erste Screensitzung beginnt, nachdem der Klient seine Belastungsliste (Abschn. 6.2.1) abschließend ausgefüllt hat. Gemeinsam wird ein Ereignis aus dieser Liste herausgesucht. Dabei sollte es sich nicht um das schlimmste handeln, sondern um ein Ereignis, welches aktuell noch einen Belastungsgrad von 5–8 auf der Belastungsskala (0–10) aufweist. Dieses Ereignis wird auf der Liste gekennzeichnet. Zu Beginn der eigentlichen Screensitzung wird noch einmal überprüft bzw. gefragt, ob es bei dem ausgewählten Ereignis bleiben oder ein anderes ausgewählt werden soll. Manchmal sind in der Zwischenzeit Dinge passiert, die eine solche Dringlichkeit haben, dass ihnen Vorrang eingeräumt werden sollte und die Screensitzung verschoben werden muss. Manchmal ist es möglich, kurz (max. fünf Minuten) darüber zu sprechen, welches Thema drängt, und es auf die nächste Stunde zu verschieben. Und manchmal ist es wichtig, angesichts des Zögerns einfach noch mal Mut zuzusprechen und zu motivieren. Aber der Grat ist schmal, es sollte kein „Überreden" sein.

Netzwerkaktivierung (Phase 1)

Kann die Screensitzung vonseiten des Klienten starten, beginnt die Netzwerkaktivierung (Phase 1). Aktiviert werden vier verschiedene Bereiche:

1. Im Bereich der Bilder soll das „schlimmste Bild" des belastenden / traumatischen Ereignisses benannt werden.
2. Im Bereich der Gedanken wird die zentrale negative Kognition (ein Begriff aus dem EMDR, Erklärung s. u.) erarbeitet und die dazugehörige positive Kognition benannt und notiert.
3. Im Bereich der Emotionen werden die durch das schlimmste Bild und die negative Kognition aufkommenden Gefühle (z. B. Wut, Angst, Trauer, Ekel etc.) bzw. das dominante Leitgefühl benannt.
4. Im Bereich der Körperwahrnehmung kann der Klient beschreiben, wo im Körper er die Gefühle wahrnimmt, welche Körperempfindungen sich zeigen oder auch aufdrängen.

Abgeschlossen wird die Netzwerkaktivierung, indem der Klient noch eine Einschätzung angibt, wie hoch die Gesamtbelastung auf der Belastungsskala (0–10) ist.

Bildschirmbetrachtung (Phase 2)

Zu Beginn der Bildschirmbetrachtung (Phase 2) wird erklärt, dass man sich jetzt das alte Ereignis wie einen alten Film auf einer Leinwand / einem Bildschirm anschaue, der Therapeut dabei begleite und darin unterstütze (u. a. mit „Wahrnehmen und Weiteratmen"), alle aufkommenden Gedanken, Gefühle und Körperempfindungen wahrzunehmen und zu beschreiben. Dann wenden sich Therapeutin und Klientin einer weißen Wand oder einem großen weißen Plakat an der Wand zu, welche die Leinwand / den Bildschirm darstellt. Bevor der eigentliche „Traumafilm" abläuft, lasse ich die Klientin zwei Standbilder / Szenen auswählen: ein Bild „davor" (Bild oder Szene, die von dem traumatischen Ereignis noch unbeeinflusst ist) und ein Bild „danach" (das Ereignis oder zumindest die akute Phase ist eindeutig vorbei). Letzteres ist manchmal nicht ganz einfach, weil oft das Gefühl da ist, „nichts ist mehr wie vorher". Etwas abschwächen kann man dieses Empfinden mit dem Hinweis auf den Moment, „als irgendwie wieder einigermaßen normaler Alltag einkehrte".

Dann kommt es zur Betrachtung des eigentlichen Films. Zu Beginn weise ich darauf hin, dass es – um genug Distanz zum Geschehen zu haben und nicht in den Film „hineinzurutschen" – hilfreich ist, in der dritten Person zu erzählen. An wichtigen Stellen des Geschehens (meist reicht eine Szene vor dem schlimmsten Moment, der schlimmste Moment und eine Szene nach dem schlimmsten Moment) halten wir den Film an und die Klientin beschreibt, was sie auf den Ebenen Bild, Gedanken,

Gefühle, Körperempfindungen wahrnimmt. Wichtige und belastende Wahrnehmungen, aber auch neue wichtige Gedanken und Erkenntnisse werden mit „Wahrnehmen und Weiteratmen" unterstützt. Der Abschluss am Ende des Films erfolgt durch Betrachten des „Danach"-Bildes, das zu Beginn festgelegt wurde.

Während der gesamten Screensitzung ist sorgfältiges Protokollieren unerlässlich, um das so wertvolle und mühsam Erarbeitete sowohl bei den Nachbesprechungen als auch bei späterem Bezugnehmen auf die Screensitzung(en) wertschätzen und auch vertiefen zu können.

Nachbesprechungen (Phase 3)

Nach dem eigentlichen Screening wird die Therapiesitzung mit einer ersten Nachbesprechung abgeschlossen. Dabei schildert die Klientin noch einmal, was an Gedanken, Gefühlen, Eindrücken und Körperempfindungen zurückgeblieben ist. Dies wird sorgfältig aufgenommen und notiert, ohne es noch „wegzuarbeiten", wie es in anderen Screeningverfahren manchmal üblich ist.

Es erfolgt eine Einschätzung anhand der Belastungsskala, wobei nach meiner Erfahrung der positive, nachhaltige und manchmal auch noch stark nachwirkende Effekt der Screensitzung nicht daran gebunden ist, dass die Belastung sofort massiv sinkt, oder sogar davon ausgegangen wird, dass eine „gelungene" Sitzung zu einer Belastung < 3 auf der Belastungsskala führt.

Nach meiner Erfahrung sinkt der Belastungsgrad zwar meist, aber oft nur um wenige Punkte. Es ist nicht hilfreich, der Klientin zu signalisieren, dass ein bestimmtes Ergebnis erwartet wird oder man das Erreichte für nicht ausreichend hält. Dies ist nicht nur unnötig, sondern könnte auch zu Versagens- oder Schuldgefühlen aufseiten der Klientin führen.

Für viel wichtiger und für eine anhaltende Entlastung entscheidender halte ich eine gute Nachbetreuung der Sitzung. Die erste Nachbesprechung und die gesamte Durcharbeitungssitzung werden abgeschlossen mit dem Hinweis, dass die inneren (Verarbeitungs-)Prozesse, die durch die Sitzung angestoßen wurden, auch noch weiterwirken und dass das, was da aufgewühlt wurde, sich auch nach der Sitzung noch weiter setzt.

Die Klientin wird gebeten, alle Gedanken, Gefühle und Körperempfindungen, die in den kommenden Tagen an die Oberfläche kommen, zu notieren. Am Tag der Durcharbeitungssitzung sollte, so weit möglich und beeinflussbar, nichts emotional Aufwühlendes oder Belastendes geplant werden, sondern eher seelische und körperliche Entspannung auf dem Plan stehen. Mindestens eine Person aus dem persönlichen

Umfeld sollte informiert sein und im Notfall als Ansprechpartner zur Verfügung stehen. Dabei geht es nicht darum, über die Inhalte des Screens zu sprechen, sondern eher Rückhalt und Unterstützung zu spüren. In den darauffolgenden drei Tagen sollte eine weitere Nachbesprechung erfolgen, entweder im Rahmen eines Telefontermins oder einer weiteren Therapiesitzung.

Bei dieser zweiten Nachbesprechung wird erfragt und sichergestellt, ob und was noch in Bezug auf das Screenthema nachgewirkt hat und wie gut die Betroffene damit zurechtkommt. Manchmal kommt gar nichts nach, manchmal tauchen noch Gedanken, neue Erkenntnisse oder Fragen auf, manchmal berichten Klientinnen von Befreiungsgefühlen, manchmal aber auch von körperlichen Schmerzzuständen oder Erschöpfung. Auf jeden Fall ist es für die Bindungsbeziehung zentral, die Klientin nicht mit dem, was angestoßen wurde, allein zu lassen, sondern sich für die Nachwirkungen zu interessieren. Aber nicht nur Bindungsaspekte sprechen für die zweite zeitnahe Nachbesprechung, manchmal gelangen gerade in den Tagen nach dem Screen noch wertvolles neues Traumamaterial oder neue Details und Aspekte an die Oberfläche. In den nächsten Therapiestunden kann dann darauf eingegangen werden.

Auswirkungen der Screensitzung(en) auf den weiteren Verlauf der Therapie

Eine wichtige Bedeutung für den weiteren Verlauf bzw. Heilungsprozess kommt auch den in der Screensitzung erarbeiteten negativen und positiven Kognitionen zu. Es handelt sich dabei um Begriffe aus dem EMDR. Eine Kognition ist eine innere Überzeugung über das Selbst, ein konkreter Gedanke, der in einem kurzen prägnanten Satz zusammengefasst bzw. auf den Punkt gebracht werden kann.

> Ein traumatisches Erlebnis „schafft" bzw. „kreiert" eine negative Kognition. Man könnte auch sagen: Die Verinnerlichung einer negativen Kognition ist Teil der traumatischen Erfahrung bzw. geht damit einher.

Bei der negativen Kognition handelt es sich um eine unrealistische, generalisierte Überzeugung, eine traumaverzerrte Selbstüberzeugung. Das Unrealistische daran ist vor allem die Generalisierung, denn selbst wenn das Opfer einer Traumatisierung tatsächlich im traumatischen Geschehen z. B. wehrlos war, so gilt dies nicht dauerhaft.

> Das Gegenstück dazu, die positive Kognition, weist den Weg in Richtung Befreiung von der traumabedingten Verinnerlichung der negativen Kognition.

Beide, negative wie positive Kognition, müssen thematisch zusammenpassen, sich also beide auf die gleiche Kognitionsdimension beziehen. Kognitionsdimension meint die wichtigsten Grundthemen von Kognitionen, die man in vier Dimensionen unterteilen kann (Shapiro, 2012):

1. Sicherheit / Überleben,
2. Schuld,
3. Selbstwert sowie
4. Wahlmöglichkeiten.

Eine junge Frau wurde nachts auf dem Weg nach Hause überfallen und vergewaltigt. Der Täter war so übermächtig und stark, dass er sie problemlos festhalten konnte, die junge Frau hatte das Gefühl, sich nicht im Geringsten wehren zu können. Das Erlebnis barg eine ganze Reihe von schlimmen, belastenden Details in sich, die Frau empfand aber das Festgehaltenwerden und die damit verbundene absolute Bewegungs- und Wehrlosigkeit am schlimmsten. Als negative Kognition benannte sie: „Ich bin absolut wehrlos." Die dazu passende positive Kognition war: „Ich kann mich wehren!"

Diese Kognitionen sind der Dimension „Wahlmöglichkeiten" zuzuordnen. Sie haben mit dem ganz individuellen Erleben der Betroffenen zu tun. Eine andere Person hätte vielleicht als negative Kognition „Ich sterbe jetzt" gewählt. Die dazu passende positive Kognition könnte dann „Ich lebe" oder „Ich bin in Sicherheit" heißen.

Ein Gefühl für traumaassoziierte negative und positive Kognitionen zu entwickeln erfordert Übung und Erfahrung. Sowohl für den Verlauf der Screensitzungen als auch der weiteren Therapie ist die korrekte Erarbeitung der Kognitionen jedoch essenziell. Ich empfehle dringend, dies im Rahmen einer traumatherapeutischen Weiterbildung bzw. mit supervisorischer Unterstützung einzuüben. In der EMDR-Literatur finden sich sehr gute Beschreibungen der negativen und dazugehörigen positiven Kognitionen. Eine Übersicht über die vier wichtigsten Kognitionsdimensionen finden sie in Tabelle 6.2 Alle negativen, traumaassoziierten Kognitionen können einer dieser vier Dimensionen zugeordnet werden und die dazugehörige positive Kognition hat dieselbe Dimension.

Kognitionsdimension	Negative Dimension	Positive Dimension
Sicherheit / Überleben	„Ich sterbe / bin in Lebensgefahr" „Ich bin verloren" „Ich bin ausgeliefert" „Ich bin ohne Kontrolle" „Ich bin schutzlos"	„Ich lebe / bin in Sicherheit" „Ich bin in Sicherheit" „Ich kann für meine Sicherheit sorgen" „Ich habe jetzt Kontrolle" „Ich kann mich schützen / lernen mich zu schützen"
Schuld	„Ich bin schuld(ig)" „Ich hätte es verhindern müssen" „Ich verdiene den Tod" „Ich bin nicht vertrauenswürdig" „Ich kann meinem Urteil nicht trauen"	„Ich bin (daran) unschuldig" „Ich habe getan, was ich tun konnte" „Ich verdiene es, zu leben" „Ich bin vertrauenswürdig" „Ich kann meinem Urteil trauen"
Selbstwert	„Ich bin wertlos" „Ich bin ein Versager" „Ich bin unwichtig" „Ich bin nicht liebenswert" „Ich bin nicht in Ordnung"	„Ich bin wertvoll" „Ich bin kompetent" „Ich bin wichtig" „Ich bin liebenswert" „Ich bin in Ordnung"
Wahlmöglichkeiten	„Ich bin gefangen" „Ich bin hilflos / ohnmächtig" „Ich bin wehrlos" „Ich bin allein / verlassen"	„Ich bin frei" „Ich kann etwas tun" „Ich kann mich wehren / schützen" „Ich bin gehalten, habe unterstützende Menschen"

Tabelle 6.2: Negative und positive Kognitionen in Abhängigkeit der vier Kognitionsdimensionen

Zur Veranschaulichung können wir bei den auf Seite 32 geschilderten Beispielen die möglichen Kognitionen betrachten:

Der Autofahrer, der gerade die Kontrolle über sein Fahrzeug verliert und die Leitplanke auf sich zukommen sieht, könnte als negative Kognition benennen: „Ich sterbe jetzt" oder „Es ist aus mit mir". Diese gehören zur Dimension „Sicherheit und Überleben." Die positive Kognition könnte sein „Ich habe überlebt", „Ich bin lebendig "oder auch „Ich bin in Sicherheit."

Die Mutter, die gerade von der bösartigen Diagnose ihrer Tochter erfahren hat, könnte als negative Kognition „Ich kann es nicht aushalten" oder „Ich bin ohnmächtig" haben (Dimension Wahlmöglichkeiten). Die positive Kognition könnte sein: „Ich kann lernen, damit umzugehen", oder „Ich kann etwas tun."

Bei dem sechsjährigen Jungen, der erlebt, wie seine Mutter verletzt wird, könnte als negative Kognition „Ich bin in Gefahr" (Dimension Sicherheit) oder auch „Ich bin schuld" (Dimension Schuld) wirksam sein. Die dazugehörigen positiven Kognitionen könnten „Ich bin in Sicherheit" oder „Ich bin daran nicht schuld" sein.

Das zwölfjährige Mädchen, das einen sexuellen Übergriff durch ihren Trainer erlebt, könnte als negative Kognition „Ich bin schmutzig", „Ich muss mich schämen" (Dimension Selbstwert) oder auch „Ich bin daran schuld" (Dimension Schuld) verinnerlicht haben. Die dazugehörigen positiven Kognitionen könnten „Ich bin in Ordnung so, wie ich bin", „Ich darf mich achten" oder auch „ich bin nicht dafür verantwortlich" sein.

Die Frau, die im achten Monat ihr Kind verloren hat, könnte als negative Kognition „Ich bin wehrlos" (Dimension Wahlmöglichkeiten), „Ich habe einen Fehler gemacht" (Dimension Schuld) oder auch „Ich bin eine Versagerin" (Dimension Selbstwert) entwickelt haben. Entsprechende positive Kognitionen könnten sein: „Ich kann damit umgehen", „Ich habe keine Schuld daran" oder auch „Ich bin in Ordnung, wie ich bin."

Diese Beispiele machen deutlich, dass ein bestimmtes traumatisches Ereignis bei unterschiedlichen Menschen unterschiedliche negative Kognitionen bewirken kann, entscheidend ist das subjektive Erleben bei der Traumatisierung.

Die erarbeitete positive Kognition ist zentral für den weiteren Verlauf der Therapie, und zwar sowohl in Bezug auf die Traumaauswirkungen als auch als Hinweis auf das angestrebte Veränderungsziel. Aus diesem Grund macht es Sinn, nach einer entscheidenden (oder nach mehreren) Durcharbeitungssitzung(en) erneut noch einmal die Zielvereinbarungen zu überarbeiten.

Eine 18-jährige Frau war von ihrem Vater unter Androhung von Gewalt gezwungen worden, sich von ihrem Freund zu trennen bzw. den Kontakt abzubrechen, was sie aus Angst auch getan hatte und worunter sie sehr litt. In der Traumasitzung war die negative Kognition dieses zwei Jahre zurückliegenden Ereignisses: „Ich bin unfrei." Die dazu passende positive Kognition lautete: „Ich bin frei." Durch das Herausarbeiten dieser positiven Kognition wurde ihr deutlich, dass es für die gerade anstehenden Entscheidungen (Studienwahl, Wahl des Wohnortes) sehr wichtig war, sich frei zu fühlen und sich selbst als frei anzusehen, statt sich primär nach den Wünschen anderer zu richten. In diesem Fall versuchten die Eltern die Klienten dahingehend zu beeinflussen bzw. zu manipulieren, dass sie in der Nähe der Eltern blieb. Es gelang ihr in diesem Punkt, eine eigene Entscheidung zu treffen und es auszuhalten, dass diese den Eltern missfiel.

Man kann die positive Kognition als Grundlage nutzen, um neue Ziele zu erarbeiten oder alte Ziele zu überprüfen. Auf das geschilderte Beispiel angewandt: Es könnte für die junge Frau wertvoll sein, sich zu fragen: „Wenn es stimmt, dass ich frei bin, wie würde ich dann in der aktuellen Situation entscheiden?" Oder: „Wie könnte ich mich verhalten bzw. entscheiden, damit ‚Frei-Sein' noch mehr Platz in meinem Leben hätte?"

Es wird deutlich, dass die Screensitzung nicht nur dazu beiträgt, etwas zu verarbeiten und abzuschließen, sondern auch dazu, etwas zu eröffnen, neue Wege und Richtungen aufzuzeigen.

Screensitzungen sind sehr wirksam und sollten immer eingebettet sein in eine kontinuierliche Psychotherapie. Eine Stabilisierung muss vorangegangen sein, eine vertrauensvolle Beziehung mit ausreichender Bindung ist die notwendige Grundlage. Therapeuten, welche die Screeningmethode anwenden, sollten sicher in der Anwendung und Anleitung der Stabilisierungsübungen sein, aber vor allem auch in der Vorbereitung, Durchführung und Nachbereitung einer Screensitzung.

Die Technik der Screensitzungen kann nicht theoretisch aus Büchern erlernt werden, eine traumatherapeutische Ausbildung, die auch praktische Übungen von Screensitzungen unter Supervision einschließt, ist unerlässlich. Es empfiehlt sich, auch nach Abschluss einer traumatherapeutischen Ausbildung, die immer auch zumindest ein Minimum an Selbsterfahrung beinhalten sollte, immer wieder Super- und Intervision in Anspruch zu nehmen.

Häufigste Fehler bei der Anwendung von NaTs

- **Verfrühter Beginn der Traumakonfrontationsphase.** Es zeigt sich beim Screen, dass die Stabilität des Traumabetroffenen noch nicht ausreicht, möglicherweise wurden die Stabilisierungsübungen nicht intensiv genug geübt.
- **Mangelnde Psychoedukation.** Der Klient ist verunsichert oder irritiert, weil er nicht ausführlich genug über den Ablauf einer Screensitzung informiert wurde.
- Bei der Screensitzung redet der Therapeut zu viel, **zerredet somit die Affekte und Wahrnehmungen** des Klienten (zu wenig Affektintensität beim Klienten).
- Der Therapeut **interpretiert** und bewertet selbst die Screenszenen, es bleibt nicht ausreichend Raum für neue Gedanken und Erkenntnisse des Betroffenen.
- **Affektives Hineinrutschen des Klienten** (vom Betrachter des Films zum Akteur), weil der Therapeut nicht genug geholfen hat, den Film zu distanzieren (zu viel Affektintensität beim Klienten).
- **Affektives Hineinrutschen des Therapeuten**, weil er selbst schockiert ist über den Inhalt des Films, möglicherweise auch ein eigenes Thema „angetriggert" wurde (mangelnde sichere Begleitung des Klienten).
- **Unzureichende Nacharbeit.** Die erarbeiteten wichtigen Erlebnisse und Erkenntnisse aus dem Screen werden zu wenig im weiteren Therapieverlauf aufgegriffen und ausgewertet, es folgt oft eine Orientierungslosigkeit beim Klienten.

Erforderlich ist immer wieder ein Wechselspiel von Struktur und Flexibilität. Fehlt die Struktur, wird der Therapieverlauf chaotisch, darauf reagieren traumatisierte Menschen oft mit einer massiven Symptomverschlechterung. Fehlt die Flexibilität, fühlen sich Betroffene eingezwängt und mit ihrem ganz individuellen Bedürfnisprofil nicht wahrgenommen.

Das Gelingen der Traumadurcharbeitung wird an ihrem Effekt deutlich: Das Trauma rückt weiter weg, es entsteht mehr das Gefühl, dass es vorbei ist, die Stresssymptome lassen nach, es tauchen neue entlastende Gedanken und auch neue Perspektiven auf. Dies zeigen auch die folgenden Zitate von Klienten nach der NaTs-Traumadurcharbeitung. Es sind Antworten auf die Frage „Wie würden Sie das in der Screensitzung Erlebte und mögliche Veränderungen beschreiben?".

- „Es ist noch da, die Erinnerung ist noch da, aber irgendwie mehr abgehakt. Wie ein Buch, das zugemacht wurde."
- „Es ist immer noch schlimm, aber es hat mich nicht mehr in den Klauen."
- „Es war super anstrengend. Und es war sehr wichtig, endlich Worte dafür zu finden."
- „Es hat dem Ganzen etwas den gespenstigen Charakter genommen."

6.3.2 *Die Screenshotmethode*

Als Alternative für komplex traumatisierte Klientinnen, bei denen es nicht möglich ist, die für NaTs erforderliche Stabilität aufzubauen, habe ich die Screenshotmethode entwickelt. Hier ist die Voraussetzung, dass es zumindest gelungen ist, das traumatische Ereignis zu benennen (ein Wort, eine Bezeichnung, ein kurzer Satz) und einen inneren sicheren Ort zu etablieren. Auch eine Distanzierung vom Traumamaterial mittels der Tresorübung sowie der Fernbedienungsübung sollte möglich sein.

Bei diesem Vorgehen wird nicht der komplette „Traumafilm" angeschaut, sondern nur ein Standbild (Screenshot) daraus. Mithilfe der Belastungsliste (Abschn. 6.2.1) hat das traumatische Ereignis einen Namen bzw. eine Bezeichnung bekommen, welche auch von der Klientin selbst aufgeschrieben wurde (z. B. „Prügel von Vater mit Rohrstock"). Die zeitliche Einordung und das eigene Alter sowie die Belastungsintensität damals und heute wurden ebenfalls vom Betroffenen aufgeschrieben. Es folgt die Frage nach dem „schlimmsten Bild". Nachdem die Klientin das entsprechende Bild ausgewählt (nur benannt, nicht ausführlich beschrieben) hat, wird sie gefragt, ob es ihr möglich sei, sich diese Bild ein paar Sekunden lang anzuschauen. Wird dies bejaht, ist dieses Bild die Grundlage für die Screenshotsitzung. Ist es der Klientin nicht möglich, frage ich nach einem weniger belastenden Bild aus dem Film, wieder gefolgt von der Frage, ob es möglich sei, dieses Bild ein paar Sekunden lang anzuschauen. Erst wenn ein entsprechendes Bild gefunden wurde, geht es zum nächsten Schritt, entweder in derselben oder in der nächsten Sitzung.

In der Screenshotsitzung stellt sich die Traumabetroffene dann vor, sie würde den vorher ausgewählten „alten Traumafilm" mit dem bereits benannten Titel als Video oder als DVD einlegen. Dann wird der Film (blind, also mit schwarzem Bild) bis zu der Stelle gespult, an der sich das ausgewählte Bild befindet. Von diesem Bild macht die Betroffene in ihrer Vorstellung einen Screenshot, den sie auf eine zweite Leinwand/einen zweiten Bildschirm projiziert. Der Film wird blind/schwarz ans Ende gespult, ausgestellt, herausgenommen und imaginativ in einem Behältnis (z. B. Tresor) deponiert.

Vielleicht fragen Sie sich, warum das Vorgehen so kompliziert gestaltet ist und nicht einfach nur das Bild betrachtet wird. Der Grund ist, dass dieses Vorgehen Klienten die Sicherheit gibt, dass sie sich nicht den ganzen Film anschauen müssen, dass auch an dem Bild nicht direkt der Film mit „dranhängt" und sich daher aufdrängen könnte. Durch dieses Prozedere wird gewährleistet, dass wirklich nur das Bild betrachtet wird und alles andere bewusst „weggepackt" wurde.

Vor der eigentlichen Betrachtung erläutere ich den Ablauf und erkläre die beiden Skalen für Präsenz und Sicherheit (PS-Skala). Diese beiden Skalen sollen eine optische

Hilfe für Betroffene sein, um dem Therapeuten mitteilen zu können, wie gut „geerdet" und „präsent im Hier und Jetzt" sie sind. Die Skala zeigt an, wie stark Klienten dissoziiert sind. Da mit zunehmendem Dissoziieren die verbale Ausdrucksfähigkeit deutlich abnimmt, gebrauche ich diese Bilderskala. Dabei kann der Klient auswählen, mit welcher der beiden Varianten er arbeiten möchte: Hat er Erfahrungen, die sich eher anfühlen wie „den Boden unter den Füßen verlieren / keinen Halt mehr haben / den Kontakt verlieren", kann er Variante 1 wählen (dargestellt in Abb. 6.2), fühlt sich für ihn Dissoziieren hingegen an wie „benebelt sein / nicht mehr klar sehen können / nicht richtig wach sein", wird er eher die Variante 2 (dargestellt in Abb. 6.3) wählen.

		Notizen
Stufe 4 100 %	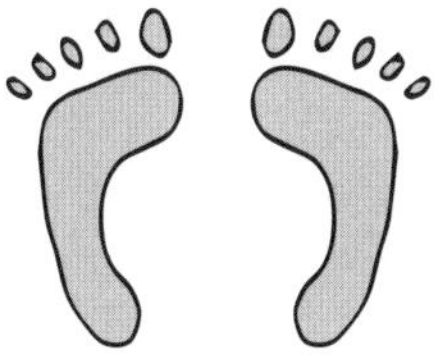	
Stufe 3 75 %	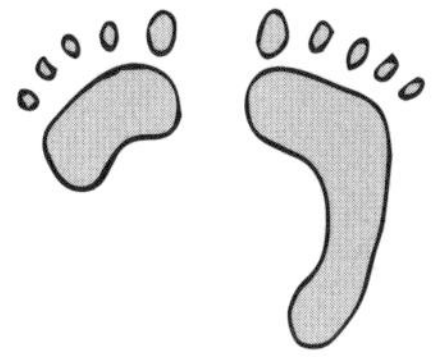	
Stufe 2 50 %	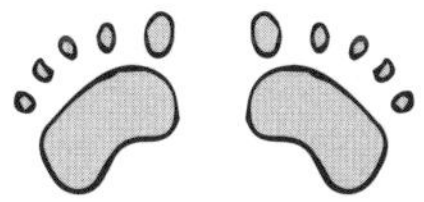	
Stufe 1 25 %		
Dissoziation		

Abbildung 6.2: Präsenz- und Sicherheitsskala – Variante 1

		Notizen
Stufe 4 100 %	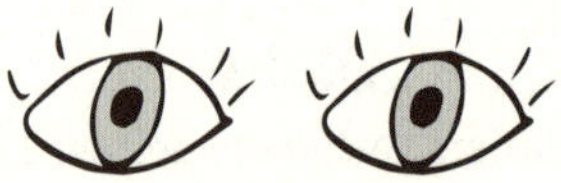	
Stufe 3 75 %	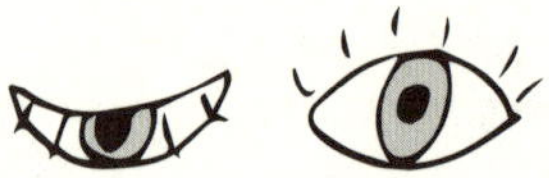	
Stufe 2 50 %	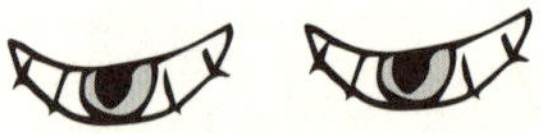	
Stufe 1 25 %	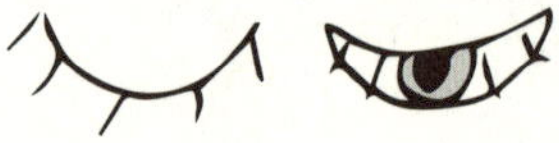	
Dissoziation		

Abbildung 6.3: Präsenz- und Sicherheitsskala – Variante 2

Der in den Abbildungen grau hinterlegte Bereich bedeutet „komplette Dissoziation". Betroffene können natürlich nur im Nachhinein, also nach erfolgter Reorientierung, feststellen, dass sie soeben in diesem Bereich (Stufe 0) waren.

Jetzt erfolgt die eigentliche Screenshotbetrachtung: Ich frage die Betroffene, wie viel Belastung (auf einer Skala von 0–10) angesichts des Bildes besteht und notiere es. Dann frage ich, wie viel Sekunden (1–10) sie sich für das Betrachten des Bildes zutraut. Die angegebenen Sekunden zähle ich dann rückwärts (z. B. 6–5–4–3–2–1–0

– Stopp). Nach dem Stoppsignal fordere ich die Klientin auf, tief durchzuatmen, am besten mit hörbarem Ausatmen. Dann bitte ich sie, auf der ausgewählten PS-Skala (Variante 1 oder 2) anzuzeigen, wie präsent und sicher sie sich fühlt (sie kann dazu entweder mit dem Finger auf ein Feld zeigen oder einen Stein in das entsprechende Feld legen). Nur wenn die maximale Sicherheit und Präsenz (Stufe 4) vorliegt, geht es weiter. Ist Sicherheit und Präsenz nicht voll vorhanden, helfe ich bei der Reorientierung, z. B. durch Hin- und Herwerfen eines Balles oder indem ich die Klientin gleichfarbige Gegenstände im Raum aufzählen lasse. Es folgen dann noch ein zweiter und ein dritter Durchgang mit demselben Bild nach dem gleichen Prozedere:

- Erfragen der Belastungsintensität (0–10) durch das Bild und der gewünschten Betrachtungslänge (1–10 Sekunden),
- Betrachten des Bildes mit Rückwärtszählen bis zum Stopp,
- Abfragen von Präsenz und Sicherheit mithilfe der PS-Skala,
  - (wiederholtes) Reorientieren, bis der Präsenz- und Sicherheitswert auf Stufe 4 ist.

Zum Abschluss der Übung lade ich die Klientin dazu ein, sich auf der (im Vorfeld ausgearbeiteten) Liste positiver Lebensereignisse (Big Five 1) ein Ereignis und das entsprechende Symbol herauszusuchen, welches sie jetzt zur Ressourcenaktivierung noch einmal anschauen möchte.

Sollte die Klientin im Verlauf der Übung in den „roten Bereich“ (Stufe 0) geraten, wird die Übung sofort beendet, es erfolgt eine Reorientierung und kein erneuter Durchgang, sondern gleich der Abschluss mit der Liste positiver Ereignisse.

Dieses Vorgehen beim Screenshot ähnelt der CIPOS-Technik im EMDR (CIPOS = *Constant Installation of Positive Orientation and Safety*). Diese Methode ist ebenfalls für komplex traumatisierte Klienten gedacht, deren Stabilität für die „normale“ EMDR-Behandlung nicht ausreicht. Es wird dabei auch nur wenige Sekunden lang ein Traumabild „angeschaut“, anschließend reorientiert und die wiedergewonnene Sicherheit verankert. Es erfolgen nicht – wie sonst beim EMDR – die schnellen Augenbewegungen, um Aktivierung von weiterem Traumamaterial zu vermeiden. Nach meiner Erfahrung ist die Screenshotmethode jedoch noch schonender als CIPOS.

Einen Überblick über den Ablauf der verschiedenen Phasen der Traumatherapie erhalten Sie in Abbildung 6.4.

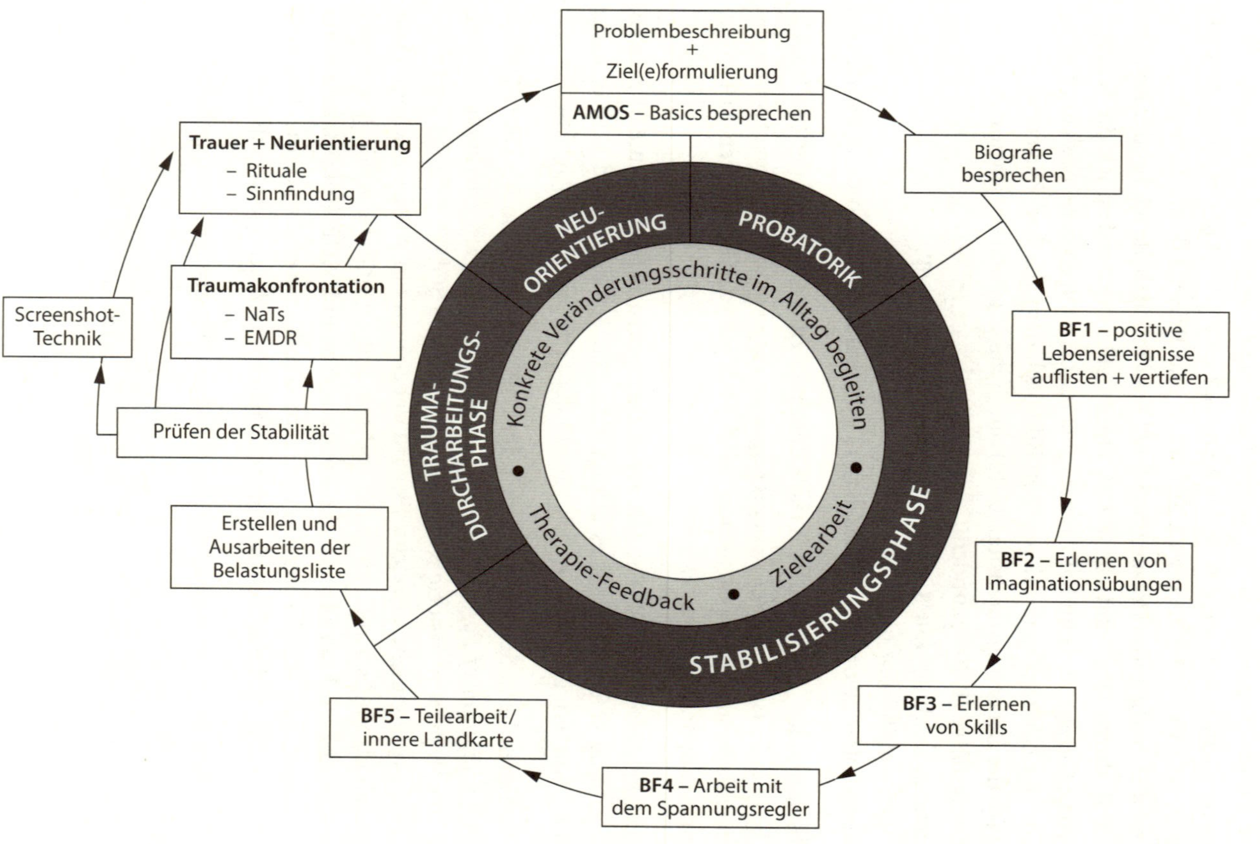

Abbildung 6.4: Der Traumatherapiezirkel

6.3.3 *Fallbeispiel: Traumadurcharbeitung mittels NaTs*

Herr L. (25) ist Krankenpfleger und leidet seit einem Jahr unter starken Ängsten. Manchmal sind es diffuse Ängste, meist aber Krankheitsängste. In der Kindheit erfuhr er sowohl Gewalt als auch Vernachlässigung. Trotz dieser Belastung hat er sich eine beachtliche Stabilität aufgebaut. Positive Bindungspersonen (der Großvater in der Kindheit, später stabiler Freundeskreis und haltgebende Partnerschaft) haben zu seiner Resilienz beigetragen. Der Verlust von mehreren ihm nahestehenden Menschen brachte ihn dann jedoch aus dem Gleichgewicht, sodass sich die Angststörung entwickelte. In diesem Zusammenhang belasteten ihn auch wieder seine traumatischen Kindheitserfahrungen. In der Therapie screenten wir sowohl alte Traumata als auch aktuelle, welche die Symptomatik ausgelöst hatten.

THERAPEUTIN: „Wir hatten in der letzten Sitzung besprochen, dass Sie heute mithilfe der Bildschirmtechnik ein Ereignis aus der Belastungsliste herausgreifen und intensiv bearbeiten möchten. Sie hatten auch schon ein Ereignis ausgewählt, von dem Sie meinten, dass es eine große Bedeutung für Ihr Leben hat, und welches auch für viele ähnliche Ereignisse steht, die Sie aber nicht so gut erinnern wie dieses eine. Nun möchte ich Sie einfach noch einmal fragen, ob es bei unserem Plan bleiben soll, also, ob Sie sich heute ausreichend stabil fühlen oder ob es Gründe gibt, die dagegensprechen, zum Beispiel ein aktuelles Thema, das sehr dringend ist."

HERR L.: „Nein, es ist sonst nichts Dringendes, zwischendurch sind wieder Krankheitsängste aufgetaucht, aber die konnte ich gut wegdrängen."

THERAPEUTIN: „Okay, prima, dann werde ich Ihnen zuerst noch einmal die Vorgehensweise erläutern. Das hatte ich in groben Zügen schon in der letzten Stunde begonnen. Auch über die Wirkweise hatten wir schon gesprochen.
Zuerst werden wir die belastende Erinnerung noch einmal aktivieren, indem Sie benennen, welche Bilder, Gedanken, Gefühle und Körperempfindungen damit verbunden sind. Danach werden wir das Ereignis wie einen ‚alten Film' auf einer imaginierten Leinwand gemeinsam betrachten. Die Besonderheit dabei ist, dass Sie nicht in der Ich-Form erzählen, sondern versuchen, in der dritten Person zu berichten. Sie können einfach ‚er' oder Ihren Namen sagen. Dies hat den Sinn, dass Sie ausreichend Distanz zum Geschehen haben, sozusagen eine Beobachterposition einnehmen, und nicht emotional ‚hineinrutschen'. Es ist auch nicht schlimm, wenn das nicht durchgehend gelingt und Sie ab und zu ins ‚ich' zurückfallen. Ich werde Ihnen dann helfen, wieder in die distanziertere Perspektive zu wechseln.
Wir werden den ‚alten Film' an mehreren Stellen anhalten, damit Sie an diesen Stellen wahrnehmen und beschreiben können, welche Bilder, Gedanken, Gefüh-

le und Körperempfindungen beim Betrachten des Films bzw. des ‚Standbildes' gerade auftauchen. Ich hatte Ihnen auch schon das Element ‚Wahrnehmen und Weiteratmen' erläutert, mit dem ich Sie an wichtigen Stellen des Films begleiten werde. Nach dem Betrachten des Films schließen sich zwei Nachbesprechungen an: eine direkt noch am Ende dieser Sitzung und eine im Verlauf der nächsten Tage, um den Effekt der Sitzung zu überprüfen.

Nun benennen Sie bitte noch einmal, welches Ereignis Sie ausgewählt haben und wann es passierte."

(Im ersten Schritt erfolgen also noch einmal ausführliche psychoedukative Erläuterungen, welche auch schon in der vorangegangenen Therapiestunde kurz benannt worden waren. Es folgen die Auswahl und das Benennen des Ereignisses, anschließend das Bild davor und danach.)

Herr L. (mit Blick auf die Belastungsliste): „Ich hatte es betitelt als ‚Nervenzusammenbruch mit Suizidalität meiner Mutter nach Streit mit Vater'. Ich konnte es zeitlich nicht ganz exakt einordnen, es war ca. 2001, ich war acht oder neun Jahre alt."

Therapeutin: „Um dem Ereignis eine Begrenzung zu geben, ist es erst einmal wichtig, ein Bild oder eine Szene davor und ein Bild danach zu finden. Das Bild davor sollte noch nichts von dem eigentlichen Ereignis enthalten und das Bild danach sollte eines sein, wo wieder irgendwie Normalität / Alltag war und das Ereignis – zumindest erst einmal – in den Hintergrund getreten ist."

Herr L.: „Ein Bild davor könnte sein, als ich mit meiner Schwester im Wohnzimmer sitze und Fernsehen schaue, es ist Nachmittag, wir haben das oft gemacht. Ja das war direkt, bevor es losging, und da waren wir noch entspannt, wir haben das immer gerne gemacht."

Therapeutin: „Das passt sehr gut. Und danach? Fällt Ihnen eine Szene danach ein, als alles vorbei war, wieder normaler Alltag oder sogar etwas Positives war?"

Herr L.: „Schön war immer, wenn ich mit meiner Schwester bei den Großeltern war. Da habe ich oft mit meinem Großvater so handwerkliche Sachen gemacht. Das fand auch nach dem Ereignis ja wieder statt."

Therapeutin: „Gut, dann haben wir ja die beiden Bilder. Jetzt fangen wir an, das Ereignis zu aktivieren, indem ich bestimmte Fragen dazu stelle. *(Es beginnt Phase 1: Netzwerkaktivierung.)*

Ich bitte Sie, an das belastende Ereignis zu denken. Wir können es uns ja wie einen Film vorstellen. Angenommen, Sie sollten die schlimmste Stelle auswählen, den Film an der Stelle anhalten, welche die schlimmste Szene darstellt, als Standbild oder sehr kurze Szene, was würden Sie auswählen?"

Herr L.: „Es ist die Stelle, wo Mutter zusammengekauert in der Zimmerecke in der Küche hockt, schreit und weint gleichzeitig, ich stehe daneben und versuche Kontakt zu ihr aufzunehmen, aber sie reagiert nicht. Neben mir steht meine kleine Schwester."

THERAPEUTIN: „Das haben Sie sehr klar und schnell gefunden und das ist auch wirklich ein sehr eindrückliches Bild. Jetzt bitte ich Sie, dieses schlimmste Bild vor Ihrem inneren Auge zu betrachten und darauf zu achten, welcher Satz, welcher Gedanke Ihnen beim Betrachten in den Sinn kommt. Versuchen Sie, einen Satz zu finden, der mit ‚Ich bin …' beginnt." *(Frage nach der traumaassoziierten negativen Kognition)*

HERR L. (denkt eine Weile angestrengt nach, man kann am Gesichtsausdruck sehen, dass Belastung und Unruhe ansteigen): „Ich bin hilflos."

THERAPEUTIN: „Ja, das passt sehr gut. Und wenn Sie jetzt einmal überlegen, was für Sie heute das Gegenteil, sozusagen das positive Gegenstück zu der Aussage ‚Ich bin hilflos' wäre, wie würden Sie das formulieren?" *(Frage nach der dazu passenden positiven Kognition)*

HERR L.: „‚Ich habe es im Griff' oder ‚Ich habe die Kontrolle'."

THERAPEUTIN: „Wenn Sie sich für eine dieser beiden Aussagen entscheiden müssten, für die, welche noch ein bisschen positiver klingt als die andere, für welche würden Sie sich entscheiden?"

HERR L.: „‚Ich habe die Kontrolle' klingt noch beruhigender."

THERAPEUTIN: „Dann halte ich das fest *(alle Antworten werden protokolliert!)*. Wenn Sie sich noch einmal die schlimmste Szene anschauen und sich dazu den Satz sagen ‚Ich bin hilflos', welche Gefühle kommen dann in Ihnen hoch?"

HERR L.: „Angst, ziemlich starke Angst."

THERAPEUTIN: „Sind neben der Angst noch andere Gefühle spürbar?"

HERR L.: „Es macht mich auch traurig."

THERAPEUTIN: „Sie können das wirklich sehr gut und klar benennen. Wir machen weiter: Sie stellen sich das schlimmste Bild vor, denken an den Satz ‚Ich bin hilflos' und nehmen das Gefühl von Angst und Traurigkeit wahr. Wo im Körper spüren Sie die Angst und die Traurigkeit? Denn wir fühlen ja mit unserem Körper."

HERR L.: „Im Magen und im Brustbereich."

THERAPEUTIN: „Was spüren Sie da?"

HERR L.: „Ich spüre einen Druck im Magen und ein Kribbeln im Brustbereich." *(Herr L. hält eine Faust auf Magenhöhe, dann legt er die flache Hand auf die Brust, er fühlt sich sichtlich unwohl.)*

THERAPEUTIN: „Ja, das sehe ich, wie unangenehm das ist. Wenn wir jetzt noch einmal alles zusammenfassen: Das schlimmste Bild, den Satz ‚Ich bin hilflos', die Gefühle von Angst und Traurigkeit, den Druck im Magen und das Kribbeln in der Brust, wie stark ist jetzt die Belastung auf der Ihnen bekannten Skala von null bis zehn?"

HERR L.: „Sieben bis acht."

THERAPEUTIN: „Gut, jetzt haben wir das Ereignis gut aktiviert. Wir kommen jetzt zur eigentlichen Filmbetrachtung. *(Es folgt noch eine Psychoedukation zur Pha-*

se 2.) Bevor wir starten, ist wichtig, dass Sie wissen, Sie können jederzeit die Filmbetrachtung unterbrechen, wenn es für Sie zu schwierig wird. Sie können einfach ‚Stopp' sagen oder eine Hand heben *(Therapeutin hebt die rechte Hand, um dies zu veranschaulichen).* Wir unterbrechen dann und überlegen gemeinsam, wie wir weitermachen.

Um den Film gemeinsam zu betrachten, verändern wir ein wenig unsere Sitzposition. Wir verschieben unsere Stühle so, dass wir nebeneinandersitzen und in Richtung der imaginierten Leinwand schauend. *(Als Leinwand eignet sich ein großes Flipchart-Papier, man kann aber auch einfach eine leere weiße Wand nehmen o. Ä.)*

Sie bestimmten den Abstand, so, wie es für Sie angenehm ist. *(Herr L. rückt seinen Stuhl zurecht.)* Jetzt schauen wir beide in Richtung ‚Leinwand' und beginnen mit der Filmbetrachtung, indem Sie zuerst einmal das ‚Bild davor' beschreiben, welches Sie vorhin ausgewählt haben. *(Manchmal sind Klienten so aufgeregt, dass sie das „Bild davor" an dieser Stelle vergessen haben. Auch deshalb ist es wichtig, alles genau zu dokumentieren, um gegebenenfalls noch einmal in die Aufzeichnungen schauen zu können. In diesem Fall hat Herr L. aber alles sofort präsent.)*

Denken Sie bitte auch daran, so gut es Ihnen möglich ist, wegen des Abstands zum Geschehen in der dritten Person zu sprechen."

Herr L.: „Er ist mit seiner kleinen Schwester gemeinsam im Wohnzimmer und schaut Fernsehen. Es ist eine entspannte Situation, weil die beiden das ganz gerne machen. Es ist Nachmittag."

Therapeutin: „Dann gehen wir nach diesem entspannt-neutralen Bild jetzt zum Hauptfilm über. Fangen Sie bitte an zu schildern, was jetzt, im eigentlichen Film, als Erstes geschieht."

Herr L.: „Als Erstes hören die beiden ein Knarren. Das kommt daher, dass der Vater, der nachmittags geschlafen hat, aufgestanden ist. Da das Schlafzimmer über dem Wohnzimmer ist, hört man das Knarren der Dielen, wenn der Vater aufsteht, und man hört dann auch die Schritte, wenn er die Treppe herunterkommt. Die Mutter ist in der Küche und die beiden Kinder wissen dann schon, weil sie das kennen, dass es dann damals zu dieser Zeit meistens Streit zwischen den Eltern gibt, wenn der Vater aufsteht und in die Küche geht. Die beiden fangen an, zu stänkern, und dann kommt es schnell zum Streit."

Therapeutin: „Wenn Sie sich den Jungen anschauen, sozusagen Ihr jüngeres Ich, was fällt Ihnen da auf, was kann man beobachten?"

Herr L.: „Ich sehe, dass er angespannter wird und die Spannung immer weiter steigt, weil er schon weiß, was kommen wird."

Therapeutin: „Wenn Sie den Film an dieser Stelle kurz anhalten und sich das noch einmal anschauen, was Sie eben beschrieben haben, dass er immer angespannter wird, was empfinden Sie jetzt beim Betrachten dieser Szene?"

(Wichtig ist, nicht zu fragen „Was haben Sie damals empfunden?“ oder „Was hat der Junge damals empfunden?“, weil der Klient dann schnell in den Film „hineinrutscht“, anstatt Betrachter zu bleiben.)

HERR L.: „Angst, ja viel Angst und Unruhe.“

THERAPEUTIN: „Wo im Körper spüren Sie diese Angst?“

HERR L.: „Im gesamten Brustbereich. Wieder das Kribbeln.“

THERAPEUTIN: „Nehmen Sie dieses Kribbeln im Brustbereich ganz bewusst wahr und atmen Sie ganz ruhig und gleichmäßig weiter. Achten Sie bitte darauf, ob sich das Gefühl verändert oder gleich bleibt, abschwächt oder verstärkt oder ob ein anderes Gefühl auftaucht.“

HERR L. (nach einer Weile): „Im Moment bleibt es gleich stark.“

THERAPEUTIN: „Nehmen Sie bitte noch einmal fünf etwas tiefere Atemzüge, bei denen Sie hörbar ausatmen.“ *(Therapeutin macht es vor.)*

(Durch die Veränderung des Atemrhythmus verändert sich meist auch die Affektlage, weil Affekte an bestimmte Atemrhythmen gekoppelt sind.)

HERR L. (nachdem er noch ein paarmal tief ein- und ausgeatmet hat): „Jetzt lässt es etwas nach. Es ist nicht mehr so unangenehm.“

THERAPEUTIN: „Dann lassen Sie bitte den Film ein Stückchen weiterlaufen. Was geschieht jetzt, was können Sie beobachten und beschreiben?“

HERR L.: „Es bleibt erst einmal bei der unangenehmen Situation, dass die beiden dort sitzen und fernsehen und gleichzeitig die Spannung steigt, weil sie merken, dass sich da was anbahnt, ebenso wie sie es kennen und wie es so oft passiert. Einfach schrecklich.“

THERAPEUTIN: „Wie merken die beiden das?“

HERR L.: „Erst das Knarren, dann die Schritte auf der Treppe, dann wird es von der Küche her immer lauter, weil die Eltern sich streiten. Das läuft immer nach dem gleichen Muster ab: Er fängt an zu stänkern, dann gibt ein Wort das andere, es ist egal, worum es eigentlich geht, dann Brüllen und Schreien, manchmal poltert es dann, weil es handgreiflich wird.“

THERAPEUTIN: „Wenn Sie diese Filmsequenz betrachten, wo sich das anbahnt und steigert, was nehmen Sie jetzt beim Betrachten wahr?“

HERR L.: „Wieder Angst und es macht mich auch wütend.“

THERAPEUTIN: „Da ist noch die Wut hinzugekommen. Wo im Körper spüren Sie die Angst und die Wut?“

HERR L.: „Wieder im Brustbereich, aber jetzt auch im Magen.“

THERAPEUTIN: „Legen Sie ruhig einmal eine Hand auf die Stelle, wo es am stärksten spürbar ist. *(Herr L. legt seine rechte Hand auf die Magengrube.)* Wahrnehmen und ruhig weiteratmen. *(Herr L. rutscht unruhig auf dem Stuhl hin und her, mit sichtlich angespanntem Gesichtsausdruck.)* Ganz ruhig und gleichmäßig weiteratmen … und achten Sie darauf, ob sich etwas verändert.“

(Die Hand auf die Stelle der gerade aktuellen Körperempfindung zu legen macht diese einerseits noch besser spürbar, hat andererseits aber auch eine leicht beruhigende Wirkung.)

Herr L. (nach einer Weile bewussten Atmens): „Ja, es lässt deutlich nach, ich werde ruhiger."

Therapeutin: „Ja, Sie machen das sehr gut. Es ist gut, dass Sie diese Gefühle noch einmal bewusst spüren. Das ist sehr verständlich und auch berechtigt, dass Ihnen das Angst macht und Sie auch wütend sind. *(Kurze Pause.)* Wenn Sie den Eindruck haben, das Gefühl ist wieder ausreichend abgeklungen, lassen Sie bitte den Film weiterlaufen. Was geschieht jetzt?"

(Wenn es für den Klienten schwierig und belastend wird, können Ermutigungen und Bestätigungen helfen. Manche Klienten sind verunsichert und gewinnen wieder Sicherheit, wenn sie merken, dass sie das gut machen.)

Herr L.: „Der Streit ist jetzt sehr laut geworden, es hat kräftig gepoltert, die beiden Kinder vorm Fernseher können das jetzt nicht mehr ausblenden, sie stehen auf und gehen in Richtung Küche, haben Angst davor, was sie da erwartet."

Therapeutin: „Woran erkennen Sie bei der Filmbetrachtung, dass die beiden Angst haben?"

Herr L.: „Ich sehe es an ihrem Gesichtsausdruck. Und die kleine Schwester, die ist doch noch so jung, die bleibt ein bisschen hinter dem großen Bruder zurück, versteckt sich hinter ihm."

Therapeutin: „Oh ja, die ist ja wirklich noch klein. Was passiert jetzt?"

Herr L.: „Die beiden gehen in die Küche rein und sehen, dass da die Mutter in der Zimmerecke hockt, so zusammengekauert, dabei schreit und weint, alles durcheinander. Der Vater ist schon weggegangen. Und was besonders schlimm ist, sie reagiert überhaupt nicht auf mich, als ich versuche mit ihr zu reden."

(An dieser Stelle läuft Herr L. Gefahr, ins Geschehen „hineinzurutschen", anstatt Beobachter zu bleiben. Dies zeigt sich daran, dass er von der dritten Person in die erste wechselt, und es ist auch an seinem zunehmend verzweifelten Gesichtsausdruck zu erkennen. Das passiert häufig, wenn es auf den „schlimmsten Moment" zugeht. Es kann helfen, wenn der Therapeut dann noch einmal anleitet, wieder in den Beobachtermodus umzuschalten.)

Therapeutin: „Der Junge spricht mit seiner Mutter, versucht es zumindest?"

Herr L.: „Ja, er steht direkt neben ihr und spricht sie an, er ist ganz verzweifelt, sie reagiert gar nicht auf ihn. Schreit und weint und immer wieder solche Sachen, die in Richtung Selbstmord gehen. Er ist ja noch ein Kind und die Schwester, die ist ja auch noch dabei, die ist ja sogar noch kleiner."

Therapeutin: „Wenn Sie die Szene ganz genau beschreiben würden, wo befindet sich jetzt der Junge und wo die Schwester?"

Herr L.: „Der Junge steht direkt neben der Mutter, die Schwester etwas weiter weg, die ist sehr verängstigt."

Therapeutin: „Jetzt sind wir bei der Szene angekommen, die Sie zu Beginn als ‚schlimmstes Bild' bezeichnet haben. Ich fasse noch einmal zusammen, was Sie beschrieben haben: Die Mutter hockt zusammengekauert in einer Ecke der Küche, sie schreit und weint, inhaltlich äußert sie Selbstmordabsichten. Der Junge steht neben ihr, versucht mit ihr zu reden, sie reagiert nicht. Die kleine Schwester steht etwas weiter weg.
Wenn Sie diese Szene sehen, welche Gefühle, Gedanken oder Körperwahrnehmungen sind jetzt bei Ihnen hier als Betrachter der Szene da?"

Herr L.: „Vor allem Hilflosigkeit *(kurze Pause)* und Verzweiflung, das ist am stärksten da."

Therapeutin: „Nehmen Sie auch diese starken Gefühle von Hilflosigkeit und Verzweiflung wahr und atmen Sie dabei ruhig und gleichmäßig weiter."

Herr L. (atmet hörbar, hält dann kurz inne): „Und ich bin auch wütend, dass meine Mutter immer die Opferrolle einnimmt und es ihr anscheinend egal war, was ihre Suiziddrohungen mit uns Kindern gemacht haben. Immer wieder gab es diese furchtbaren Situationen, hier war es irgendwie besonders schlimm."

Therapeutin: „Ja, das ist sehr gut verständlich und auch berechtigt, dass sich da neben der Hilflosigkeit und Verzweiflung auch Wut zeigt. Diese Gefühle, die Hilflosigkeit, Verzweiflung und Wut, wo im Körper spüren Sie die?"

Herr L.: „Wieder das Kribbeln in der ganzen Brust und das komische Gefühl im Magen."

Therapeutin: „Legen Sie ruhig noch einmal Ihre Hände auf die Bereiche, wo das Gefühl am stärksten ist. *(Herr L. legt eine Hand auf die Brust.)* Wahrnehmen, weiteratmen. *(Kurze Pause.)* Achten Sie darauf, ob sich etwas verändert, ob das Gefühl stärker oder schwächer wird oder etwas Neues auftaucht."

Herr L.: „Nein, etwas Neues taucht nicht auf, aber das Gefühl wird ein ganz kleines bisschen schwächer."

Therapeutin: „Dann nehmen Sie sich noch ein bisschen mehr Zeit, spüren Sie weiter bewusst hin. Wahrnehmen, weiteratmen. Nehmen Sie auch ein paar tiefere Atemzüge und atmen etwas kräftiger und hörbar aus." *(Therapeutin macht es vor.)*

Herr L. (nach einer Weile des bewussten Atmens): „Jetzt hat es nachgelassen, ist nur noch wenig Kribbeln da."

Therapeutin: „Das ist sehr gut so. Jetzt lassen Sie bitte den Film etwas weiterlaufen."

Herr L.: „Nach dieser Szene weiß ich nicht mehr genau, wie es weiterging, das verschwimmt etwas."

Therapeutin: „Das macht nichts. Schildern Sie es einfach so gut, wie Sie es rekonstruieren können. Das ist völlig in Ordnung."

Herr L.: „Ich glaube, die Mutter ist dann rausgegangen, das hat sie in solchen Situationen oft gemacht, keine Ahnung wohin, wahrscheinlich um sich irgendwie abzuregen. Aber das war natürlich immer sehr schlimm für uns Kinder, weil sie ja vorher von Selbstmord sprach, da war immer die Angst, was denn passiert, ob etwas Schlimmes passiert oder sie sich etwas antut. Manchmal kam sie erst Stunden später wieder."

Therapeutin: „Ja, das muss schlimm für die beiden gewesen sein. Angenommen, die Mutter war auch in diesem Film dann weggegangen, was war dann mit den Kindern? Was geschieht jetzt?"

Herr L.: „Die sind dann einfach zu den Großeltern gegangen, die wohnten ja in der Wohnung darunter und die waren auch meistens zu Hause."

Therapeutin: „An dieser Stelle halten wir den Film noch einmal kurz an. Wenn Sie sich diese Szene betrachten, die Mutter ist weg und die Kinder gehen zu den Großeltern, was nehmen Sie als Betrachter wahr, welche Gefühle, Gedanken oder Körperempfindungen tauchen auf?"

Herr L.: „Da ist jetzt hauptsächlich Wut, weil ich nicht verstehen kann, wie eine Mutter ihre Kinder so alleine lassen kann, so gar nicht sehen kann, was die brauchen und wie es denen geht."

Therapeutin: „Ja, das ist gut nachvollziehbar. Nehmen Sie sich Zeit, auch dieses berechtigte Gefühl von Wut wahrzunehmen, und atmen Sie dabei ruhig und gleichmäßig weiter."

Herr L.: „Die Wut wird eher noch stärker."

Therapeutin: „Alles, was auftaucht, ist völlig in Ordnung. Dann nehmen Sie sich die Zeit, die Stärke dieser Wut zu spüren, wo im Körper spüren Sie die Wut?"

Herr L.: „Im Magen. *(Spürt kurz weiter nach.)* Jetzt lässt sie nach."

Therapeutin: „Das ist gut so. Dann können Sie den Film wieder weiterlaufen lassen, wenn Sie das Gefühl haben, jetzt ist es okay."

Herr L.: „Ja, die Kinder gehen dann zu den Großeltern in die Wohnung. So war es sehr oft nach solchen Eskalationen."

Therapeutin: „Was machen die Kinder dort? Wenn Sie sich in diesem Fall nicht genau erinnern, können wir uns anschauen, wie es am wahrscheinlichsten gewesen ist. Sie sagten ja, dass es oft ähnliche Szenen wie bei diesem Ereignis gab."

Herr L.: „Die Kinder machen da so ganz normale Sachen. Der Junge hat oft mit dem Opa so handwerkliche Sachen gemacht, das war immer richtig gut. Die jüngere Schwester war mehr mit der Oma zusammen."

Therapeutin: „Wenn ich das richtig sehe, sind wir dann ja bei dem ‚Bild danach' angekommen. Sie hatten so ein Bild in der Wohnung der Großeltern ausgewählt, wo Sie und Ihre Schwester schöne Dinge mit den Großeltern machen und sich gut fühlen."

Herr L.: „Ja, das stimmt, das war gut. Man fühlte sich gut und konnte das davor vergessen oder verdrängen."

Therapeutin: „Dann schauen Sie sich dieses ‚Bild danach' noch einmal in Ruhe an. Was nehmen Sie an Gefühlen, Gedanken oder Körperempfindungen wahr, wenn Sie es betrachten?"

Herr L.: „Erleichterung. Und Ruhe. Da waren die Kinder aufgehoben. Man hat sich einfach gekümmert."

Therapeutin: „Dann nehmen Sie sich bitte noch einmal Zeit, dieses Gefühl von Erleichterung ganz bewusst wahrzunehmen, und atmen Sie dabei ruhig und gleichmäßig weiter, bis Sie das Gefühl haben, das es okay ist."

Herr L. (nach einer Weile): „Ja, jetzt ist es okay. So ist es erst einmal okay, vorerst ist das Schlimmste vorbei. In dieser Situation zumindest."

Therapeutin: „Dann beenden wir an dieser Stelle den Film bzw. schalten ihn aus. Wir setzen uns jetzt wieder so hin, wie wir vor der Filmbetrachtung gesessen haben, und machen gleich noch die Nachbesprechung. *(Beide rücken ihre Stühle zurück in die ursprüngliche Position.)* Nehmen Sie sich bitte einen Moment Zeit, auch innerlich wieder umzuschalten. Wenn Sie mögen, können Sie sich gerne dort etwas zu trinken nehmen."

Herr L.: „Nein danke, vielleicht später."

(Kurze Pause, dann beginnt die erste Nachbesprechung.)

Therapeutin: „Was ist jetzt noch nach der Filmbetrachtung da, wenn Sie an das belastende Ereignis denken? Welche Gedanken, Gefühle oder Körperempfindungen sind zurückgeblieben?"

Herr L.: „Ein bisschen ist von der Wut und der Hilflosigkeit noch zu spüren, aber nur schwach."

Therapeutin: „Wo im Körper spüren Sie das?"

Herr L.: „Im ganzen Brustkorb, aber nur ganz schwach."

Therapeutin: „Das ist völlig in Ordnung, manchmal ist es so, dass so ein Gefühl noch eine Weile ‚nachhallt', wenn man es so stark aktiviert hat. Ist noch mehr zurückgeblieben?"

Herr L.: „Der Gedanke, dass wir doch noch Kinder waren und man so etwas mit Kindern nicht machen kann, dass man denen das nicht zumuten kann, das ist völlig daneben! Und dass ich total überfordert war damit, ich konnte einfach nichts machen."

Therapeutin: „Das sind ganz wichtige Erkenntnisse und Gedanken, die uns auch noch in den nächsten Stunden beschäftigen werden. Wenn Sie das noch mal alles zusammenfassen, die Reste von Hilflosigkeit und Wut, die Gedanken, wie unzumutbar und überfordernd das für Sie war, verbunden mit den nachklingenden

Bildern des Films, wie belastend fühlt sich das jetzt noch für Sie an auf der Ihnen bekannten Skala von null bis zehn?"

Herr L.: „Vier."

Therapeutin: „Sehr gut, dann ist also die Belastung schon ein ganzes Stück zurückgegangen. Meistens ist es nach solchen Sitzungen so, dass sie noch eine ganze Weile nachwirken, sich das alles noch ein bisschen ‚setzt' und auch im weiteren Verlauf die Belastung durch das Ereignis sinkt. Das ist schon sehr erfreulich, dass es jetzt so deutlich gesunken ist. Können Sie sich noch an Ihren positiven Satz erinnern, der mit ‚ich bin' beginnt?"

Herr L.: „‚Ich habe die Kontrolle.'"

Therapeutin: „Ja, das haben Sie sich sehr gut gemerkt. Dieser Satz wird in unseren weiteren Sitzungen sicher auch noch eine größere Rolle spielen. Wir haben heute gesehen, dass das für Sie ein wichtiges Thema ist, Kontrolle zu haben, so gut es eben möglich ist, Kontrolle zu haben oder wiederzubekommen.

Spüren Sie jetzt bitte noch einmal in sich hinein: Gibt es noch irgendetwas, was Sie in Bezug auf das bearbeitete Ereignis und die Filmbetrachtung sagen möchten, was noch wichtig zu ergänzen ist?"

Herr L.: „Nein, im Moment nicht."

Therapeutin: „Okay, dann beenden wir jetzt die Sitzung. Ich glaube, das war sehr anstrengend für Sie, aber Sie haben gut durchgehalten. Ich möchte Sie noch darauf hinweisen, dass die Verarbeitungsprozesse, die wir hier angestoßen haben, weiterwirken. Rechnen Sie damit, dass alles noch nachwirkt. Und es wäre gut, sich heute und in den kommenden zwei Tagen Ruhe zu gönnen, sich keinen außergewöhnlichen Belastungen auszusetzen.

Sie können sich alles, was noch an Gedanken, Gefühlen und Körperempfindungen an die Oberfläche kommt, notieren und zur nächsten Sitzung mitbringen. Sollten sehr belastende Gefühlszustände auftreten, können Sie sich telefonisch bei mir melden. Wir können dann sehen, ob es reicht, telefonisch darüber zu sprechen oder ob wir einen Zusatztermin vereinbaren müssen. Ansonsten haben wir ja einen sehr zeitnahen nächsten Termin bereits vereinbart, wo wir dann noch eine ‚Nachlese' der heutigen Sitzung machen können. Ist das so in Ordnung für Sie? Haben Sie noch Fragen?"

Herr L.: „Nein, ich glaube, ich werde klarkommen. Ich kann das immer ganz gut wegschieben."

Therapeutin: „Das ist prima und auch in Ordnung. Alles, was ich eben gesagt habe, ist auch nur zu Ihrer Sicherheit, sozusagen als Back-up. Oft kommt auch gar nichts weiter hoch und vielleicht denken Sie überhaupt nicht mehr über die Sitzung nach. Auch das ist okay."

Die zweite Nachbesprechung fand in diesem Fall fünf Tage nach der Screensitzung statt. Die beiden Termine wurden schon in der vorangegangenen Therapiesitzung festgelegt. Dies war gut möglich, da der Klient aus beruflichen Gründen keinen festen Termin in der Woche hatte, sondern der Termin von Mal zu Mal vereinbart wurde. Bei wöchentlichen Terminen kann es sinnvoll sein, einen Zusatztermin zur Nachbesprechung zu vereinbaren, weil eine volle Woche zwischen Screensitzung und Nachbesprechung zu lang werden kann.

Hinweis zum weiteren Verlauf: Die Rolle des Vaters, der hier einfach weggegangen ist, wurde später noch intensiv thematisiert. Es waren andere Erlebnisse, die innerlich besonders stark mit dem Vater und dessen Unzuverlässigkeit und Impulsivität verknüpft waren.

6.4 Weitere bewährte Methoden zur Traumakonfrontation

6.4.1 *Screeningmethode kombiniert mit BASK*

Diese bewährte und viel angewandte Kombination aus Screentechnik und sogenanntem BASK-Modell wurde vor allem für komplex traumatisierte Klienten entwickelt (van der Hart et al.,1993; Huber, 2004). Vor dem eigentlichen Prozess wird auftauchendes Traumamaterial (z. B. in Form von Flashbacks oder Albträumen) mittels der Screentechnik auf eine externe (imaginäre) Leinwand oder einen Monitor projiziert und das Geschehen aus der Beobachterperspektive geschildert. Mithilfe der Fernbedienungsübung (S. 91) können die Schnelligkeit der Bilder und die Distanz des Betrachters zum Geschehen reguliert werden. Der „Film“ kann dann imaginär in einen Tresor oder ein ähnliches sicheres Behältnis gepackt werden.

In der Phase des eigentlichen Konfrontationsprozesses werden die im Vorfeld verpackten Traumainhalte portionsweise durchgearbeitet. Dabei wird das BASK-Modell angewandt. Folgende vier zum Traumaerleben gehörigen Bereiche werden untersucht und als Stichworte aufgelistet:

Behavior (Verhalten): Es wird aufgelistet, welche Aspekte des Verhaltens zum Trauma gehören.

Affekt: Es wird erarbeitet, welche Gefühle beim Trauma eine Rolle gespielt haben.

Sensation (Körperempfindung): Es wird geprüft, welche Körperempfindungen im Rahmen des traumatischen Geschehens die größte Bedeutung hatten.

Knowledge (Gedanken / Bewertungen): Es wird herausgearbeitet und aufgelistet, welche Gedanken und Bewertungen das traumatische Erlebnis begleiteten.

Anschließend wird ein erster sogenannter pathogener Kern des Traumas ausgewählt. Damit ist das Schlimmste gemeint, das den Betroffenen an dem erlebten Trauma entsetzt hat. Beim eigentlichen Screening wird dann der imaginäre „Film" des Traumas mitsamt den erarbeiteten dazugehörigen BASK-Stichworten aktiviert.

Beim Durchgehen des Films erfolgt eine Konzentration auf alles, was mit dem vorher benannten pathogenen Kern zusammenhängt. Dabei bemüht sich der Betroffene, eine möglichst hohe Intensität dieses Kerns zu erleben.

Für eine intensivere Einarbeitung in das BASK-Screeningmodell empfehle ich das Buch *Wege der Traumabehandlung* von Michaela Huber (2003).

6.4.2 Eye Movement Desensitization and Reprocessing (EMDR)

Die EMDR-Methode wurde ursprünglich von Francine Shapiro entwickelt. Im deutschsprachigen Raum ist Arne Hofmann einer der bekanntesten Ausbilder (Shapiro, 2012; Hofmann, 1999). EMDR beruht auf der Beobachtung, dass schnelle Augenbewegungen von links nach rechts und zurück im Gehirn traumaverarbeitende Prozesse in Gang setzen.

Zu Beginn der Behandlung, die natürlich auch in ein psychotherapeutisches Gesamtsetting eingebettet sein sollte, wird das traumaassoziierte Netzwerk aktiviert, indem von einer traumatischen Erinnerung das am stärksten belastende Bild, die negative Kognition, die dazugehörige positive Kognition, die Gefühle und Körperwahrnehmungen aktiviert werden und dann die *bipolare Stimulation* beginnt: In einem Abstand von 30 bis 50 cm bewegt der Therapeut seine Hand auf Augenhöhe des Klienten schnell hin und her. Dieser Prozess wird unterbrochen von kurzen Pausen, in denen der Therapeut den Klienten fragt, was an Bildern, Empfindungen o. Ä. aufgetaucht ist.

Das Setting bzw. Prozedere des EMDR ermöglicht ein „Durcharbeiten im Schnelldurchgang", was sowohl Chancen als auch Risiken in sich birgt. Die Chance ist, relativ rasch und gezielt Traumaerinnerungen zu prozessieren. Die Schnelligkeit und Intensität beinhalten jedoch auch das Risiko, dass es dem Klienten zu viel wird und ihn das auftauchende Material emotional überfordert.

Aus diesem Grund ist es bei dieser ebenso wie bei den anderen geschilderten Methoden wichtig, dass der Therapeut gut ausgebildet ist (inkl. Umgang mit auftretenden Dissoziationen) und ein Stoppsignal vereinbart wird, mit dem der Klient deutlich machen kann, dass ihm etwas zu viel wird.

Auch in diesem Fall stufe ich die Screeningmethode als schonender ein, empfehlenswert kann zum Beispiel ein kombiniertes Vorgehen mit Screeningsitzungen zu Anfang und späteren EMDR-Durcharbeitungssitzungen sein.

Der Indikationsbereich für die Anwendung der EMDR-Methode hat sich in den letzten Jahren erweitert. Inzwischen werden nicht nur Traumafolgestörungen, sondern z. B. auch Depressionen und Angststörungen mit EMDR behandelt. Auch zur Verankerung von Ressourcen kann EMDR eingesetzt werden und ist somit für darin geübte Therapeuten auch für die Stabilisierungsphase einsetzbar (Rost, 2014). Dabei werden statt durch schnelle Augenbewegungen durch langsames bipolares Stimulieren Ressourcen bzw. positive Gefühlszustände verankert.

Das Vorgehen beim EMDR wird in acht Phasen unterteilt. Sie spiegeln auch allgemeine traumatherapeutische Prinzipien wider, wie die Abfolge von Stabilisierung – Durcharbeitung (nach Auflistung und Gewichtung der Traumata) und Neuorientierung. Auch die Vorphase mit allgemeinen psychotherapeutischen Elementen wie Anamnese, Beziehungsaufbau, Diagnostik und Differenzialdiagnostik sowie Psychoedukation, Zielsetzung und Behandlungsplanung gilt für alle traumatherapeutischen Vorgehensweisen.

Die acht Phasen der EMDR-Behandlung

Phase 1: Anamnese und Behandlungsplanung

Hierzu zählt die allgemeine Anamnese sowie die spezifische Traumaanamnese. Ähnlich wie bei der „Belastungsliste“ (Abschn. 6.2.1) werden die traumatischen Ereignisse benannt und gewichtet (Belastungsskala 0–10). Bei sogenannten Traumaclustern (Serie von ähnlichen Traumata) werden nicht alle benannt, sondern nur einige herausgearbeitet. Arne Hofmann (1999) hat herausgefunden, dass dies auch gar nicht nötig ist, sondern zur erfolgreichen Durcharbeitung eine „Auswahl“ (z. B. nach dem „First-worst-last“-Prinzip) einen ausreichenden Effekt hat.

Wichtiges Element der ersten Phase ist auch die Ressourcenarbeit, zum Beispiel mithilfe eines Ressourcendiagramms. Dieses kann so gestaltet sein, dass man bei der chronologischen Anamnese sowohl nach Belastungen als auch nach Ressourcen eines bestimmten Lebensabschnittes fragt und beides entlang einer aufgezeichneten Lebenslinie als Bild darstellt.

Am Ende der Phase 1 steht das genaue Aufklären des Klienten über das weitere Prozedere und ein Therapievertrag mit Einverständniserklärung.

Phase 2: Vorbereitung und Stabilisierung

In diese Phase gehört der Aufbau von äußerer und innerer Sicherheit. Äußere Sicherheit im Sinne von Kontaktabbruch mit Tätern sowie existenzieller Sicherheit im Sinne von Klärung einer akzeptablen Wohn-, Arbeits- und Finanzsituation. Auch ein funktionierendes soziales Netzwerk gehört dazu.

Innere Sicherheit sollte mithilfe eines gut eingeübten „inneren sicheren Ortes" etabliert werden. Im Alltag sollte eine ausreichende Affektkontrolle vorhanden sein sowie ein gut funktionierendes Krisenmanagement zur Überwindung von Selbstverletzung und Suizidalität.

Eine ausreichende Stabilisierung vor der Durcharbeitung wird im EMDR sehr ernst genommen, weil ein vorschneller Einsatz der Stimulation zu hochakuten Krisen und Dekompensationen führen kann, insbesondere bei komplex traumatisierten Klienten.

Frau K. (39) kam zur ambulanten Therapie in meine Praxis. Ihren Alltag beschrieb sie als „sehr chaotisch". Sie sei schon viel Monate arbeitsunfähig, zu Hause habe sie ständig Dissoziationen in Form von plötzlichem Zusammensacken ihrer Beine. Anamnestisch berichtet sie von sehr belastenden Kindheitserfahrungen durch häufige Krankenhausaufenthalte wegen eines extrem ausgeprägten Asthma bronchiale. Als junge Frau sei sie von einem Bekannten vergewaltigt worden. Depressionen, Ängste und Selbstablehnung traten als Folge dieses Übergriffs auf. Sie habe dann von einer Studie erfahren, bei der traumatisierte Menschen durch EMDR behandelt werden sollten, und meldete sich dort an. Nach wenigen Vorgesprächen, in denen ihre Alltagsprobleme nicht genau genug angeschaut wurden und ohne dass sich eine stabile therapeutische Beziehung entwickelt hatte, begannen die EMDR-Stimulationssitzungen. Schon nach der ersten Sitzung brach die Klientin zusammen, litt massiv unter Flashbacks und dissoziativen Zuständen. Sie brach die Behandlung ab, konnte anschließend in einer mehrwöchigen stationären Traumatherapie nur leidlich stabilisiert werden.

In diesem Beispiel sind gleich eine ganze Reihe von wichtigen Voraussetzungen zur Traumadurcharbeitung missachtet worden. Die Folgen waren für die Klientin fatal. Sie hat sich nie wieder an eine Traumadurcharbeitung herangewagt, das Vertrauen in Therapeuten und Therapiemethoden war für lange Zeit erschüttert.

Phase 3: Bewertung des Traumas

Ein erstes Trauma oder belastendes Ereignis wird ausgewählt, am besten eines, welches aktuell für stark beeinträchtigende Symptome sorgt. Bei komplex traumatisierten Klienten sollte ein eher weniger belastendendes Ereignis ausgewählt werden, um erste Erfahrungen mit der Methode machen zu können und einschätzen zu können, wie sie auf den Prozess reagieren.

Dann werden folgende Aspekte des Traumas „herausgearbeitet":
- das **„schlimmste Bild"**, der Moment, der die größte Belastung darstellt,
- eine ***negativen Kognition***, eine „Versprachlichung" des schlimmsten Bildes bzw. der am meisten belastende Gedanke, der mit dem schlimmsten Bild assoziiert ist (s. a. Erklärung zur negativen und positiven Kognition bei der Beschreibung von NaTs, S. 133, Beispiele: „Ich bin schuld", „Ich bin wertlos", „Ich bin unfähig"),
- die dazu passende **positive Kognition**, das thematisch passende „Gegenstück", das in Worte fasst, was der Betroffene lieber über sich denken würde (Beispiele: „Ich bin o.k., so wie ich bin", „Ich habe getan, was ich tun konnte", „Ich bin kompetent.")

Dann wird die gefühlte „Stimmigkeit" der positiven Kognition auf einer Skala eingeschätzt, die sich VoC *(Validity of Cognition)* nennt und von Francine Shapiro entwickelt wurde. Diese Skala reicht von 1 (= stimmt überhaupt nicht) bis 7 (= völlig zutreffend). Es folgt die Frage an den Klienten, welches Gefühl das schlimmste Bild und die negative Kognition auslösen (zum Beispiel Wut, Angst, Traurigkeit, Scham, Hilflosigkeit). Die Belastungsintensität der Erinnerung wird erneut auf der Belastungsskala von 0–10 eingeschätzt. Zum Abschluss dieser Phase wird noch nach dem Körpergefühl gefragt, welches durch die Erinnerung ausgelöst wird.

Phase 4: Desensibilisierung und Durcharbeitung

Das ausgewählte Trauma wird nun noch einmal fokussiert, also „scharf gestellt", indem sich der Klient auf folgende drei Elemente konzentriert:
1. schlimmstes Bild,
2. negative Kognition,
3. assoziiertes Körpergefühl.

Wenn auf Nachfrage der Betroffene mit diesen drei Elementen „in Kontakt" ist, beginnt die Therapeutin mit der bilateralen Stimulation. Meistens erfolgt diese durch die eingangs beschriebenen schnellen Augenbewegungen. Sollte dies (z. B. bei Augenerkrankungen) nicht möglich sein, können auch andere Formen der Stimulation angewandt werden. Eine Möglichkeit ist zum Beispiel das „Tapping". Dabei tippt die Therapeutin abwechselnd auf die rechte und linke Hand des Klienten. Darüber hinaus gibt es auch technische Hilfsmittel, so zum Beispiel schaumstoffgepolsterte Knöpfe, welche der Klient in die Hand nimmt und die abwechselnd eine Vibration erzeugen. Oder auch links und rechts abwechselnde Klickgeräusche, die über einen Kopfhörer eingespielt werden.

Diese Beispiele zeigen, dass es hauptsächlich darauf ankommt, durch eine (auf unterschiedlichem Weg erzeugte) bipolare Stimulation das Gehirn bzw. bestimmte Gehirnregionen zu aktivieren. Die Gleichzeitigkeit von Gehirnstimulation und Fokussierung des Traumamaterials ist der entscheidende Faktor für das „Reprozessieren" und damit für die Verarbeitung. Dies ist auch die Erklärung dafür, warum EMDR – bei Beachtung aller genannten Vorsichtsmaßnahmen – so intensiv und rasch wirken kann: Es ist eine über Sinneskanäle „direkt im Gehirn" ansetzende Methode und dadurch schwieriger modulier- und steuerbar. Eine fundierte EMDR-Ausbildung ist aus diesem Grund eine zwingend notwendige Voraussetzung für die Anwendung dieses Verfahrens. Von der „Selbstbehandlung" Traumaüberlebender oder der Anwendung durch Therapeuten ohne Ausbildung und Supervision ist dringend abzuraten!

Eine besondere Herausforderung stellt die Behandlung von komplex traumatisierten Klienten dar. Hier ist nicht nur eine Grundausbildung in EMDR notwendig, sondern auch eine Vorbereitung auf besonders schwierige Situationen in der Behandlung, wie Blockaden (der Prozess geht nicht weiter, es taucht kein Material auf), „Kreiseln" (das Material bleibt gleich, der Belastungsgrad verändert sich nicht) oder Affektbrücken (es taucht Material aus anderen traumatischen Situationen auf).

Auch für die Einschätzung von sogenannten Abreaktionen (z. B. Schmerzen, Weinkrämpfe, unwillkürliche Körperbewegungen) ist Erfahrung notwendig. Diese dürfen zwar während der Durcharbeitung auftreten, jedoch nur in einer Weise, dass die Betroffenen nicht zu sehr belastet und destabilisiert werden oder so stark dissoziieren, dass sie nicht prompt und sicher reorientiert werden können.

Phase 5: Verankerung

Die „gefühlte Stimmigkeit" der positiven Kognition auf der VoC-Skala wird jetzt noch einmal erfragt. Das Ansteigen des VoC-Wertes, also die Zunahme der Stimmigkeit der positiven Kognition, gilt als erstes Instrument, den Erfolg des Reprozessierens zu überprüfen. Der Wert sollte zwischen 6 und 7 liegen, bevor die nächste Phase beginnt.

Phase 6: Körpertest

Der Klient wird jetzt noch einmal aufgefordert, in seinen Körper hineinzuspüren und sowohl positive als auch negative Körperempfindungen bewusst wahrzunehmen und zu benennen.

Negative Körperempfindungen werden als Traumamaterial (traumaassoziierte Somatisierungsstörung) aufgefasst und erneut durchgearbeitet, das heißt, es geht vom Ablauf her zurück zu Phase 4.

Positive Körpergefühle werden verstanden als Hinweis auf erfolgreiches Reprozessieren und können mit langsamen Augenbewegungen (wie beim Vertiefen von Ressourcen durch EMDR) verankert werden.

Phase 7: Abschluss

Die Belastungsintensität der Traumaerinnerung sollte am Ende der Behandlung bei 0 oder 1 liegen. Ist dies nicht der Fall, kann mithilfe einer Distanzierungstechnik wie z. B. dem Tresor (S. 87) das bisher nur inkomplett bearbeitete Traumamaterial erst einmal in dem Tresor „deponiert" werden, um dann bei der nächsten Sitzung weiter bearbeitet zu werden. Bei komplex traumatisierten Klienten ist dies (Belastungswert nach Prozessieren > 1) sehr häufig der Fall.

Ist der angestrebte Belastungswert von 0–1 tatsächlich erreicht, spricht dies für den Erfolg der Behandlung und man kann in einer der nächsten Sitzungen die nächste Traumaerinnerung zur Bearbeitung auswählen.

Phase 8: Überprüfung

In der auf die Bearbeitungssitzung folgenden Therapiestunde wird sowohl der Grad der Belastung (0–10) als auch die Stimmigkeit der positiven Kognition (VoC-Skala) noch einmal eingeschätzt, um den Effekt der Behandlung zu überprüfen. Auch „Nachwehen" der Sitzung (danach aufgetauchte Gedanken, Träume, Gefühle oder Körperempfindungen) werden erfragt.

Die Durcharbeitung des Traumamaterials ist dann als erfolgreich anzusehen, wenn nicht nur das Traumamaterial weniger Belastung erzeugt, sondern auch, wenn es Hinweise darauf gibt, dass sich das Durcharbeiten auf das Alltagsleben, die Alltagsprobleme und den Blick auf die Zukunft auswirkt.

Das Wesen der dritten Traumatherapiephase – Trauer und Neuorientierung – besteht darin, dass sowohl Erleichterung als auch ein Trauerprozess spürbar werden. Ganz besonders wichtig ist:

> Die Fokussierung auf das erlittene Trauma löst sich immer mehr auf und es wird wieder möglich, positiv und mit dem Vertrauen auf die eigenen Gestaltungsmöglichkeiten in die Zukunft zu blicken.

Wie viele andere Traumatherapeuten setze ich sowohl EMDR als auch die Screentechnik (NaTs) ein. Es braucht ein Stück Erfahrung und Fingerspitzengefühl, um zu entscheiden, wann welche Technik geeigneter ist.

Sehr hilfreich finde ich den Tipp von Michaela Huber (2003b), beide Methoden anzuwenden, bei komplex Traumatisierten jedoch bei der Bearbeitung der ersten Traumaerinnerungen mit der besser kontrollierbareren Bildschirmtechnik anzufangen. Darüber hinaus weist sie auf die Erfahrung hin, dass Klientinnen, die beide Methoden kennengelernt haben, oft selbst ein Gespür dafür entwickeln, welches Vorgehen bei welcher Traumaerinnerung passender ist.

Nach dieser Betrachtung der meines Erachtens wichtigsten Traumakonfrontationsmethoden ist klar geworden, dass es von der Stabilität der Klienten abhängt, welche Methode geeignet ist. Bei Klienten nach Monotrauma mit wenig biografischer Belastung und guter Alltagsstabilität kann nach einer kurzen Stabilisierungsphase die Screenmethode (z. B. NaTs) oder EMDR angewandt werden. Bei stärkerer biografischer Vorbelastung bzw. traumatischen Ereignissen in der Vorgeschichte sollte entweder nur gescreent werden oder vor der EMDR-Behandlung einige Screensitzungen zur Probe der Belastbarkeit erfolgen. Liegen eine komplexe Traumatisierung und wenig Alltagsstabilität vor, ist es ratsam, mit der Screenshot-Technik anzufangen, um die Belastbarkeit zu prüfen (alternativ die CIPOS-EMDR-Variante). Führen auch diese schonenderen Verfahren immer wieder zu Dissoziationen, sollte vorsichtshalber keine weitere Konfrontation mehr erfolgen. Alle Stabilisierungsarbeit hat auch einen Sinn für sich allein. Wenn eine Traumadurcharbeitung nicht möglich ist, kann der Betroffene in der Therapie trotzdem viel erreichen. Auch das Erstellen der Belastungsliste, sofern möglich, beinhaltet schon eine – wenn auch minimale – Bearbeitung des Traumamaterials dadurch, dass Ereignisse benannt und eingeschätzt werden.

7. Phase III: Trauer und Neuorientierung

Aus meiner Sicht beschreibt der Begriff Neuorientierung das Wesen der dritten Traumatherapiephase am treffendsten. Trauer ist ein wichtiger Bestandteil dieser Phase, kann aber auch schon in der zweiten Phase einsetzen. Auch die Traumaintegration beginnt – insbesondere auf hirnbiologischer Ebene – schon in der zweiten Phase.

> Die Neuorientierung ist das wichtigste Element in dieser Phase, weil es darum geht, sich wieder in eine andere Richtung zu orientieren, weg von der Betrachtung des Traumas und dessen Folgen, hin zu dem, was es jetzt an Möglichkeiten gibt.

Jochen Peichl hat in seinem aktuellen Buch *Integration in der Traumatherapie: Vom Opfer zum Überlebenden* (2018) für die letzte Traumatherapiephase vor allem den meines Erachtens sehr passenden Begriff „Wiederanknüpfen“ herausgestellt. Wenn man zurück zu den Ursprüngen der Traumaforschung geht, zu dem für die moderne Traumatherapie bahnbrechenden Werk von Judith Herman (*Die Narben der Gewalt,* 2018), findet man interessanterweise die Formulierung *reconnecting with the world* („Wiederanknüpfen an die Welt“) für Phase III, was aber leider in der deutschen Ausgabe mit „Integration und Neuorientierung“ übersetzt wurde. Im Laufe der Zeit findet man in der Literatur dann zunehmend die Betonung der Integration, genauere Ausführungen zur Neuorientierung bzw. zum Wiederanknüpfen finden sich nur selten.

Die dritte und letzte Phase der Traumatherapie ist genau genommen die wichtigste. Hier gilt es, sehr genau hinzuschauen und sicherzustellen, dass sie gelingt. Auch wenn in der Traumadurcharbeitung die eigentliche Bearbeitung des Traumas geschieht, kann ein Traumabetroffener nur dann von dieser Bearbeitung wirklich langfristig profitieren, wenn eine Neuorientierung glückt. Ein wesentliches Kriterium, an dem man das Gelingen von Trauer und Neuorientierung erkennen kann, ist eine Ausrichtung auf die Zukunft und neue Entwicklungsoptionen bzw. neue Ziele. Dabei kann die Phase der Trauer sehr unterschiedlich lang und intensiv ausfallen. Es gibt Menschen, die nach der Traumadurcharbeitung noch monatelang trauern und diese Phase auch brauchen, um die Schwere des Geschehenen zu würdigen. Andere wenden sich relativ rasch neuen Zielen zu oder Zielen, welche sie vor der Traumatisierung schon verfolgt hatten. Beides ist völlig in Ordnung und Therapeuten sollten sich flexibel zeigen und den individuellen Verlauf respektieren und begleiten. Gerade eher rasche Verläufe führen manchmal zu einer Irritation des Therapeuten. Dabei kann die Annahme, Trauer habe zu wenig Platz gehabt, vorschnell sein. Ein

Vertrauen darauf, dass sich genau so viel Trauer zeigt, wie es für den Betreffenden gut ist, hilft hier eher weiter. Wie nach Verlusten so kann auch nach einer Traumabearbeitung die Trauer in Wellen verlaufen. Auch das ist in Ordnung.

Alle im Folgenden aufgeführten Elemente der Hilfestellung bei Trauer und Neuorientierung sind deshalb als Angebot für Betroffene gedacht, nicht als Pflichtprogramm. Es ist zu akzeptieren, wenn der Klient es wünscht, sich ohne Rituale der Neuausrichtung und Zukunftsorientierung zuzuwenden. Manchmal kann es eine sehr gesunde Reaktion sein, wenn Betroffene entschieden oder auch aus einem Gefühl der Erleichterung heraus die Haltung einnehmen: „Jetzt ist Schluss! Das Trauma hat mein Leben so lange bestimmt, jetzt will ich mich wieder den Dingen zuwenden, die für mein heutiges Leben und meine Zukunft wichtig sind."

Problematisch betrachte ich eher jene Verläufe, bei denen Klienten auch nach Abschluss mehrerer Traumatherapien das Trauma als lebensbestimmend erleben. Dies kann mehrere Gründe haben: Es kann sein, dass die Therapien entscheidende Elemente des Traumas nicht erfasst haben, es kann aber auch sein, dass die Neuorientierung weg vom Trauma hin auf die Zukunft nicht gelungen ist. In manchen Fällen ist die Traumatisierung so schwerwiegend, dass es nur sehr eingeschränkt gelingt, sich neu zu orientieren. Nach meiner Erfahrung ist jedoch eine in der Therapie zu wenig beachtete und fokussierte Phase der Trauer und Neuorientierung ebenfalls eine mögliche Ursache.

In den Supervisionen erlebe ich manchmal, dass Therapeuten nach der Phase der Traumadurcharbeitung ratlos sind, wie die dritte Phase zu gestalten ist. Auch bei den Klienten entsteht dann ein Gefühl von Ratlosigkeit: „… und was jetzt?" Grundsätzlich kann man festhalten, dass folgende Elemente zentral sind für die dritte Phase der Traumatherapie:

- Trauerbegleitung,
- Gestaltung von Ritualen,
- Sinnfindung und
- Zukunftsorientierung.

7.1 Die Trauerbegleitung

„Die Welt ist stärker als der Mensch, aber die Sinndeutung der Welt ist stärker als die Welt."

(Andre Malraux)

Jedes Trauma stellt einen Verlust dar, nicht nur, wenn ein nahestehender Mensch stirbt oder ein Unfall lebenslange Folgen hinterlässt, auch andere traumatische Erlebnisse bedeuten einen Verlust an Lebensglück und stellen Sinn und Zusammenhang von Lebensabschnitten infrage. Ein normaler Trauerverlauf ist möglich, es kommt jedoch deutlich häufiger zu Störungen, Blockaden und Komplikationen im Trauerverlauf als bei nichttraumatischen Verlusten. Dies hängt auch damit zusammen, dass manchmal der Betroffene selbst, aber auch ganz besonders die Umgebung die Verarbeitung eines Traumas nicht als Trauerprozess wahrnimmt. Es stehen nicht selbstverständlich gesellschaftlich verankerte Trauerrituale zur Verfügung. Wie bei den meisten Formen von Verlusten ist der gesellschaftliche Druck groß, möglichst schnell wieder zur „Tagesordnung" überzugehen, zu funktionieren, nach vorne zu schauen und andere nicht mit „Untröstlichkeit" zu belasten. Die Traumatherapie kann hier einen entscheidenden Beitrag leisten, wenn es darum geht, der Trauer einen Raum und eine Form zu geben und sie empathisch zu begleiten.

Betrachten wir noch einmal den Punkt, an dem wir uns zu Beginn der dritten Traumatherapiephase befinden. Der Traumabetroffene hat sich im Rahmen der Stabilisierungsphase einiges an „Werkzeug" angeeignet, um die eigene Stimmung sowie innere Spannungszustände zu regulieren. Er hat gelernt, sich innere Ressourcen zu erschließen und bewusst zu machen, und er hat die Dynamik und das Zusammenspiel seiner Selbstanteile besser verstanden. Dies führt wahrscheinlich schon zu einer besseren Bewältigung des Alltags, möglicherweise auch zur Entschärfung zwischenmenschlicher Konflikte und zur Verbesserung von Beziehungen.

In der Phase der Traumakonfrontation hat er dann mit therapeutischer Begleitung die wichtigsten traumatischen Szenen noch einmal durchgearbeitet. Das hat (bei gutem Verlauf) dazu geführt, dass das Trauma mehr zur Vergangenheit geworden und emotional ein gutes Stück weiter „weggerückt" ist. Symptome wie Flashbacks, Intrusionen und dissoziative Zustände sind deutlich zurückgegangen. Insgesamt ist durch die geglückten zwei ersten traumatherapeutischen Phasen deutlich mehr psychische Stärke und Energie freigesetzt worden und steht dem Betroffenen jetzt für die Bewältigung der dritten Phase zur Verfügung. Es ist nun besser möglich, Gefühle zuzulassen, ohne zu dekompensieren oder zu dissoziieren. Zu Anfang wäre eine Beschäftigung mit der traumaassoziierten Trauer noch nicht möglich gewesen, doch jetzt ist es an der Zeit, sich ihr zu stellen. Trotz allen Fortschritts in der Regulierung von unangenehmen und potenziell überwältigenden Gefühlen im Verlauf einer Traumatherapie kann es sehr hilfreich bzw. notwendig sein, Hilfestellung zur Bewältigung der Trauer anzubieten.

Eine sehr schöne Hilfestellung habe ich in Form einer Imagination bei Luise Reddemann (2001) gefunden. Viele Klienten empfinden diese Imagination als sehr hilfreich für den Trauerprozess.

Die Autorin schlägt vor, sich ein Haus vorzustellen, in dem jedes Gefühl ein eigenes Zimmer hat. Neben anderen Gefühlen hat auch die Trauer das ihr gebührende Zimmer. Andere Gefühle, die zum Trauerprozess gehören, wie die Verzweiflung oder auch die Wut, können ebenfalls einen Raum bekommen. Diese Zimmer werden dann liebevoll und achtsam ausgestaltet, sodass alles passend ist und sich stimmig anfühlt. Und dann stellt man sich vor, die einzelnen Gefühle zu „besuchen", indem man das entsprechende Zimmer aufsucht. Die Zimmer der belastenden Gefühle können erst einmal von der Türschwelle aus betrachtet werden, man muss das Zimmer gar nicht sofort betreten. Wird dies ein paarmal wiederholt, kann man sich auf diese sanfte Art dem Gefühl annähern und dann schließlich wagen, dem Raum / Gefühl einen „Besuch abzustatten".

Gerade bei dem Gefühl der Trauer, das viele Menschen fürchten und das in unserer Gesellschaft immer noch teilweise tabuisiert ist, kann es den entscheidenden Unterschied machen, dass Betroffene die Trauer bewusst und im selbst gewählten Tempo „besuchen", anstatt von ihr „heimgesucht" zu werden. Die behutsame Annäherung an das belastende Gefühl ermöglicht es, die Intensität und Dauer selbst zu regulieren, statt überwältigt zu werden. Ähnlich wie bei der Traumaexposition halte ich auch hier eine „sanfte Berührung" mit dem Schmerzlichen für wirksamer und stärkender als eine intensive Konfrontation. Das dosierte und vorsichtige Vorgehen ist auch deshalb empfehlenswerter, weil es dem Betroffenen leichter gelingt, die Imagination im Laufe der Zeit und nach guter Anleitung und Begleitung in den Therapiestunden auch für sich alleine durchzuführen.

Zusätzlich zu dem Besuch der Trauer und Verzweiflung kann dann auch die Hoffnung, der Mut, die Zuversicht und die Freude besucht werden, sodass es auch wieder mehr Raum für angenehme Gefühle gibt. Das Tempo bestimmen stets die Traumaüberlebenden.

7.2 Gestaltung von Ritualen

Beschäftigt man sich näher mit der Definition und Funktion von Ritualen, so wird deutlich, wie vielschichtig, vielgestaltig und multifunktional Rituale sind. Am interessantesten scheint mir in diesem Zusammenhang das Ritualkonzept von Victor Turner, dem großen Erforscher afrikanischen Brauchtums, sowie die Erklärung von Ritualen vor dem Hintergrund des Begriffs der Affektlogik von Luc Chiompi. Im Folgenden möchte ich die wichtigsten Gedanken dieser zwei Ansätze darstellen, um dann anschließend darauf einzugehen, wie Rituale ganz konkret in der dritten Traumatherapiephase umgesetzt werden können.

Symbolische Handlung mit enormer Veränderungskraft

Turner begreift das Ritual als eine kraftvolle symbolische Handlung mit enormer Veränderungskraft. Das Ritual sei wie ein „restringierter Code", ein Begriff von Basil Bernstein (Bernstein, 1964), was bedeutet, dass es vorreflexiv und symbolisch verdichtet ist. Dies ist auch ein Grund für seine Wirksamkeit. Es ist eine entscheidende Erkenntnis, dass Veränderungsprozesse in Psychotherapien nicht durch rein kognitiv-reflexive Einsicht erreicht werden. Um eine Veränderung zu bahnen, umzusetzen und zu festigen, muss die Veränderung im Un- bzw. Vorbewussten, im Symbolischen, in der Alltagsroutine und vor allem im Affektleben des Klienten verankert werden. Aus diesem Grund arbeitet der systemische Therapieansatz häufig mit Ritualen. Sie dienen der Beschleunigung, Bahnung und Verankerung affektiver Prozesse.

Überbordende Gefühle fassen und lenken

Chiompi (2011) präzisiert diesen Gedanken noch dahingehend, dass Rituale und Riten dazu dienen, überbordende Gefühle zu fassen, zu formen und in konstruktive Bahnen zu lenken. Sie kanalisieren intensive Affekte mithilfe von Symbolen. Durch das Kanalisieren der Affekte geschieht gleichzeitig auch ihre Verwandlung, sie werden gebändigt und entschärft, können besser bewältigt werden und verlieren einen Teil ihrer destruktiven Energie.

> Rituale sind ein Mittel, um sehr intensive Gefühle, die potenziell gefährlich als auch hilfreich sein können, mit Symbolen in konstruktive Bahnen zu lenken und dadurch auch zu transformieren.

Dabei ist interessant, dass Rituale nicht von Menschen, sondern von der Natur „erfunden" wurden: Es finden sich – hinreichend wissenschaftlich belegt – in der Tierwelt zahlreiche ritualisierte Verhaltensweisen. Denken wir zum Beispiel an das Beschnuppern als Begrüßungszeremonie bei Hunden neben einer Vielzahl anderer zum Teil komplizierter Kampf-, Balz- und Paarungsrituale nicht nur bei Säugetieren, sondern sogar bei Fischen und Insekten. Weithin bekannt ist zum Beispiel der anrührende „Liebestanz", den Seepferdchen regelmäßig miteinander begehen, um ihre lebenslange Bindung zu festigen.

Wenn Rituale einer „symbolischen Affektkanalisation" (Chiompi, 2011, S. 69) dienen, so können sie in Therapien gut dort eingesetzt werden, wo eine explosive emotionale Situation vorliegt, die ausgedrückt werden will, die nach Klärung und Ordnung verlangt.

In der traumatherapeutischen Literatur findet man immer wieder den Hinweis darauf, dass es wichtig sei, Klienten selbst eine ihnen gemäße Form für ein Ritual finden zu lassen. Das stimmt zwar – und viele Traumabetroffene entwickeln dabei eine wunderbare Kreativität –, doch kann es ebenso hilfreich sein, Rituale anzubieten, Vorschläge zu machen und gemeinsam in der Therapie Ideen zu entwickeln. Dazu gehört zum Beispiel das Briefeschreiben: Das können Briefe an den Täter sein, an Mitwisser, aber auch an imaginierte hilfreiche Personen. Es empfiehlt sich, diese Briefe nicht abzuschicken.

Loslassen lernen

Manche Klientinnen haben das Bedürfnis, die Briefe wegzuschließen, zu verbrennen oder zu vergraben. Auch symbolische Gegenstände, die mit dem Trauma in Verbindung stehen, können vergraben („beerdigt") oder entsorgt werden. Ebenso kann man einen Gegenstand „auf die Reise schicken." Das kann folgendermaßen aussehen: Die Betroffene gestaltet oder bastelt einen Gegenstand (z. B. ein Papierschiffchen oder ein Kästchen), welches mit dem traumatischen Erlebnis in Verbindung gebracht wird, indem Stichworte darauf geschrieben oder Bilder darauf geklebt bzw. gemalt werden. Dann schickt sie den Gegenstand auf die Reise, indem sie ihn in einen Fluss, auf einen See oder ins Meer setzt. Dieses Ritual hat eine doppelte Wirkung: Zum einen kann das Auf-die-Reise-Schicken bewusst als ein Moment des Loslassens erlebt werden, zum anderen kann sich die Betroffene immer wieder an diese Szene des Loslassens erinnern, evtl. auch noch ein Bild vom „Ort des Loslassens" machen, um durch das spätere Anschauen des Bildes den Prozess des Loslassens immer wieder zu verankern.

Loslösung von Menschen

Ist es notwendig, sich zur Ablösung und Neuorientierung auch von Menschen zu trennen oder zu distanzieren, kann auch dieser Prozess durch Rituale begleitet werden. Abgesehen von dem manchmal notwendigen Kontaktabbruch mit Tätern oder Menschen, die „zugeschaut" haben, ohne zu helfen, haben Traumaüberlebende gelegentlich auch das Bedürfnis, sich von Menschen zu trennen, die in der Traumaverarbeitungsphase, statt empathisch mittragend zu sein, Vorwürfe gemacht haben oder sie „im Stich gelassen" haben. Manchmal gibt es das Bedürfnis, diesen Entschluss in Worte zu fassen oder sich zu verabschieden. Bei Freunden, mit denen es auch gute Zeiten gab, kann zudem das Bedürfnis entstehen, sich noch einmal zu bedanken.

Frau M. (41) war lange Zeit mit einer ehemaligen Schulkameradin gut befreundet. Sie machten regelmäßig gemeinsam Sport und gingen gerne zusammen aus. Als sie jedoch ihr Kindheitstrauma, einen einmaligen, aber sehr massiven Übergriff eines Onkels, durch eine aktuelle Belastungssituation nach Jahren wieder erinnerte, wurde sie erst depressiv und dann auch suizidal. Die Freundin konnte und wollte damit nicht umgehen, sondern machte ihr Vorwürfe. Sie solle sich nur zusammenreißen, dann würde die schlechte Stimmung weichen. Selbst eine Mitteilung darüber, warum sie depressiv geworden war, änderte nichts an der unempathischen Haltung. Die Freundin zog sich dann mit dem Hinweis zurück, sie wolle sich nicht herunterziehen lassen und Frau M. könne sich melden, wenn es ihr wieder besser gehe. Nachdem sich Frau M. mithilfe einer Traumatherapie nach einem guten Jahr wieder „zurück ins Leben gekämpft" hatte, entschied sie, den Kontakt zu ihrer Freundin nicht wieder aufzunehmen, sondern ihr einen Brief zu schreiben, in dem sie ihren Schmerz über das Im-Stich-gelassen-Werden ausdrückte, sich für die gute Zeit miteinander bedankte und ihr mitteilte, dass sie den Kontakt nun ganz beenden möchte.

Frau C. (37) wurde von ihrem Vater über mehrere Jahre sexuell missbraucht. An den Wochenenden und in den Ferien war sie oft bei ihrer Großmutter. In ihrer Not vertraute sie sich der Großmutter an, beschrieb, was der Vater mit ihr mache, und dass sie nicht mehr zurück in ihre Familie gehen wolle. Die Großmutter war zwar entsetzt und bestätigte ihr, dass das schlimm sei. Sie sagte ihr aber gleichzeitig, die Familie zu zerstören und die Mutter traurig zu machen sei noch schlimmer und deshalb solle sie einfach schweigen und es erdulden. Durch die Unterstützung ihrer Handballtrainerin, der sie sich anvertraute, kam der Missbrauch dann doch ans Licht und es folgte die Verurteilung des Täters sowie ein Kontaktabbruch auch mit der Mutter, die es geahnt hatte, ohne einzugreifen. Lange Zeit versuchte sie noch Kontakt zur Großmutter zu halten, hielt sich immer wieder die schönen Zeiten mit ihr vor Augen. Als sie jedoch einige Jahre später der Großmutter mitteilte, dass sie immer noch unter den Folgen leide und sich auch immer noch in Therapie befinde, reagierte diese mit Unverständnis, warf ihr vor, es müsse doch jetzt auch mal gut sein, wo sie schon die Familie zerstört habe. Die Klientin stürzte dadurch in eine tiefe Krise und entschied nach langem Abwägen, den Kontakt zur Großmutter abzubrechen. Sie schickte der Großmutter ein paar Bilder aus der gemeinsamen Zeit, in der das Positive eingefangen war. Dazu schrieb sie ihr einen Brief, in dem sie mitteilte, dass sie sich für das Gute bedanke, aber mit der Verharmlosung des Missbrauchs nicht umgehen könne und wolle. Immer, wenn sie großen inneren Schmerz verspürte, schaute sie sich Bilder von ihren Freundinnen an und sagte sich innerlich, dass diese neuen guten und verlässlichen Beziehungen jetzt ihre „Familie" seien.

In diesem letzten Beispiel sind gleich mehrere Rituale verborgen. Zum einen das Verschicken der Bilder, ein Ritual des Respektes und der Dankbarkeit für das Gute, was sie von der Großmutter erhalten hatte. Dann der Brief, in dem sie ihren Entschluss zum Kontaktabbruch zum Ausdruck brachte, und schließlich ein Ritual gegen den Trennungsschmerz von der Familie: das Anschauen der Bilder ihrer aktuellen Bezugspersonen verbunden mit dem tröstenden Satz (den sie sich immer wieder auch auf Karten schrieb und in ihrer Handtasche mit sich trug) „das ist jetzt meine Familie."

Täterkonfrontation

Oft gibt es auch den Wunsch nach Konfrontation mit dem Täter. Dies kann sowohl symbolisch (z. B. in Form eines Rollenspiels) als auch persönlich erfolgen – dann aber am besten im schützenden Rahmen der Praxis. Ist der Täter bereits verstorben, kann auch ein Besuch auf dem Friedhof hilfreich sein, wo man am Grab des Täters das ausspricht, was dem eigenen Bedürfnis entspricht. Nach traumatischen Verlusten kann es erst durch die Traumabearbeitung überhaupt möglich werden, das Grab des Verstorbenen zu besuchen.

Feinfühlige therapeutische Begleitung ist notwendig bezüglich der Frage, was angemessen ist, und vor allem, welche Motivation und welche Erwartungen sich mit der realen oder symbolischen Konfrontation mit Tätern verknüpfen. Jochen Peichl hat diesen so entscheidenden Aspekt folgendermaßen auf den Punkt gebracht: „Immer, wenn der Patient irgendetwas vom Täter will, dann ist die Konfrontation sehr in Gefahr zu scheitern" (2018, S. 208). Stattdessen gilt, was schon Judith Herman als adäquate Motivation für eine Konfrontation beschrieben hat: Es geht darum, dass Traumaüberlebende dem Täter offen ins Gesicht sagen können, wie sie über das traumatische Geschehen denken, wie stark es sie beeinflusst und beeinträchtigt, wie schwerwiegend es verletzt hat.

> Der Versuch, den Täter zu verändern, zu Reue oder Einsicht zu bewegen, birgt für den Klienten die Gefahr in sich, nicht nur zu scheitern, sondern auch durch das erneute Erleben von Ohnmacht retraumatisiert zu werden.

Bei der Täterkonfrontation handelt es sich somit um einen einseitigen Prozess: Das Ziel ist Entlastung und Erleichterung durch das, was der Traumaüberlebende selbst sagt bzw. tut, unabhängig von der Reaktion bzw. der Antwort des Täters. Wie in Abschnitt 7.3 ab Seite 178 noch beschrieben wird, gilt dieses „Gesetz der Einseitigkeit" auch für das Thema Vergebung.

7.3 Sinnfindung

„Man hat den Ausdruck Tiefenpsychologie geprägt; wo aber bleibt die Höhenpsychologie – die nicht nur den Willen zur Lust, sondern auch den Willen zum Sinn mit einbezieht in ihr Gesichtsfeld?"

(Victor E. Frankl)

Mit dieser Frage hat der jüdische Arzt Victor E. Frankl (1905–1997) sein Anliegen, die Rehumanisierung der Medizin und Entmythologisierung der Psychotherapie, auf den Punkt gebracht. Er forderte dazu auf, den Menschen – auch trotz aller Erkrankungen – als verantwortungsfähiges, freies und vor allem auch nach Sinn strebendes Wesen zu sehen.

Als Überlebender von vier Konzentrationslagern sowie Facharzt für Neurologie und Psychiatrie kommt Frankl zu dem Schluss: „[Ich weiß] denn auch um die Freiheit des Menschen, sich über all seine Bedingtheit hinauszuschwingen und selbst den ärgsten und härtesten Bedingungen und Umständen entgegenzutreten, sich entgegenzustemmen, kraft dessen, was ich die Trotzmacht des Geistes zu nennen pflege" (2007, S. 51). Diese „Trotzmacht des Geistes" veranlasst Menschen dazu, aus den losen Enden dessen, was das Trauma hinterlassen hat, wieder etwas Zusammenhängendes, etwas Sinnvolles zu weben. An dieser Stelle möchte ich jedoch darauf hinweisen, dass es nicht darum geht, dem Trauma selbst einen Sinn zu verleihen. Es kann zwar auch sein, dass jemand einem traumatischen Erlebnis einen Sinn „abringt", doch dies sollte kein Ziel an sich sein. Manchmal ist es sogar wichtig, das erlittene Trauma weiterhin als etwas Sinnloses, nur Schreckliches anzusehen. Es geht vielmehr darum, das, was nach dem Trauma übrig ist, was zum Weiterleben zur Verfügung steht, wieder zu etwas Sinnvollem zusammenzufügen. Dies ist ein kreativer, geradezu schöpferischer Akt und so individuell, dass an dieser Stelle therapeutische Vorschläge oder Interventionen eher zweitrangig sind. Es gibt viele Biografien, die zeigen, dass sich Menschen aufgrund ihrer traumatischen Erfahrungen einen neuen Lebenssinn, einen Inhalt, ein Ziel „kreieren".

Mihaly Csikszentmihalyi, der sich jahrzehntelang mit der Frage beschäftigte, was Menschen dazu bewegt, Zeit und Energie für etwas aufzubringen, bei dem es in erster Linie um die „Sache an sich“ und wenig um Geld und Anerkennung geht. Er hat den Begriff des „Flow“ geprägt hat, sieht die Suche nach dem Sinn im Leben als wichtige Voraussetzung für tieferes Glücksempfinden. Belastende und traumatische Lebensereignisse können die Sinnsuche intensivieren und führen bei vielen Menschen dazu, dass sie für sich ein „Lebensthema“ entdecken, für das sie sich engagieren und das ihnen auch langfristig ein Gefühl von Sinn gibt. In seiner Forschung stellte er fest, dass das Entdecken des Lebensthemas oft eine Reaktion auf schwere Verletzungen im Leben darstellt. Dabei hat der äußere Anlass nur unwesentlich Einfluss auf das Thema. Es ist die persönliche Deutung, die dem Leid Sinn verleiht.

Csikszentmihalyi schildert als Beispiel für die Entdeckung eines Lebensthemas die Biografie eines Mannes, der als Kind in einer sehr armen Einwandererfamilie in New York aufwuchs (Csikszentmihalyi, 1992, S. 256–257). Als er sieben Jahr alt wurde, gaben seine Eltern einen Großteil ihrer Ersparnisse dafür aus, dem Jungen ein Fahrrad zu schenken. Kurz darauf wurde er auf seinem Rad von einem wohlhabenden Arzt, der ein Stoppschild überfuhr, angefahren. Er erlitt schwere Verletzungen und sein Fahrrad war kaputt. Der Fahrer des Wagens bat ihn, den Unfall nicht zu melden, und bot den Eltern an, die Kosten für die ärztliche Behandlung und für ein neues Fahrrad zu übernehmen. Doch er tauchte nie wieder auf, seine Eltern mussten sich für die Krankenhauskosten verschulden, das Fahrrad konnte nicht ersetzt werden. Der Vorfall stellte für die Familie und insbesondere den Jungen eine traumatische Erfahrung dar, die tiefe Wunden hinterließ. Doch der traumatisierte Junge entwickelte im Verlauf seines Lebens aus dieser Erfahrung ein Lebensthema, das seinem eigenen Leben Sinn verlieh und gleichzeitig positiven Einfluss auf das Leben und Leiden anderer Menschen hatte: Er beschloss, Jura zu studieren, wurde Richter und brachte es so weit, dass er als Berater des Präsidenten half, Bürgerrechte zu verbessern.

Dies ist ein sehr eindrückliches Beispiel für die Entwicklung eines Lebensthemas als Reaktion auf schwere persönliche Verletzungen bzw. Traumatisierungen. Dabei sind die weniger spektakulären Biografien nicht weniger faszinierend und wertvoll. Auch in meiner psychotherapeutischen Arbeit sind mir schon viele ähnliche Entwicklungen begegnet: Klientinnen, die sich nach erlittener sexueller Traumatisierung ehrenamtlich in Frauenberatungsstellen, Selbsthilfegruppen oder Öffentlichkeitsarbeit engagieren; ehemalige Mobbingopfer, die sich später besonders sensibel um ausgegrenzte Kollegen oder Angehörige diskriminierter Minderheiten kümmern; Menschen, die aufgrund eines Traumas ihre eigene Spiritualität entdecken und auf dieser Ebene anderen weiterhelfen. Der inhaltliche Zusammenhang zwischen Erlittenem und Lebensthema ist nicht immer so offensichtlich wie bei den bisher genannten Beispielen.

Der häufig vorgebrachte Einwand, solche Lebensthemen seien nur Kompensation und somit für die Betroffenen überfordernd, ist oft unberechtigt. Natürlich ist das Finden eines solchen Lebensthemas kein Ersatz für eine Traumabearbeitung und kann auch überfordern, aber der positive Effekt, die Sinnstiftung im Leben kann sehr wertvoll sein.

Selbstverständlich zeigt sich nicht immer ein zusammenhängendes Lebensthema im Rahmen der Neuorientierung, es macht aber immer Sinn, neue Ziele zu setzen, sobald die intensivste Zeit der Trauer vorbei ist. Manchmal kommt das Bedürfnis nach neuen Zielen spontan, manchmal ist es hilfreich, dazu anzuregen. Auch an dieser Stelle kann ein neues „Zieleschema“ (vgl. Abb. 5.1 und Anhang) zur Vorlage dienen.

Häufig tauchen alte Ziele aus der Zeit vor der Traumatisierung auf, die sich der Betroffene nach der Traumatisierung gar nicht mehr zugetraut hatte. Manchmal tauchen völlig neue Ziele auf und es entsteht ein regelrechter Motivationsschub. Durch die Ausrichtung auf die Zukunft verschiebt sich der Fokus vom Trauma weg in Richtung neuer Entwicklungsschritte. Auch passiert es, dass bei dem Streben nach neuen Zielen Blockaden und Probleme wiederauftauchen, die schon vor dem Trauma bestanden haben, und den Klienten wird klar, dass es auch Schwierigkeiten gibt, die mit dem Trauma nicht in Verbindung stehen. Das Lebensgefühl, das phasenweise völlig vom Trauma durchdrungen war, verändert sich, es sortiert sich immer mehr, was traumaassoziierte Problematik war und nun teilweise überwunden ist und was möglicherweise zurückbleibt. Auch in dieser Phase kann man immer wieder gemeinsam einen Blick auf die AMOS-Aspekte (Abschn. 1.4) werfen und bei Unzufriedenheit oder Stillstand prüfen, ob es in einem der vier Bereiche Aktivität / Selbstverantwortung, Mensch (sozialer Aspekt), Optimismus oder Selbstakzeptanz Blockaden gibt.

Kreativität stiftet Sinn

Kreativität ist eine dem Menschen innewohnende schöpferische Kraft, die in allen bisher erläuterten drei Bereichen der Neuorientierungsphase (Trauerbegleitung, Rituale und Sinnfindung) eine wichtige Rolle spielt. Manche Traumaüberlebende entwickeln bei der Bewältigung und Integration des Traumas neue kreative Fähigkeiten, andere greifen verstärkt auf die Kreativität zurück, die sie schon vor dem Trauma innehatten. Ob Schreiben, Dichten, Musizieren, Malen, Gestalten, Handwerken, Handarbeiten, Basteln … – das Entscheidende ist, dass das eigene Erleben, das Bewältigen und Trauern, die Sehnsucht oder die eigenen Wünsche, ausgedrückt werden. Kreativität besitzt eine enorme „verwandelnde Kraft“: Durch das kreative Tun drückt sich etwas aus und wird gleichzeitig verwandelt. Wegen dieser herausragenden Bedeutung von Kreativität sollte bereits in der Stabilisierungsphase sorgfältig darauf geachtet werden, vorhandene kreative Potenziale zu fördern und die Betroffenen dabei zu unterstützen, sie auszuleben. So könnte zum Beispiel schon bei der Erarbeitung der Skills (Abschn. 5.2.3) gezielt danach gefragt werden, ob Klienten kreativ tätig sind oder waren. Oft stellen Menschen nach einem erlebten Trauma ihre kreativen Ausdrucksmöglichkeiten und Hobbys ein (z. B. das Spielen eines Musikinstrumentes), weil sie durch die Traumatisierungssymptome keinen Zugang mehr dazu haben. Es kann von unschätzbarem Wert sein und die Heilung fördern, wenn es mit therapeutischer Unterstützung im Verlauf der Stabilisierungsphase wieder möglich wird, diese Ressource „anzuzapfen." Gelingt dies, kann es den Betroffenen auch in der dritten Phase der Traumatherapie enorm helfen, ihre Trauer auszuleben, Nichtsagbares auszudrücken und wieder neue Lebensenergie zu finden.

Frau F. wurde als Kind von ihrem Vater stark gedemütigt. Immer wieder hörte sie von ihm die Aussage „Du kannst nichts!", manchmal schrie er ihr diesen Satz direkt ins Ohr. Diese Form verbaler Gewalt hatte auf ihr Leben massive Auswirkungen. Lernen war für sie immer mit starker Angst vor dem Versagen verbunden, und so quälte sie sich regelrecht durch die Schulzeit. Als sie 34 Jahre alt war, starb ihr Vater, worauf sie zuerst mit Erleichterung reagierte. Allerdings kamen danach die Kindheitserinnerungen wieder massiv hoch. Sie wurde depressiv und zeitweise arbeitsunfähig, suchte dann aber therapeutische Hilfe auf. Die Traumadurcharbeitungsphase nach eher langer Stabilisierung war für sie sehr anstrengend und forderte sie bis an ihre Grenzen. Danach litt sie unter tiefer Traurigkeit. In einer Therapiestunde berichtete sie, dass sie – obwohl sie glaube, absolut nicht malen zu können – das Bedürfnis gehabt hätte, ein Bild zu gestalten. Sie zeigte mir dann ein Foto von einem wunderbaren abstrakten Werk. In der Folgezeit nutzte sie diese Kreativität, um sich aus dem „Trauerloch" herauszuholen. Gleichzeitig drückte sie damit ihre (in einer Screensitzung erarbeitete) positive Kognition „Ich bin fähig" ganz praktisch aus und konnte somit allmählich mehr an ihre Fähigkeiten glauben.

Eine wunderbare Darstellung der Heilkraft von Kreativität am Beispiel von Johann Sebastian Bach findet sich in dem Buch *Überlebenskunst* von Luise Reddemann (2006). Reddemann hat sich mit dem Resilienzbegriff beschäftigt und anhand des Lebens und Werkes von Johann Sebastian Bach sehr eindrücklich beschrieben, wie er traumatische Erfahrungen (z. B. den frühen Verlust beider Eltern) durch seine Musik ausdrücken und somit bewältigen konnte. Hier wird deutlich, dass Kreativität sogar „mittelbar" wirkt. Nicht nur das eigene Kreativsein kann heilend sein, auch die Beschäftigung mit dem kreativen „Schatz" anderer hat verwandelnde und stärkende Kraft. Man muss nicht selbst musizieren können, um von einer so wunderbaren Musik wie der von Bach inspiriert und verwandelt zu werden. Die intensive Beschäftigung mit der gehörten Musik und den Hintergründen ihrer Entstehung kann schon eigene schöpferische Kräfte freisetzen. Die Beschäftigung mit den Biografien von

Menschen, die Traumata überlebt und einen Neuanfang gewagt haben, kann trösten und motivieren.

Einsetzen für etwas, was über die eigene Person hinausgeht

Das Wichtigste in dieser Phase ist wieder der Bindungsaspekt.

> Ein tragfähiges soziales Netz, mindestens eine positive stützende Beziehung, ist der wichtigste Faktor, um die Phase der Trauer und Neuorientierung zu bewältigen.

Deshalb ist es auch wichtig, darauf zu achten, dass der Trauerprozess, der natürlich zeitweise Rückzug mit sich bringt, nicht in die Isolation führt. Im Lauf der letzten Traumatherapiephase steht allmählich wieder mehr Energie für das „Kümmern um andere" zur Verfügung. Oft ist es für die Betroffenen geradezu erleichternd zu erleben, dass sie auch wieder mehr für ihre Mitmenschen da sein können, wieder mehr Lasten anderer mittragen möchten. Es stärkt auch die Resilienz, sich in dieser Phase sozial zu engagieren, sich für etwas einzusetzen, was über die eigene Person hinausgeht.

Spiritualität

Ein Trauma erschüttert so stark, dass oft auch ganz allgemeine Glaubens- und Lebensüberzeugungen ins Wanken kommen. Durch die Traumatisierung kommt es zu einer Desillusionierung und Entwertung von bisher aufgebauten Erwartungen und Werten. Dies betrifft oft auch religiöse Überzeugungen oder auch das persönliche Wertesystem. Manche Menschen, die ein Trauma erlitten haben, geben ihren Glauben an Gott völlig auf, bei anderen gerät er zumindest ins Wanken. Wieder andere hatten bis zur Traumatisierung gar keinen religiösen Glauben und suchen erstmals danach einen Zugang zur Spiritualität. Opfer von Traumatisierungen im religiös-kirchlichen Zusammenhang suchen oft nach neuen Wegen, ihre Spiritualität zu leben, und wenden sich von der Institution Kirche ganz ab. Gerade wegen der immer wieder an die Öffentlichkeit kommenden Missbrauchsskandale in der Kirche gerät es manchmal in den Hintergrund, dass gelebte Spiritualität, der Glaube an etwas „Höheres" und an einen tieferen Sinn bzw. eine „göttliche Bestimmung", grundsätzlich auch einen Resilienzfaktor darstellt. Es verbietet sich zwar jede inhaltliche Einmischung, jedoch sollte die spirituelle Suche grundsätzlich wertgeschätzt, gefördert und begleitet werden.

Da eine traumatische Erfahrung immer mit dem subjektiven und/oder objektiven Erleben von Todesnähe zu tun hat, entwickeln Traumaüberlebende meistens ein sehr starkes Bewusstsein für die Endlichkeit des Lebens. Es fällt ihnen oft leichter, der

Zerbrechlichkeit und auch Verwundbarkeit unserer menschlichen Existenz gewahr zu sein. Die Illusion „Es geht immer alles so weiter!“ / “Es wird schon nichts passieren, schon gar nicht mir!“, nach der weniger krisengeschüttelte Menschen manchmal leben, ist für sie nicht mehr möglich aufrechtzuhalten. Dies macht auch ein Stück des sogenannten *posttraumatic growth,* dem posttraumatischen Wachstum, aus, ein Begriff, den man in der Traumaliteratur zunehmend findet. Im Grunde genommen handelt es sich dabei nicht um etwas Traumaspezifisches, sondern um einen Aspekt von Resilienz. Um eine traumatische Erfahrung – also maximalen Stress – so zu verarbeiten, dass der Betroffene sie letztendlich gut übersteht, muss er alle verfügbaren Ressourcen einsetzen und an seine Grenzen gehen. Das Ergebnis der positiven Bewältigung von maximalem Stress ist Wachstum, Erweiterung der Kompetenzen und Stärkung der Resilienz. Dies zeigt sich auch in einem reiferen Umgang mit der Begrenztheit und Endlichkeit unseres Lebens. Die erschütternde Erfahrung hat ein Stück weit gelehrt, was „abschiedlich leben“ heißt.

Auf todesnahe Erfahrungen folgen oft eine spirituelle Suche und Interesse an spirituellen Fragen. Es wächst das Bedürfnis danach, herauszufinden, was wirklich zählt, was auch angesichts der Begrenztheit und Vulnerabilität unseres Lebens wichtig ist. Hilfreiche Antworten können sich in unterschiedlichen Ansätzen finden, zum Beispiel bei christlichen Autoren wie Anselm Grün, der durch seinen gut verständlichen lebenspraktischen Schreibstil viele Menschen erreicht. Wertvolle buddhistische Betrachtungen finden sich in dem Buch *Die fünf Einladungen: Was wir vom Tod lernen können, um erfüllt zu leben* (2017) vom Mitbegründer der Hospizbewegung Frank Ostaseki.

Zwischen Rache und Vergebung – starke Gefühle ausdrücken

Weil Traumaüberlebende in der ersten und zweiten Phase der Traumatherapie sehr mit der Bewältigung ihres Alltags und den PTBS-Symptomen beschäftigt sind, kommen die starken Gefühle dem Täter gegenüber oft erst in der dritten Phase massiver an die Oberfläche. Hass und Rachewünsche können phasenweise sehr dominant sein und dadurch kompliziert werden, dass sie von Schuldgefühlen begleitet sind. Manche Betroffenen entwickeln Wünsche oder auch Ängste in Bezug auf das Ausleben von Rachefantasien. Hier ist die therapeutische Aufgabe eine doppelte: Zum einen besteht sie darin, eine annehmende Haltung einzunehmen und dem Klienten zu vermitteln, dass diese Gefühle und Fantasien – auch in ihrer Heftigkeit – völlig in Ordnung sind. Zum anderen geht es darum, deutlich zu machen, dass Rache*fantasien* und Rache*handlungen* zwei verschiedene Dinge sind. Ira Gäbler und Andreas Maercker (2011) haben in ihrem Aufsatz „Revenge after trauma“ festgehalten, dass es keine signifikante Beziehung zwischen Rachewünschen und tatsächlichem Racheverhalten bei Opfern gibt. In der therapeutischen Begleitung wird der Fokus also nicht auf fantasiertes Racheverhalten, sondern auf die wichtige innerseelische Funktion der Rachgefühle und der Rachegedanken gelegt: Rachegedanken zuzulassen und in der Fantasie Rachehandlungen auszuleben kann dabei helfen, auf der emotionalen Ebene aus der Ohnmacht herauszukommen. Sie stellen somit eine Bewältigungsreaktion für Traumatisierte dar.

Entscheidend ist hierbei, dass es sich um eine begrenzte Phase handelt. Problematisch und für Betroffene eher schädlich wird es, wenn die Rachegefühle über längere Zeit bestehen, sich nicht verändern oder gar lebensbestimmend werden. Dann ist durch die persistierende Fokussierung auf den Täter und somit auf das Trauma der Weg zur Neuorientierung erschwert oder gar verstellt.

Wie bei vielen starken Emotionen gilt auch für die Rache, dass sie – wenn sie zugelassen wird – wieder abnimmt und Platz für andere Gefühle macht. Wenn es möglich war, Gefühle von Aggression, Hass und Rache zu spüren und sie sich zu erlauben, dann ist es meist auch möglich, diese nach einer Weile wieder loszulassen.

Rache hat auch den Charakter von einem „Wehren im Nachhinein", denn in der realen Situation des Traumas, insbesondere dann, wenn die Betroffenen Kinder waren, gab es keine Möglichkeit zur Rache. Kinder, die das wagen, erfahren oft, dass das Leiden nur noch schlimmer wird und sie heftig bestraft bzw. erneut traumatisiert werden. Rachefantasien zuzulassen heißt also auch, wieder ein Gefühl der Wehrhaftigkeit zu bekommen.

Besonders bei religiös geprägten Menschen besteht manchmal die Gefahr, die von Aggression und Rachegefühlen geprägte Phase zu überspringen oder „abzuwürgen", weil man sich in der Pflicht sieht, möglichst rasch zu vergeben. Dies kann jedoch nicht funktionieren, weil die innere Bereitschaft dazu noch nicht gewachsen ist. Wenn sich eine Traumaüberlebende – zum Beispiel aus religiösen Gründen – zum Vergeben zwingt oder sich gar zwingen lässt, stellt dies einen erneuten Akt der Unterdrückung dar und kann Ohnmachts- und Hilflosigkeitsgefühle verstärken. Gerade in streng christlich geprägten Familien kann nach innerfamiliärem Trauma der Druck, schnell zu vergeben, enorm sein und beim Opfer die ohnehin schon vorhandenen Schuldgefühle massiv verstärken.

An dieser Stelle sei betont, dass die Tatsache, ob das Traumaopfer am Ende der Therapie dem Täter vergeben kann oder möchte, meines Erachtens nicht das Gelingenskriterium der Traumatherapie ist.

> Vergebung kann nur ein freiwillig gewählter Akt sein, niemals ein vorgegebenes Therapieziel.

Wie ein Klient mit diesem Thema umgeht, hängt stark davon ab, welche persönliche Bedeutung es für ihn hat. Es gibt Menschen, die verbinden mit dem Thema Vergebung eher die Aspekte Loslassen, eigene Freiheit und Abschließen. Für andere wiederum kann das Vergeben innerlich verknüpft sein mit einer Verharmlosung ihres Leidens und einer „Entschuldung" des Täters. Wieder andere werden von dem Begriff Vergebung geradezu getriggert, weil sie ihn mit Aussagen des Täters verbinden („Das war doch nichts, komm, vergiss es einfach. Stell dich nicht so an!"). Aus diesem Grund verbietet sich jegliches moralische oder religiöse Einfordern von Vergebung. Entscheidet sich eine Traumaüberlebende bewusst zum Vergeben, weil sie sich damit freier fühlt und es für sie wichtig ist, kann es ein guter und wertvoller Schritt sein. Dies gilt, solange sie sich dadurch nicht verpflichtet fühlt, die Tat zu vergessen, zu verharmlosen oder den Täter verstehen zu müssen.

7.4 Zukunftsorientierung: neue Wünsche und Ziele entdecken

„Die beste Rache an den Tätern ist ein gutes Leben."

(Ulrich Sachsse)

In der Phase der Neuorientierung besteht der zentrale Prozess im Abwenden vom Trauma, im Loslassen der intensiven Gefühle (die natürlich in Wellen immer mal wieder auftauchen können, dann aber mithilfe des Erlernten zunehmend besser handhabbar sind) und im Hinwenden zur eigenen Zukunft. Menschen, die vor einem erlittenen Trauma schon darin geübt waren, eigene Wünsche wahrzunehmen sowie Ziele für ihr Leben zu entwickeln und zu verfolgen, werden wahrscheinlich im Verlauf der dritten Traumatherapiephase wieder allmählich daran anknüpfen können. Hatten Betroffene schon vor dem Trauma Probleme mit der Gestaltung ihres Lebensalltags, ist es wichtig, hier – genauso wie zu Beginn der Therapie – die Zielearbeit zu vertiefen.

> Eine Neuorientierung darf sich nicht nur auf innere Einstellungen beziehen, sie muss auch im Alltagsleben sichtbar sein. Es muss in den existenziellen Bereichen eine Orientierung vorhanden sein.

Ganz praktisch gesprochen: Wenn am Ende der Traumatherapie noch unklar ist, wie es beruflich weitergeht und wie die Existenz gesichert werden kann, weil der Betroffene vielleicht seinen Job aufgrund einer längeren Krankheitszeit verloren hat, sollte dies unbedingt zum Thema gemacht und geklärt werden. Wenn es zum

Ende der Therapie unklar ist, ob und wie die schon ausgesprochene Trennung vom Lebenspartner umgesetzt wird und wo die Kinder sein werden, ist dies dringendes Thema. Wenn der Klient, der nach dem Schulabschluss ein Trauma erlitten hat, am Ende der Therapie immer noch nicht weiß, wie ein nächster Schritt aussehen könnte, fehlt eine wichtige Orientierung, die es aufzuarbeiten gilt.

7.5 Veränderungsprozesse verstehen: das BEHAVE-Modell

In gewisser Weise dient die Traumatherapie nicht nur dazu, etwas abzuschließen, sondern auch, etwas zu öffnen, den Weg für neue Ziele freizumachen und die Motivation für die nächsten Entwicklungsschritte freizusetzen. Dazu gehört auch, das Verständnis für die Dynamik von Veränderungsprozessen zu erweitern. Im Verlauf meiner psychotherapeutischen Arbeit habe ich ein Sechs-Schritte-Modell entwickelt, das sogenannte BEHAVE-Modell, welches Therapeuten und Klienten darin unterstützen kann, Veränderungsprozesse besser zu verstehen. Es ist ein rein erfahrungsbasiertes Modell und dient vor allem dazu, dass Klienten sich immer wieder orientieren können, wo im Veränderungsprozess sie aktuell stehen und welche Gefühle und Erfahrungen dafür typisch sind. Das führt oft zu einem Aha-Effekt, weckt Verständnis für phasentypische Hürden und mögliche Blockaden und macht Mut, durchzuhalten und im Prozess voranzuschreiten.

Die sechs Schritte des BEHAVE-Modells möchte ich im Folgenden kurz erläutern:

1. **B**enennen des Problems und der Ziele
2. **E**rkennen im Alltag
3. **H**andlungsoptionen kreieren
4. **A**usprobieren der Handlungsoptionen
5. **V**erinnerlichen durch Üben
6. **E**rfolg erkennen und genießen

Schritt 1: Benennen des Problems und der Ziele

Jeder Veränderungsprozess beginnt mit der Wahrnehmung dessen, was stört, was verändert werden soll. Dieser Schritt scheint leicht zu sein, manchmal ist es jedoch schwierig, das Problem präzise zu benennen.

Eine 38-jährige Klientin leidet darunter, dass ihre Hilfsbereitschaft in der Familie und im Freundeskreis ausgenutzt wird. Sie wird oft um Hilfe gebeten, bietet aber auch von sich aus schnell Hilfe an, wenn ihr jemand ein Problem schildert. Die Folge davon ist, dass sie sich ständig erschöpft fühlt und eigene Ziele nicht erreichen kann.

Sie hat lange Zeit zugunsten der Kinder im Beruf ausgesetzt und besucht gerade einen Kurs, um sich wieder auf den neuesten Stand zu bringen, damit sie demnächst Bewerbungen schreiben kann. Nun ist sie aber ständig erschöpft, schafft die notwendigen Vorbereitungen für den nächsten Kurstag nicht und hat schon einige Tage gefehlt. Wenn es so weitergeht, wird sie ihren Kurs nicht abschließen können und somit schlechte Chancen im Bewerbungsprozess haben. Bevor sie für die Erziehung der Kinder pausierte (die Kinder sind jetzt acht und elf Jahre alt), hatte sie eine traumatische Erfahrung am Arbeitsplatz: Sie wurde ein Jahr lang von ihrem Chef gemobbt, gedemütigt und entwertet. Sie war froh, als sie schwanger wurde, und ließ sich auch vor dem offiziellen Mutterschutz krankschreiben. Eigentlich wollte sie schon wieder arbeiten, als das älteste Kind in der Schule und das jüngste im Kindergarten war, aber immer dann, wenn sie sich mit Schritten zurück ins Berufsleben beschäftigte, traten massive Schlafstörungen, depressive Verstimmungen und unangenehme Erinnerungen an die Mobbing-Erfahrungen auf. Sie begann eine Traumatherapie, stabilisierte sich gut und bearbeitete mittels einer Kombination aus NaTs-Sitzungen und EMDR die traumatische Mobbingsituation. Dadurch wurde es ihr möglich, sich bei dem Kurs anzumelden, der sie bezüglich ihrer Berufstätigkeit wieder auf den aktuellen Stand bringen soll. Aktuell ist aber ein Thema aufgetaucht – ihre übertriebene Hilfsbereitschaft bzw. ihr überstarkes Verpflichtungsgefühl –, welches schon vor der Traumatisierung vorhanden war. Sie möchte dieses Verhalten überwinden, um den Wiedereinstieg ins Berufsleben zu schaffen. Es ist ihr auch bewusst, dass hier das Vorbild ihrer Mutter eine große Rolle spielt, deren Botschaft immer war: „Hauptsache, man hilft anderen, man darf sich selbst nicht so wichtig nehmen." Die Klientin möchte nach vorne schauen, sich nicht mehr so intensiv mit der Vergangenheit beschäftigen, sondern ihr Verhalten ändern. Sie benennt ihr Problem und ihr Ziel folgendermaßen: „Ich möchte mich besser abgrenzen können." Um das Problem zu präzisieren, frage ich nach, wem gegenüber und wie sie sich besser abgrenzen möchte. Sie formuliert dann: „Ich möchte mich in meiner Familie und im Freundeskreis besser abgrenzen, indem ich öfter Nein sage, wenn man mich um etwas bittet, und indem ich nicht von mir aus so viel Hilfe anbiete."

Schritt 2: Erkennen im Alltag

Haben wir ein Problem bzw. einen Veränderungswunsch erst einmal erkannt, benannt und somit in den Fokus gerückt, werden wir immer wieder daran erinnert. So begegnen uns immer wieder im Alltag Situationen, in denen uns in unterschiedlichen Zusammenhängen das Problemthema begegnet. Das kann erst einmal sehr belasten, es kann sogar das Gefühl entstehen, dass seit der Beschäftigung mit dem

Thema die Schwierigkeiten zugenommen haben. Dies war auch bei der Klientin aus dem obigen Beispiel der Fall:

Die Frau war eigentlich davon ausgegangen, dass sie das Problem hauptsächlich im Umgang mit Freunden und nur gelegentlich zu Hause habe. Seit sie das Thema im Fokus hatte, fiel ihr jedoch mehrmals täglich auf, wie oft sie auch den Kindern ungefragt Aufgaben abnahm und wie sehr sich die Kinder daran gewöhnt hatten, dass sie nahezu alle Bitten versuchte zu erfüllen. Die Klientin war sehr frustriert über diese Erkenntnis, das Kommunizieren darüber, dass dieses Erleben typisch für Schritt 2 im Veränderungsprozess ist, machte ihr etwas Mut, dran zu bleiben.

Schritt 3: Handlungsoptionen kreieren

Bei diesem dritten Schritt sind Kreativität und Ideenreichtum gefragt. Schließlich geht es darum, eingeschliffenes Verhalten zu verändern. Es müssen also neue Ideen her. Hier kann es manchmal helfen, von anderen zu lernen. Der Therapeut kann also fragen: „Kennen Sie eine Person, die in diesem Punkt sehr gut ist? Wie würde diese Person sich möglicherweise verhalten?" Hinter diesem Vorgehen, dem sogenannten Modelling (eine NLP-Technik), steckt die Annahme: „Wenn *ein* Mensch zu etwas fähig ist, können es auch *andere* Menschen – und kann auch ich es erlernen." Das genaue Anschauen und Fragen, *wie* diese Person das genau macht, kann weiterhelfen.

In unserem Beispiel kam die Klientin von alleine sofort auf die Idee, es so zu machen wie eine ihrer Freundinnen, die sich sehr gut abgrenzen kann und sehr häufig sagt: „Tut mir leid, ich würde gerne helfen, aber das schaffe ich leider nicht." Die Klientin steht dieser Person zwar ambivalent gegenüber, weil sie sich auch oft über deren Abgrenzungsverhalten ärgert, aber sie nimmt sich vor, es trotzdem einmal zu probieren.

Schritt 4: Ausprobieren der Handlungsoptionen

Es handelt sich hier um die experimentelle Phase des Veränderungsprozesses, die vor allem Mut und Aktivität erfordert und deshalb auch besonders anstrengend ist. Jedes noch so präzis erkannte und formulierte Problem und jede noch so kreative Lösungsidee verläuft im Sande, wenn sie nicht konsequent umgesetzt und ausprobiert wird. Schritt 3 und 4 stellen das Herzstück des Veränderungsprozesses dar. Zwischen diesen beiden Prozessen findet eine ständige Rückkopplung statt. Dies bedeutet, dass nach dem Ausprobieren der selbst kreierten Handlungsoption eine

Auswertung des Effektes der Handlungsoption erfolgt. Hat es gut funktioniert nach mehrmaligem Ausprobieren, kann man dabeibleiben und es folgt der fünfte Schritt, bei dem das veränderte Verhalten durch Üben verinnerlicht wird. Hat sich das ausgetestete Verhalten nicht bewährt, kann man zuerst einmal überprüfen, ob es tatsächlich so oft ausprobiert wurde, dass das Ergebnis „Es klappt nicht!" gerechtfertigt ist. Falls ja, geht es zurück zu Schritt 3. Es müssen andere Handlungsoptionen kreiert werden, die dann wieder ausprobiert und ausgewertet werden können.

In unserem Beispiel hat die Klientin das Abgrenzungsverhalten ihrer Freundin zum Vorbild genommen und in mehreren Situationen versucht anzuwenden. Sie kommt zu dem Fazit, dass es bei ihr nicht funktioniert. Wenn sie einer Person gegenübersteht, die sie um etwas bittet, ist ihr inneres Verpflichtungsgefühl so stark, dass sie ein Abschlagen der Bitte einfach nicht über die Lippen bringt. Sie ist sehr frustriert und fühlt sich als Versagerin. Sie lässt sich aber etwas beruhigen durch die Information, dass dies ganz normal für Phase 3 und 4 von Veränderungsprozessen ist und dass man manchmal eine ganze Weile lang unterschiedliche Wege ausprobieren muss, bis man etwas Passendes findet. Nach weiterem Imaginieren von möglichen Handlungsoptionen hat sie die Idee, dass sie „Verzögerung" einbaut. Sie nimmt sich vor, dass sie bei nächster Gelegenheit auf eine ihr angetragene Bitte folgendermaßen antwortet: „Ich kann da jetzt noch nicht verbindlich zusagen, werde dir aber später Bescheid geben." Dabei hat sie die vorangegangene Erfahrung berücksichtigt, dass sie es (noch) nicht schafft, anderen „ins Gesicht" abzusagen bzw. Bitten abzuschlagen. In den darauffolgenden Wochen probiert sie diese neue Handlungsoption aus und stellt fest, dass ihr die Umsetzung zunehmend besser gelingt. Sie hat sich mit der „Verzögerung" Zeit verschafft, um das Anliegen ihres Gegenübers und ihre eigenen Möglichkeiten zu überdenken. Im Falle eines Neins gelingt ihr die Absage per Nachricht oder Telefonat viel besser.

Schritt 5: Verinnerlichen durch Üben

Die Handlungsoptionen, die sich als sinnvoll, praktikabel und erfolgreich erweisen, können dann durch beständiges Üben verinnerlicht werden. Dabei ist wichtig zu wissen, dass es manchmal sehr lange, auch jahrelang dauern kann, bis neue Verhaltensweisen „in Fleisch und Blut übergegangen sind". Diese Phase erfordert vor allem Ausdauer und Geduld. Häufig verwundert es, wie lange ein innerer Widerstand bei der Umsetzung des neuen Verhaltens empfunden wird und es sich anstrengend anfühlt. Dann hilft es, sich klarzumachen, dass es ja um das Überwinden von meist sehr lange eingeschliffenen Verhaltensmustern geht. Auf der hirnbiologischen Ebene bedeutet das: Es müssen neue Synapsen geknüpft werden. Das geht nicht ganz ohne Energieaufwand und erfordert Zeit.

Die Klientin bemühte sich weiterhin, die „Verzögerungslösung“ umzusetzen. Nach einer Weile war sie aber irritiert darüber, dass es ihr noch immer schwerfiel, Nein zu sagen, und sie nach wie vor unter Schuldgefühlen litt, wenn ihr eine Absage gelungen war. Nachdem wir uns in einer Stunde noch einmal damit beschäftigten, wie früh und intensiv ihr die Mutter die „bedingungslose Hilfsbereitschaft“ vorgelebt und eingeschärft hatte, konnte sie mehr Verständnis dafür aufbringen, dass es Zeit und auch Energie kostet, „neue Synapsen zu knüpfen“, und allmählich die begleitenden unangenehmen Schuldgefühle einordnen.

Bei diesem Schritt ist es wichtig zu beachten, dass meistens zuerst die Verhaltensänderung erfolgt und sich erst danach ganz allmählich das Gefühl (z. B. Schuldgefühle) verändert. Die Erwartung geht manchmal in die entgegengesetzte Richtung: Viele Menschen nehmen an, dass sich durch das Sprechen über das Problem und durch das Verstehen der Hintergründe das Gefühl ändert und es dadurch leichtfällt, das Verhalten zu ändern. Es gibt in der Regel keinen Weg, der an den inneren Widerständen und dem Energieaufwand vorbeiführt, den ein Veränderungsprozess mit sich bringt. Natürlich gibt es auch Ausnahmen, die Traumabearbeitung setzt manchmal so viel Energie frei und verändert Perspektiven so plötzlich und nachhaltig, dass Dinge möglich werden, die vorher undenkbar waren.

In der Phase der Neuorientierung liegt die Traumabearbeitung hinter uns, die Herausforderung ist, sich jetzt wieder neue Ziele zu setzen und sich auf diese zuzubewegen. Diese Phase ist der „normalen Psychotherapie“ wieder sehr ähnlich, Veränderungsprozesse unterliegen den normalen Gesetzmäßigkeiten. Durch die vorangegangene Stabilisierungsarbeit und Traumabearbeitung sind die wichtigsten Lebensthemen sehr präsent, was für alle weiteren Schritte von großem Wert ist. So ist es sehr hilfreich, auch in der Neuorientierungsphase immer mal wieder auf die in Phase 2 erarbeitete negative und positive Kognition Bezug zu nehmen (Abschn. 6.3.1). Wenn bei den Veränderungsprozessen Blockaden auftreten, handelt es sich manchmal um ein erneutes „Aufblitzen“ der negativen Kognition in der Gedanken- und Gefühlswelt der Klienten. Übungen zur erneuten Verinnerlichung und Verankerung der positiven Kognition (z. B. mittels EMDR-Verankerung) können ebenfalls hilfreich sein.

Schritt 6: Erfolg erkennen und genießen

Sich Ziele setzen, sich darauf hinbewegen, mit neuem Verhalten experimentieren, neue (bessere!) Erfahrungen machen – das alles stärkt das Selbstwertgefühl. Ich vergleiche unser Selbstwertgefühl gerne mit einem „Haus im Bau“. Als Kind ist die Entwicklung unseres Selbstwertgefühls abhängig von dem „Bindungsangebot“ unserer

Bezugspersonen und den Möglichkeiten, die wir in unserer Umgebung vorfinden. Wenn wir erwachsen geworden sind, haben wir sehr unterschiedliche Voraussetzungen: Bei einigen hat das „Selbstwerthaus" schon ein recht gutes Fundament, auf dem man weiter aufbauen kann, bei anderen hingegen gleicht es eher einer Ruine oder lediglich einem losen Haufen von Steinen. Jetzt geht es darum, mit dem, was da ist, zu „bauen" und auch Verantwortung für den Bau des Selbstwerthauses zu übernehmen. Manchmal ist Hilfe dringend nötig, um aus dem Haufen Steine ein tragbares Fundament herzustellen. Es gibt Lebensereignisse (z. B. ein Trauma), welche eine ganze Hauswand einreißen oder sogar Teile des Fundamentes erschüttern können. Es gibt aber auch Lebensereignisse, die Wände und Teile des Hauses aufbauen. Übersehen wird oft der Wert einzelner Steine: kleine Ereignisse, Glücksmomente, insbesondere auch kleine Erfolge können so ein Stein sein. Auf die Therapie und Veränderungsprozesse bezogen: Jeder kleine Erfolg, jeder kleine positive Veränderungsschritt, jede erfrischende neue Erfahrung, jeder Befreiungsschritt heraus aus einem alten einengenden Muster ist solch ein weiterer Stein auf dem Selbstwerthaus. Ganz fertig wird es in diesem Leben wohl nicht werden, aber wir können immer weiter daran bauen. Deswegen sind die kleinen Schritte so wichtig, sollten achtsam geplant, gegangen, begleitet und wertgeschätzt werden. Zu dieser Wertschätzung gehört auch das „Feiern von Erfolgen". Das fällt leichter, wenn die anvisierten Schritte auch schriftlich dokumentiert werden (z. B. mit dem Zieleschema, Abb. 5.1 und im Anhang). Dann kann man nach dem Erreichen des Zieles einen „Haken dranmachen" und gemeinsam in der Therapie innehalten und den Erfolg würdigen. Gerade komplex traumatisierte Klienten haben das in ihrer Kindheit kaum erleben dürfen. Sie wurden für die Ziele anderer eingespannt und benutzt, wurden bewusst klein gehalten, um in einem kranken System besser zu funktionieren. Deshalb ist es eine große Chance, kleine Schritte und Erfolge zu würdigen und nicht –wie gewohnt – darüber hinwegzugehen. Ich ermutige Klienten darin, nach kleinen Erfolgen und durchgestandenen schwierigen Situationen, sich selbst zu belohnen. Dieses „Auskosten" von kleinen und großen Erfolgen setzt sehr viel Energie frei und steigert die Lebenszufriedenheit. Daraus können die Motivation und der Mut erwachsen, sich wieder einem neuen anstehenden Veränderungsschritt zuzuwenden.

Dieser zirkuläre Prozess geht natürlich auch nach der Therapie weiter, er bleibt eine lebenslange Herausforderung. An jeder Stelle der sechs Schritte kann es zu Blockaden kommen, manchmal zeigen sich sogar noch neue Aspekte des Traumas. Ein bisher nicht beachtetes traumatisches Erlebnis taucht möglicherweise auf und führt zurück zur zweiten Traumatherapiephase. Manchmal wird eine erneute Traumadurcharbeitung (evtl. auch erneute Stabilisierung) notwendig. Sollte dies der Fall sein, ist es umso wichtiger, danach erneut sicherzustellen, dass ganz am Ende der Therapie wieder die Neuorientierung, das „Wiederanknüpfen an die Welt" steht.

Teil III

Jenseits der Traumatherapie

8. Weitere Anwendungsmöglichkeiten von RebiT

8.1 Traumatherapeutische Grundausbildung für alle Therapeuten?

Die Elemente des RebiT-Ansatzes und die in diesem Buch beschriebene Vorgehensweise orientieren sich an den allgemein anerkannten Grundlagen der traumatherapeutischen Behandlung, wie sie ursprünglich von Judith Herman entworfen und von anderen namhaften Traumatherapeuten (z. B. Michaela Huber) weiterentwickelt wurden. Da Traumatherapie keinen offiziellen Platz in der Richtlinienpsychotherapie hat, gibt es auch kaum Studien zur vergleichenden Wirksamkeit traumatherapeutischer Ansätze.

Eine Studie der Initiative Phoenix (Bundesnetzwerk für angemessene Psychotherapie e.V.), welche in der Fachzeitschrift „Trauma und Gewalt" (Sommer, J., 4/2016) vorgestellt wurde, belegt, dass die Versorgung komplex traumatisierter Menschen mit Psychotherapie sowohl qualitativ als auch quantitativ noch nicht ausreichend ist.

Vor dem Hintergrund der hohen Prävalenz der Posttraumatischen Belastungsstörung sollten meines Erachtens alle Psychotherapeuten eine „traumatherapeutische Grundausbildung" haben. Aber es gibt auch noch einen anderen entscheidenden Aspekt, der diese Einschätzung unterstützt: In Therapien kommt es oft vor, dass erst im Verlauf, manchmal sogar erst zum geplanten Ende hin eine Traumatisierung thematisiert wird. Gerade bei sexueller Traumatisierung sind die Scham und die Vermeidung des Themas oft so stark, dass es lange nicht möglich ist, das Geschehene in Worte zu fassen. Erst wenn das Vertrauen zum Therapeuten gewachsen ist, einige der „Sekundärprobleme" (die aber nicht als traumaassoziiert erkannt wurden) im Griff sind, wagen Betroffene diesen Schritt. Ist der Therapeut nicht traumatherapeutisch ausgebildet, sind folgende Verläufe denkbar:

- Das Trauma wird inhaltlich in die Therapie eingebunden, aber nicht traumaspezifisch behandelt. Somit kann der Klient nur eingeschränkt von der Therapie profitieren: Das Trauma wurde zwar benannt, aber nicht bearbeitet.
- Die Therapeutin nimmt das nun offenbarte Trauma zur Kenntnis, macht es aber nicht weiter zum Thema, weil sie sich die Bearbeitung nicht zutraut. Ich erlebe es häufig, dass Klientinnen berichten, sie hätten das Trauma in vorhergehenden Therapien erwähnt, es sei aber nicht darauf eingegangen worden. Dies führt seitens der Betroffenen zu einer großen Unsicherheit darüber, ob es vielleicht „doch

nicht so schlimm" gewesen sei, ob sie dem Trauma zu viel Bedeutung zuschreiben oder ihre Probleme vielleicht damit gar nicht in Zusammenhang stehen.

- Nach Offenlegung des Traumas sieht die Therapeutin die Notwendigkeit einer Traumatherapie. Weil sie jedoch nicht traumatherapeutisch ausgebildet ist, verweist sie die Klientin an einen Traumatherapeuten. In diesem Fall fühlt sich die Betroffene von ihrer Therapeutin „im Stich gelassen". Sie hat das Trauma offenbart, weil sie Vertrauen gefasst und eine Bindung aufgebaut hatte. Jetzt kann es aber mit der Bindungsperson nicht weitergehen. Die Klientin fühlt sich dadurch oft schuldig, unzureichend, als „besonders schwieriger Fall", der abgeschoben wird. Setzt sie dann tatsächlich die Therapie bei einer anderen Person fort, ist es für sie nach dieser Enttäuschung schwieriger, erneut Vertrauen zu fassen. Gelingt das „Weitervermitteln" an einen Traumatherapeuten nicht, ist zumindest die Bindung erschüttert worden und eine vertrauensvolle Weiterarbeit erschwert.

In allen drei Fällen konnte der Klientin nur unzureichend geholfen werden. Im zweiten und dritten Fall kann es sein, dass die Irritation so groß ist, dass bei einer möglichen weiteren Therapie das Trauma gar nicht mehr erwähnt wird und die Symptomatik chronifiziert. Aus diesem Grund plädiere ich dafür, dass jeder Psychotherapeut sich traumatherapeutisch „fit" macht, indem er das Angebot traumaspezifischer Weiterbildung und Supervision nutzt. Das Angebot an guter Traumatherapie-Weiterbildung ist groß, der hier vorgestellte Ansatz ist nur einer von vielen.

8.2 Erweitertes Anwendungsspektrum der Big Five

Bei der Anwendung des in diesem Buch beschriebenen Konzeptes habe ich die Erfahrung gemacht, dass sich viele Elemente auch für Therapien von nicht traumaassoziierten psychischen Problemen eignen. Dies erstaunt nicht, gehen doch viele neuere Therapiekonzepte (z. B. systemische Therapie, lösungsorientierte Kurzzeittherapie, Akzeptanz- and Commitment-Therapie) auch davon aus, dass positive Veränderung eher durch das Nutzen von Ressourcen als durch das Analysieren von Problemen entsteht. Daher ist es auch nicht überraschend, dass praktisch alle Big Five (Arbeit mit positiven Lebensereignissen, Imaginationsübungen, Einübung ausgewählter Skills, Arbeit mit dem Stressregler, Erstellen einer inneren Landkarte) eine wertvolle Rolle auch in Psychotherapien ohne Traumafokus spielen können. Für Klienten mit folgenden Problemlagen sind sie jedoch ganz besonders geeignet und können die Therapie bereichern und effektiver machen:

8.2.1 Depressionen

Leidet ein Klient schon länger oder immer wieder unter depressiven Verstimmungen, kreisen seine Gedanken häufig intensiv um Versagen, Selbstzweifel, Misserfolge, Unzulänglichkeiten. Neue, positive Gedanken können kaum aufgenommen werden, weil sich die inneren negativen Überzeugungen hineinmischen.

Die Arbeit mit positiven Lebensereignissen ist in diesem Fall sehr hilfreich, da es um tatsächlich Erlebtes geht und sich das „positive Netzwerk" meist gut wieder aktivieren lässt. Auch die Skills, insbesondere der „Notfallkoffer", können depressiven Klienten helfen, aus Tiefpunkten wieder herauszufinden.

Die Big Five stärken die Selbstwirksamkeit und das Kompetenzgefühl, zwei Komponenten, die bei Depressionen oft nur unzureichend vorhanden sind. Auch das Erstellen einer inneren Landkarte kann wertvoll sein und z. B. die Erkenntnis stärken, dass der Betroffene einen depressiven Anteil hat, der sich auf der inneren Bühne mal vorne (sehr aktiv) und mal hinten (im Hintergrund) befindet, der aber bei Weitem nicht allein die Persönlichkeit ausmacht.

Nach dem Erstellen der inneren Landkarte platzierte eine Klientin den „Trauerkloß" (so nannte sie ihren depressiven Anteil) in die Mitte und äußerte dazu: „Jetzt wird mir klar, dass ich nicht der Trauerkloß bin, obwohl sich das so anfühlt, sondern dass er nur einen Teil von mir ausmacht. Und mir wird klar, dass er meine Schutzmauer ist, mich vor Angriffen schützt. Ich will das nicht mehr, ich möchte mich auch anders wehren können."

Depressiven Klienten kommt bei dieser Übung auch der selbstwertstärkende Effekt sehr zugute, der von einer erweiterten Selbsterkenntnis ausgeht (ein Effekt, der in Resilienzstudien gut belegt wurde).

Bei Burnout, den man am ehesten als Extremform einer Erschöpfungsdepression verstehen kann, können ebenfalls alle Big Five hilfreich sein. Hier ist vor allem der Stressregler wichtig, weil Burnout-Betroffene häufig schon über einen langen Zeitraum hinweg so über ihre Belastungsgrenzen gegangen sind, dass sie das Gefühl für an- und absteigende innere Spannung verloren haben.

Frau P. ist 38 Jahre alt und arbeitet sein acht Jahren in der IT-Abteilung einer großen Firma. Sie arbeitet 30 Stunden, ihre dreijährige Tochter geht in dieser Zeit in die Kita. Nachmittags finden dann noch Verabredungen der Tochter, das Mutter-Kind-Turnen und die musikalische Früherziehung statt. Die Familie isst abends gemeinsam ein warmes Essen, welches Frau P. jeden Tag kocht. Nach dem Essen ist sie so erschöpft, dass sie den Rest des Abends nur noch vor dem Fernseher verbringt und dann meist zu spät ins Bett geht. Morgens kommt sie immer schlechter aus dem Bett, bis sie es eines Tages gar nicht mehr schafft. Sie wird langfristig arbeitsunfähig und sucht psychotherapeutische Hilfe.

Bei der Arbeit mit dem Spannungsregler wird deutlich, dass Frau P. schon lange Zeit kein Empfinden mehr für ihren inneren Spannungszustand hat. Durch verstärkte Selbstbeobachtung merkt sie, dass sie sich an der Arbeit ab Mittag im „roten Bereich" befindet und auf diesem hohen inneren Stresslevel bis zum Abendessen bleibt. Es sind mehrere Veränderungsschritte notwendig, damit sie überwiegend im „gelben Bereich" bleiben kann und noch die Kraft hat, auch Dinge zu tun, die für sie Ausgleich bedeuten. Sie fängt an, an der Arbeit die weggelassene Mittagspause wieder einzuhalten, was dazu führt, dass sie während der Arbeitszeit nicht mehr stundenlang im Hochspannungsbereich ist. In einem zweiten Schritt begrenzt sie die Verabredungen der Tochter auf einen Nachmittag pro Woche, wodurch auch die Tochter wieder deutlich ausgeglichener wird und abends besser zur Ruhe kommt. Das Mutter-Kind-Turnen behält sie bei, weil ihr das selbst viel Spaß macht, dafür streicht sie aber die musikalische Früherziehung, die auch noch eine stressige Autofahrt in der Rushhour bedeutete. An den Tagen mit Nachmittagsprogramm gibt es ein kaltes Abendbrot. Ganz allmählich bekommt sie durch diese Veränderungen wieder mehr Gefühl für ihren inneren emotionalen Zustand und kann auch flexibler reagieren, wenn die Spannung steigt. Zu Hause befindet sie sich jetzt auch wieder mehr im „grünen Bereich", hat wieder die Kraft, sich auch mal zu verabreden oder Sport zu machen.

Nicht immer verlaufen Veränderungsprozesse so gradlinig wie in diesem Beispiel. Oft muss sehr viel ausprobiert und revidiert werden. Das besonders Hilfreiche an der Arbeit mit dem Spannungsregler ist, dass er – anders als allgemein gültige Ratschläge – sehr präzise Aufschluss darüber gibt, welche Maßnahmen bei einer Person welche Auswirkungen auf den inneren Spannungszustand haben. Ziel ist es, so ausführlich, wiederholt und intensiv mit dem Spannungsregler zu arbeiten, dass der Betroffene Fragen wie „Wie fühle ich mich jetzt?", „Wie angespannt bzw. gestresst bin ich gerade?" verinnerlicht und so zum „Wächter" seines eigenen Spannungslevels wird.

8.2.2 Nichttraumatische Verluste

Verluste, auch solche, die nicht traumatisch sind, können den Zugang zur eigenen Resilienz erschweren und hebeln manchmal bei den Betroffenen alle im bisherigen Leben erfolgreich eingesetzten Bewältigungsmechanismen aus.

Frau B. (62) litt seit ihrer Kindheit unter extremer Kurzsichtigkeit und hatte im Lauf ihres Lebens immer wieder mit Komplikationen diesbezüglich und einer abnehmenden Sehfähigkeit zu tun. Als sie dann im Alter von 60 Jahren, geschwächt durch einen grippalen Infekt, schwer stürzte und mit dem Kopf an eine Tischkante schlug, verlor sie ihr rechtes Augenlicht aufgrund der Verletzung komplett. Von da an konnte sie nur noch mit ihrem ohnehin immer schon schwächeren linken Auge sehen, sie nahm ihre Umwelt oft nur noch schemenhaft wahr und erlebte alles „grau in grau“. Sie war über Monate extrem verzweifelt und äußerte immer wieder ihre Hilflosigkeit: „Für alle Probleme hatte ich einen Weg, aber alles, womit ich mich bisher von Problemen ablenken konnte, ist jetzt durch diese Einschränkung nicht mehr möglich.“ In dieser Phase konnte sie praktisch nichts erfreuen, positive Gefühle waren immer nur kurz, z. B. während der Beschäftigung mit positiven Lebensereignissen, spürbar. Der starke Verlust ihrer Sehfähigkeit zog einen langen Trauerprozess nach sich. Trauerrituale konnten helfen (z. B. das Aufnehmen von selbst gesprochenen Texten in Situationen, in denen sie besonders starken Schmerz über den Verlust ihrer Sehkraft spürte). Ganz allmählich suchte sie einen neuen Sinn in ihrem Leben und engagierte sich stark in einer Umweltorganisation.

8.2.3 Entscheidungsprozesse

Bei Schwierigkeiten in Entscheidungsprozessen kann vor allem die Arbeit mit Selbstanteilen („innere Landkarte“) hilfreich sein. Entscheidungsprobleme haben oft mit starken inneren Ambivalenzen zu tun, die durch die Selbstanteileübung bewusst gemacht werden können. Durch das Betrachten, Würdigen und „Zu-Wort-kommen-Lassen“ der unterschiedlichen Anteile werden die Sachverhalte schnell klarer. Verdeckte innere Einwände werden offenbar, Motive, die sich der Betroffene nicht eingestehen möchte, dürfen ebenfalls angeschaut werden.

Frau K. (35) erlitt in ihrer letzten partnerschaftlichen Beziehung einmal körperliche Gewalt durch ihren Partner. Sie verließ ihn, litt aber sehr unter der Trennung und sehnte sich zurück nach den guten Jahren, die sie mit ihm vor dem „Vorfall" hatte. Der Partner war über sich selbst erschüttert, suchte umgehend einen Therapeuten auf und begann mit einer Traumatherapie, seine eigene Traumatisierung zu bearbeiten (er war als Kind von seiner impulsiven Mutter immer wieder mit diversen Gegenständen heftig geschlagen worden). Ein Jahr nach der Trennung nahm er zu seiner Expartnerin Kontakt auf und bat sie, ihm noch eine Chance zu geben. Er habe an seinen Problemen gearbeitet, könne sich inzwischen besser kontrollieren und sei überzeugt, dass es ihm nicht noch einmal passieren werde. Frau K. war hin- und hergerissen. Einerseits litt sie immer noch unter der Trennung und wünschte sich sehr, ihm wieder nahe zu sein, andererseits hatte sie große Angst, es könnten leere Versprechungen sein und er könne in alte Verhaltensmuster zurückfallen. Sie machte eine Kurzzeittherapie mit dem Fokus darauf, innere Klarheit zu gewinnen, wie sie in dieser Frage entscheiden solle. Anfangs sprach für sie eigentlich fast alles dafür, es noch einmal mit ihrem Expartner zu wagen: Er hatte eine Therapie gemacht (die auch noch weiterlief), er war selbst sehr erschüttert über seinen Ausraster, es tat ihm ausgesprochen leid und sie hatte in der Trennungszeit gemerkt, wie sehr sie noch an ihm hing. Aber irgendetwas hielt sie in einem Zwiespalt gefangen. Mittels der Selbstanteile-Übung konnte sie entdecken, welcher innere Anteil diesen Zwiespalt verursachte. Es war ein Anteil, den sie den inneren „Sicherheitsbeauftragten" nannte, ein Anteil, der sie mahnte, auf sich aufzupassen und ihre Unversehrtheit zu sichern. Das war ein Anteil, der sich von den Liebesgefühlen und der Sehnsucht nicht beeindrucken ließ, sondern dem es einzig und allein um die Sicherheit ging. Es wurde ihr klar, dass sie das Anliegen dieses Anteils nicht übergehen, sondern ihn miteinbeziehen sollte. Um den weiteren Prozess etwas abzukürzen: Sie fand für sich den Kompromiss, zwar wieder Kontakt zuzulassen, aber erst einmal auf Distanz, nur mit Treffen an neutralen Orten, um sich ganz in Ruhe ein Bild davon zu machen, ob sich ihr Expartner wirklich verändert hatte, wie er in Konfliktsituationen reagierte und ob er auch bereit wäre, diesen langwierigeren Wiederannäherungsprozess auszuhalten. Sie teilte ihm ausdrücklich mit, dass dies jetzt noch nicht eine Neuauflage der Beziehung sei, sondern erst einmal eine vorsichtige Wiederannäherung mit offenem Ausgang.

8.2.4 *Beziehungsprobleme, Beziehungskrisen und Trennungsprozesse*

Für die Bearbeitung von Beziehungsproblemen eignen sich von den Big Five vor allem der Stressregler und die innere Landkarte. Ersterer ist vor allem hilfreich bei Problemen mit dem Konfliktmanagement.

Frau K. (25), rastet bei Partnerschaftskonflikten immer wieder aus: Sie schreit und beschimpft ihren Partner, der aus diesem Grund inzwischen eine Trennung erwägt. Bei der Arbeit mit dem Spannungsregler arbeiten wir lange auf der linken Seite (Spalte „Was nehme ich wahr, was passiert?"). Dabei erkennt die Klientin, dass es immer dieselben Verhaltensweisen ihrerseits sind, die anzeigen, dass sie in den kritischen oberen Spannungsbereich (7–8) kommt. Sie verfällt dann in eine abgehackte, laute Sprache und spürt ihr Herz „bis zum Hals" schlagen. Es wurde durch diese Beobachtung möglich, beim Wahrnehmen der „Warnsignale" den Konflikt abzubrechen und den Raum bzw. die Wohnung zu verlassen, um sich zu beruhigen und so eine Eskalation zu verhindern.

In einem weiteren Schritt ist es dann natürlich wichtig, die Wahrnehmung für niedrigere Spannungslevels (4–7) zu schärfen, damit es gar nicht erst zu den beschriebenen Warnsignalen kommt. Im Bereich 4–6 lassen sich Konflikte recht gut austragen, ab Level 7 wird es schwieriger, ab Level 8 praktisch unmöglich.

Das Erstellen einer inneren Landkarte kann in Beziehungskonflikten das Bewusstsein dafür schärfen, dass es oft bestimmte innere Anteile sind, die auf definierte Reize von außen (u. a. bestimmte Verhaltensweisen des Gegenübers) reagieren. Ist Klienten diese Tatsache bewusst, sind sie auch besser in der Lage, aktuell wenig hilfreiche Anteile „zurückzuhalten" und andere, hilfreiche Anteile zu aktivieren.

Frau S. (49) wurde von ihrem Mann verlassen, nachdem dieser schon länger eine außereheliche Beziehung geführt hatte. Frau S. hat in ihrer Kindheit viel Ablehnung erfahren. Seit ihr Mann sie verlassen hat, fühlt sie sich oft so abgelehnt, einsam und hilflos wie damals als Kind. Bezüglich des gemeinsamen Hauses können sich die beiden nicht einigen, sodass sie sich für eine Mediation entscheiden. In der ersten Mediationssitzung fühlte sich Frau S. wieder wie ein abgelehntes hilfloses Kind, dass sich nicht für die eigenen Belange einsetzen kann. In der Therapiesitzung suchen wir nach einem Persönlichkeitsanteil, der bei der Mediation hilfreich sein könnte. Als Teamleiterin in einer Bank ist sie in beruflicher Hinsicht sehr wohl in der Lage, zu führen, Dinge sachlich zu sehen, eigene Vorstellungen und Belange durchzusetzen. Sie macht sich bewusst, dass sie die „Durchsetzungsstarke" bei der nächsten Sitzung aktivieren muss, das „abgelehnte Kind" wird sich zwar emotional melden, aber sie wird versuchen, es zu beruhigen und etwas zurückzuhalten.

Natürlich ist die Arbeit mit inneren Anteilen ein langsamer Prozess und wird nicht immer sofort gelingen. Aber das Bewusstsein dafür, dass wir in der Lage sind, unterschiedliche Anteile in uns wahrzunehmen, zu aktivieren oder auch, wenn erforderlich, zurückzuhalten, kann auf diese Weise immer mehr wachsen. Das gesamte Persönlichkeitssystem wird so flexibler, das Selbst wird gestärkt.

8.3 Erweitertes Anwendungsspektrum des NaTs

Neben den Big Five ist auch die Screenmethode / Bildschirmmethode ein Werkzeug, welches nicht nur bei der Traumadurcharbeitung hilfreich sein kann. Die Bildschirmmethode hat sehr viele unterschiedliche wertvolle Effekte im therapeutischen Prozess, sodass ihr Einsatzbereich nicht auf Traumatherapie beschränkt ist, wenngleich sie hier eine sehr spezifische Wirkung entfaltet. Die wichtigsten Effekte der Screenmethode habe ich in Abbildung 8.1 dargestellt.

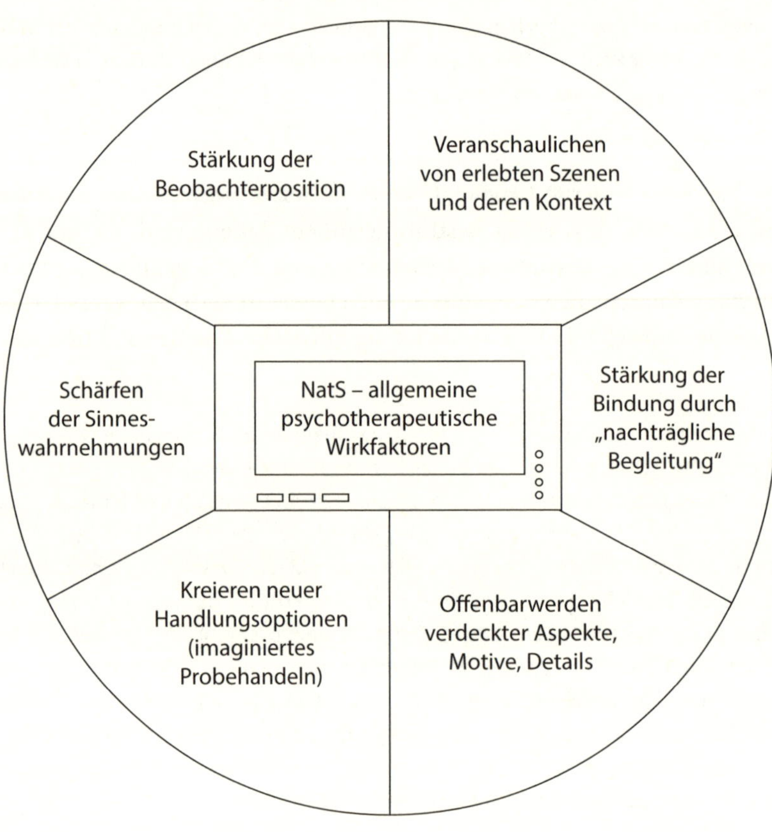

Abbildung 8.1: Allgemeine psychotherapeutische Wirkfaktoren der Screenmethode

Der in Abschnitt 6.3.1 beschriebene Netzwerkaktivierende Traumascreen (NaTs) hat für die Traumatherapie spezifische Effekte zum Ziel, die in Abbildung 8.2 beschrieben werden.

distanzierte(re)
Beobachterebene
ermöglicht Neubewertung
und Einordnen
in Vergangenheit
Ereignissynthese →
Zusammensetzung der
Traumasplitter
Modulation
der Intensität
des Erlebens
traumaspezifische
Wirkfaktoren der
Screenmethode
(z.B. NaTs)
Begleitung durch
therapeutische
Bindungsperson
bifokale
Aufmerksamkeit
stärkt Diskrimination
damals ↔ heute
Entdecken
neuer Aspekte und
Perspektiven –
Auflösung von
Verzerrungen

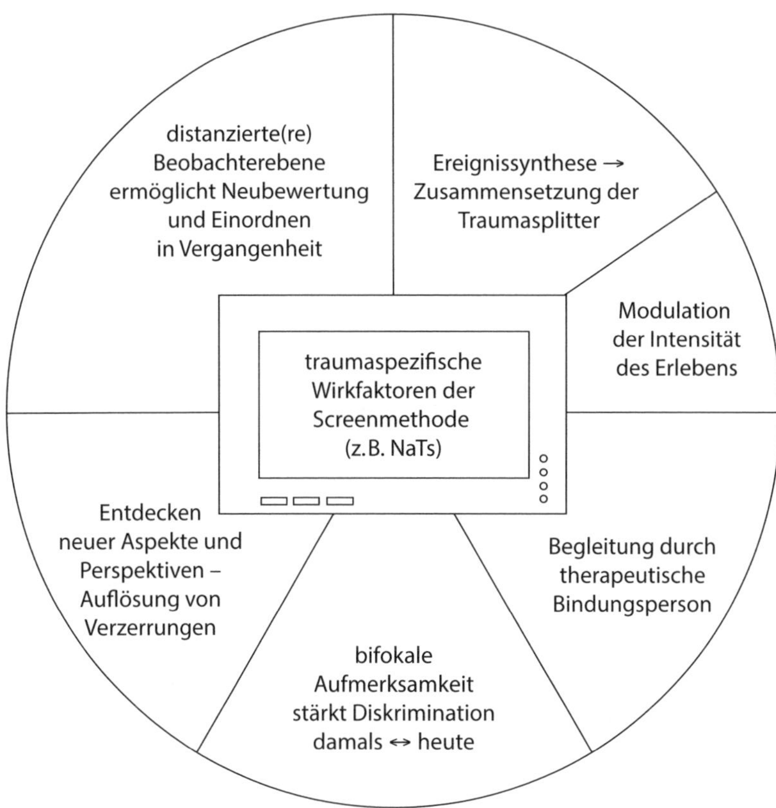

Abbildung 8.2: Traumaspezifische Wirkfaktoren der Screenmethode NaTs

Bei genauer Betrachtung erkennt man einige Überschneidungen, beide Einsatzbereiche des Screens dienen zum Beispiel der Stärkung der Bindung zwischen Therapeut und Klient. Dabei wird ein Erlebnis, welches außerhalb der Therapie stattfand, in den therapeutischen Kommunikationsrahmen hineingeholt. Es entsteht ein Gefühl von Begleitetsein, in gewisser Weise (wenn auch in distanzierter Form) ein gemeinsames Nacherleben.

Aufdeckung und Entzerrung sind ebenfalls Effekte, die sowohl in der Trauma- als auch in der allgemeinen Psychotherapie durch das Screenen genutzt werden können.

Bisher verdeckte Aspekte des Geschehens werden durch das Betrachten des „alten Films“ sichtbar und führen zu neuen Bewertungen. In der Traumatherapie geht es dabei oft um die Aufhebung von traumaassoziierten Verzerrungen, die mit Scham- und Schuldgefühlen zu tun haben (z. B.: „Jetzt erkenne ich, dass ich mich nicht wehren konnte“, „Nun wird mir klar, dass ich keine Mitschuld hatte, dass ich das wirklich nicht wollte“ oder „Ich weiß jetzt, dass ich abhängig und manipuliert war“).

Beim therapeutischen Screening (NatS) geht es oft um etwas anders gelagerte Themen, zum Beispiel kann beim Screenen von Konfliktsituationen deutlich werden, welches Beziehungsmuster sich abspielt, an welchen Stellen es Chancen für Lösungen gegeben hätte oder an welchem Punkt Eskalationen ihren Anfang nahmen. Auch die Bewertung von Situationen kann sich verändern.

Frau Z. hatte lange Zeit eine Beziehung, in der sie von ihrem Partner immer wieder unfair, manchmal auch regelrecht sadistisch behandelt worden war, von dem sie sich aber nur sehr schwer hatte lösen können. In der darauffolgenden Beziehung fühlte sie sich zunächst wohl, dann jedoch inszenierte der neue Partner immer wieder Konflikte, in denen er die Klientin verbal massiv und auf ungerechte Weise angriff. Die Klientin redete sich lange Zeit ein, dass diese Beziehung eine ganz andere als die vergangene sei, dass sie nur zu empfindlich reagiere und ihn sicherlich durch ihre Art provoziere. Erst als wir in der Therapiestunde eine eskalierte Konfliktsituation mit der Screentechnik gemeinsam anschauten, wurde durch die Schilderung einiger Details Folgendes klar: Immer, wenn er laut wurde und sie weinte, fing er an, sie umso heftiger zu beleidigen. Trotz einer Aussprache mit dem Partner gab es keine Veränderung und so trennte sie sich von ihm. Die durch den Screen unterstützte Erkenntnis war zwar sehr schmerzhaft, gab der Klientin aber die Kraft, für sich einzustehen und konsequente Entscheidungen zu treffen.

Nach einer erfolgten Trennung aus einer destruktiven Beziehung kann es Betroffenen manchmal schwerfallen, bei ihrer Entscheidung zu bleiben. Schließlich hat es auch schöne Momente mit dem Partner gegeben. Das durch die „gescheiterte“ Beziehung geschwächte Selbstwertgefühl verführt dazu, sich doch noch ein weiteres Mal auf die ungesunde Beziehung einzulassen. Es schmerzt, die Illusion „Vielleicht wird doch noch alles gut, wenn ich mich nur anstrenge“ aufzugeben. In dieser Situation kann es helfen, noch einmal die drei belastendsten Situationen zu screenen, sich vom schlimmsten Moment ein „inneres Foto“ zu machen und immer mal wieder einen Blick darauf zu werfen, wenn die destruktiven Ereignisse innerlich ausgeblendet werden.

In beiden Anwendungsarten, traumafokussiert oder allgemein psychotherapeutisch angewandt, kann man beim Screenen die Möglichkeit der Modulation der Erlebensintensität nutzen. Wird die Intensität des gemeinsam betrachteten „alten Films“ zu stark, kann man den Betroffenen anbieten, das imaginierte Bild zu verkleinern, unscharf zu stellen, in den Schwarz-Weiß-Modus zu wechseln oder auch die Geschwindigkeit der Bilderfolge zu modulieren. Beim nicht traumafokussierten Screen kann es auch manchmal sinnvoll sein, Zeitlupe „einzuschalten“, um verdeckte klärende Details noch genauer anzuschauen (beim Traumascreen eher nicht, da dieses Vorgehen die Intensität noch verstärkt).

Auch die Veränderung der Perspektive kann in beiden Screenformen angewandt werden. So kann es zum Beispiel sehr hilfreich sein, den „inneren Aufmerksamkeitsscheinwerfer“ vom Erlebnis weg auf die Umgebung im „alten Film“ zu lenken, wie das folgende Beispiel verdeutlicht.

Herr G. (18) steht kurz vor dem Abitur und gerät immer wieder in heftige Streitereien mit seiner Mutter, die mit ihrer Lebens- und Ehesituation sehr unzufrieden ist. Er fühlt sich schuldig und abgelehnt, hat das Gefühl, nicht gut genug zu sein, erlebt deswegen immer wieder Stimmungseinbrüche mit massiven Selbstvorwürfen. Als wir eine heftige Streitsituation mit der Mutter in seinem Zimmer screenen, mache ich ihm Mut, mit dem „Aufmerksamkeitsscheinwerfer“ die Umgebung der Streitsituation zu erkunden. Er beschreibt, dass auf seinem Schreibtisch sein Mathearbeitsheft liegt: Er hatte an diesem Tag eine sehr gute Klausur zurückbekommen, auf die er sehr stolz war. Außerdem sieht er beim Blick aus dem Fenster in den Garten, wo er am Tag zuvor den Rasen gemäht hatte. Beim Erkunden der Umgebung wird ihm klar, dass er eigentlich sehr bemüht ist, alle sein Pflichten zu erledigen. Er lernt für die Schule, erledigt die ihm übertragenen Aufgaben zu Hause, versucht, die ohnehin sehr angespannte Mutter nicht noch weiter zu reizen und Rücksicht zu nehmen. Es wird ihm klar, dass er eigentlich in Ordnung ist und es die Unzufriedenheit seiner Mutter mit ihrem eigenen Leben ist, die immer wieder zu Streit führt, den er jetzt als „künstlich angezettelt“ empfindet. Er kann sich jetzt emotional vom Inhalt der Vorwürfe besser distanzieren und nimmt sich vor, beim nächsten Streit seine Mutter damit zu konfrontieren.

Durch wiederholtes Screenen wird die Beobachterposition trainiert, der „innere Beobachter“ wird kompetenter und kann in schwierigen Alltagssituationen stärker unterstützen. Bei dem eben geschilderten Beispiel wird auch noch ein weiterer Aspekt deutlich: Die beim Screenen gewonnenen Erkenntnisse können neue Handlungsoptionen eröffnen. Es können Ideen entstehen, was man in der Situation hätte tun können und was man in Zukunft eventuell ausprobieren möchte. *Dies gilt jedoch nur für das allgemeine psychotherapeutische Screenen und nicht für traumatischen Szenen*, die allesamt von realer Ausweglosigkeit und Hilflosigkeit geprägt sind. Ein nachträgliches Fragen „Was hätte ich tun können?“ kann bei Traumata massive Scham- und Schuldgefühle auslösen und retraumatisieren.

Ein sehr traumaspezifischer Effekt der Bildschirmmethode ist, dass er das Zusammenfügen der fragmentierten Trauma-Erinnerungsbruchstücke ermöglicht. Dabei ist wissenschaftlich noch nicht ganz geklärt, auf welche Weise dies genau geschieht. Am ehesten ist es – wie beim EMDR – die bifokale Aufmerksamkeit, die eine Integration bzw. Fusion der zersplitterten Erinnerungsfetzen ermöglicht. Bifokale Aufmerksamkeit meint, dass der Klient einerseits den Film betrachtet bzw. den Ablauf des Geschehens schildert, während ein Teil der Aufmerksamkeit andererseits auf die Interaktion mit dem Therapeuten und dessen Begleitung gerichtet ist. Dies hilft dem Betroffenen, zwischen damals (Trauma) und heute (Therapiesitzung) zu unterscheiden. Diese Stärkung der zeitlichen Diskrimination ist ein entscheidender Faktor bei der Verarbeitung des Traumas von etwas „Allgegenwärtigem" zu etwas „Vergangenem".

8.4 Psychotherapeutische Arbeit mit den negativen und positiven Kognitionen

Auch ohne Traumafokus kann das Screenen einer belastenden Situation durch Erarbeiten der damit in Verbindung stehenden negativen und dazugehörigen positiven Kognition zur Bewältigung beitragen. Mit der positiven Kognition kann man gut weiterarbeiten, indem man mit dem Klienten eruiert, was passieren bzw. sich verändern müsste, damit die positive Kognition immer mehr zu einer inneren Überzeugung wird. Dazu frage ich die Klienten auch nach der Screensitzung im weiteren Therapieverlauf immer mal wieder: „Wissen Sie Ihre positive Kognition noch?" oder „Zu wie viel Prozent sind Sie aktuell von Ihrer positiven Kognition überzeugt?". Man kann auch mittels EMDR-Ressourcentechniken (Rost, 2014) die positive Kognition immer wieder verstärken bzw. verankern. Ziel ist also, das Bewusstsein für die positive Kognition wachzuhalten und somit immer wieder daran zu erinnern, in welche Richtung die gedanklichen und emotionalen Veränderungen gehen sollten.

8.5 Lern- und Leistungsblockaden aufgrund von Traumatisierungen bzw. Belastungen

Neben dem weiten Feld Beziehung ist auch der Leistungsbereich häufig von Störungen aufgrund traumatischer oder zumindest stark belastender Erfahrungen betroffen. Lernprozesse sind komplexe, störanfällige Vorgänge, die darüber hinaus auch noch eng mit Bindungs- und Beziehungserfahrungen gekoppelt sind. Eigentlich sind unsere menschlichen Gehirne wie geschaffen zum Lernen, sie sind „effektive Informationsstaubsauger, die gar nicht anders können, als alles Wichtige um uns herum in sich aufzunehmen und auf effektivste Weise zu verarbeiten" (Spitzer, 2006, S. 10). Die Milliarden Neuronen in unserem Gehirn können nichts besser als Lernen. Lernen ist eigentlich kinderleicht, es beginnt bereits im Mutterleib und wird uns von Säuglingen und Kleinkindern lebendig und eindrucksvoll vor Augen geführt. Wie flexibel und anpassungsfähig unser Gehirn ist, macht folgender Fall deutlich: In der internationalen medizinischen Fachzeitschrift *Lancet* wurde 2002 der Fall eines siebenjährigen Mädchens geschildert, bei dem als Dreijährige wegen einer lebensgefährlichen chronischen, mit unbeherrschbaren epileptischen Anfällen einhergehenden Gehirnhautentzündung die Hälfte des Gehirns operativ entfernt wurde (die linke, sprachdominante Hälfte!). Man erwartete eine schwere halbseitige Körperbehinderung sowie das Fehlen der Sprachentwicklung. Es zeigte sich jedoch, dass das Kind im Alter von sieben Jahren völlig normal entwickelt war und zwei Sprachen fließend sprechen konnte. Ein eindrücklicheres Beispiel für die Leistungs- und Lernfähigkeit unseres Gehirngewebes ist wohl kaum vorstellbar.

Doch auch ohne traumatische Erfahrungen haben viele Menschen Angst vorm Lernen, weil Lernen immer auch Veränderung bedeutet. Wer lernt, riskiert, durch die neu aufgenommene und verarbeitete Information verändert zu werden, seine Identität erweitern zu müssen. Zudem zeigt die Realität, dass das Lernen durchaus störanfällig ist bzw. effektives Lernen bestimmte Bedingungen braucht. Dass Belastungen und traumatische Erlebnisse hier eine große Rolle spielen, verwundert nicht, ist doch der bei Traumata in seiner Funktion beeinträchtigte Hippocampus auch zentral an Lernprozessen beteiligt. Es handelt sich beim Hippocampus um eine Struktur, die tief im Inneren des Gehirns, an der Innenseite des Schläfenlappens der Großhirnrinde liegt. Der Hippocampus ist zum Lernen einzelner Ereignisse unverzichtbar, er wächst in Abhängigkeit von der Erfahrung und funktioniert umso besser, je mehr er beansprucht wird. Er speichert vor allem neue und bedeutsame Einzelheiten und er kann unvollständige Informationen anhand bereits vorhandener Erfahrung vervollständigen.

> Stress im Allgemeinen, insbesondere auch traumatischer Stress, wirkt sich besonders schädigend auf die Neuronen des Hippocampus aus.

Die ausgeschütteten Stresshormone drosseln das Energieangebot im Gehirn und wirken zusätzlich über eine Erhöhung des Neurotransmitters Glutamat toxisch auf Neuronen. Da der Hippocampus eine sehr aktive Hirnstruktur ist, wird er besonders stark geschädigt. Bei chronischem (traumatischem) Stress sinkt somit die Leistung des Hippocampus. Dies wirkt sich ungünstig auf das Lernen und die Gedächtnisleistungen aus. Vor diesem Hintergrund verwundert es nicht, dass nach traumatischen

Erfahrungen bzw. bei vorliegender PTBS die allgemeine Leistungs- und Lernfähigkeit teilweise stark beeinträchtigt sein kann.

Besonders Lehrende sowie Erziehende sollten diese Zusammenhänge präsent haben bzw. berücksichtigen, wenn Probleme mit dem Lernen bestehen. In vielen Fällen bestehen Lernblockaden, die in Zusammenhang mit belastenden bis hin zu traumatischen Erlebnissen stehen. Dabei wirkt es sich natürlich besonders stark aus, wenn die unverarbeiteten traumatischen Ereignisse auch in thematischem Zusammenhang mit Lernen stehen wie in folgendem Fall:

Frau V. (42) ist angestellte Physiotherapeutin in einer großen Praxis. Ihrer neuen Chefin ist es wichtig, dass die Mitarbeiter sich regelmäßig in den neuesten Behandlungsverfahren weiterbilden. Jede dieser Fortbildungen ist für Frau V. ein fast unüberwindbares angstbesetztes Hindernis. Schon als Kind hatte sie mit dem Lernen Probleme. Ihre Mutter lernte regelmäßig mit ihr, bestrafte sie bei Schwierigkeiten hart mit verbalen Demütigungen („Du bist zu dumm dafür!"), gelegentlich auch mit Schlägen auf den Hinterkopf. Schriftlich war sie immer gut und hatte auch das Gefühl, alles genauso gut zu verstehen wie andere, aber vor lauter Angst beteiligte sie sich nie mündlich, versuchte Referate zu vermeiden und wurde davor auch oft tatsächlich krank. Dies besserte sich etwas während der Ausbildung, bei der Abschlussprüfung hatte sie jedoch einen sadistischen Prüfer, der ihre Angst sah und sie umso heftiger „in die Mangel nahm", bis sie weinend zusammenbrach. Der Satz, den der Prüfer am Ende sagte – „Ihre Leistung reicht eigentlich nicht zum Bestehen" – hallt noch heute in ihrem Kopf wider. Sie kam im Alltag bei der Arbeit gut zurecht, vermied es jedoch lange unter verschiedensten Vorwänden, Fortbildungen zu machen. Die neue Chefin ließ dies jedoch nicht durchgehen. Frau V. spürte die panische Angst vor allem, was auch nur einer Leistungsüberprüfung ähnelt, und wurde immer verzweifelter.

Dieses Beispiel veranschaulicht, wie durch Entmutigung und Bestrafung die Lernfreude und die Lernmotivation systematisch unterminiert werden können. Dabei handelt es sich bei der „Nachhilfe" durch die Mutter sicher um eine sequenzielle Traumatisierung, die dann noch durch das Prüfungserlebnis mit dem sadistischen Prüfer verkompliziert und vor allem auch aktualisiert wurde. Hilfreich wäre hier, beide Erlebnisse mithilfe einer Traumatherapie aufzuarbeiten und die Klientin dann dabei zu begleiten, sich ihren Ängsten bzgl. zukünftiger Fortbildungen zu stellen.

Traumatische Erfahrungen ohne direkten thematischen Bezug zum „Lernen" können allerdings den Lern- und Leistungsbereich ebenfalls stark beeinträchtigen, wie das folgende Beispiel zeigt.

Herr P. wuchs unter einem alkoholabhängigen und gewalttätigen Vater auf. Meistens richtete sich die Gewalt gegen seine Mutter, gelegentlich aber auch gegen ihn selbst. Er wuchs mit dem Gefühl auf „Es kann jederzeit wieder losgehen" und entwickelte die Strategie, sich in sein Zimmer zurückzuziehen, abzuschließen, die Rollläden herunterzulassen, umso wenig Reize wie möglich von außen aufzunehmen. Dies ging so weit, dass er sich sogar über Schallisolation informierte und sein Zimmer durch das Anbringen von schallisolierenden Materialien nach außen hin fast schalldicht machte. Er zog früh von zu Hause aus, absolvierte eine Ausbildung zum Bürokaufmann und gewann an Selbstvertrauen. Als in der Firma mehrere Einzelbüros zu einem Großraumbüro umgewandelt wurden, wovon auch sein Arbeitsplatz betroffen war, kam er mit den vielen Reizen überhaupt nicht zurecht. Er fühlte sich der Lautstärke anderer Menschen so ausgeliefert wie damals als Kind den lautstarken Streitereien seiner Eltern. Er konnte nicht mehr konzentriert arbeiten, zu Hause nicht mehr abschalten und entwickelte eine massive Schlafstörung.

Die sequenzielle Traumatisierung hat zu einer veränderten Reiz- bzw. Stressschwelle geführt, die Herr P. lange kompensieren konnte, ohne an Leistungsfähigkeit einzubüßen. Der Verlust des eigenen Büros, das Ausgeliefertsein an den Lärm anderer hat das Kindheitstrauma jedoch aktualisiert. Traumatherapie kann dem Betroffenen höchstwahrscheinlich dabei helfen, ein Stück Stabilität wieder zu gewinnen und inneren Stress abzubauen. Ob die erniedrigte Reizschwelle jedoch so weit veränderbar ist, dass er dauerhaft mit der Großraumbürosituation zurechtkommt, ist nicht vorhersagbar.

Aus den Betrachtungen zu traumabedingten Lern- und Leistungsblockaden wird deutlich, wie wichtig es ist, die Hintergründe und Entstehungsbedingungen zu berücksichtigen, wenn bei Schülern, Studenten oder Berufstätigen Probleme mit dem Lernen, dem Behalten und dem allgemeinen Leistungsdruck offensichtlich werden. Leider findet sich in der Realität oft das gegenteilige Phänomen, dass die verminderte Leistung sanktioniert wird, was das Problem meist noch verschärft.

Zusammenfassung und Ausblick

Die Posttraumatische Belastungsstörung hat gemeinsam mit den affektiven Erkrankungen die höchste Prävalenz unter den psychischen Störungen, was ein Überblick über verschiedene Studien belegt (zusammengefasst in van der Kolk, Mc Farlane, Weisaeth, 2000). Wir Menschen sind und bleiben vulnerabel, selbst in Anbetracht der erstaunlichen Resilienz, die manche von uns unter zum Teil desaströsen Bedingungen entwickeln. Gewalt in Familien und Partnerschaften, sowohl körperlich als auch psychisch ausgelebt, zerstörerische sexualisierte Gewalt sowie Unfälle und viele andere Extrembelastungen verursachen auch in unserem von Krieg nicht betroffenen Land unzählige Traumatisierungen und unsagbares Leid. Erschütternde Zahlen offenbart die Polizeiliche Kriminalstatistik: Im Jahr 2017 wurden in Deutschland 4247 Kinder schwer misshandelt, 143 wurden getötet. Mehr als 13.500 Kinder wurden Opfer von Vergewaltigungen und anderer sexueller Gewalt. Und noch ein besonders trauriges Detail: Von den getöteten Kindern waren fast 78 Prozent zum Zeitpunkt des Todes jünger als sechs Jahre alt. Straftaten in Bezug auf Besitz und Verbreitung kinderpornografischen Materials haben um ca.15 Prozent im Vergleich zum Vorjahr zugenommen (Nier, 2018).

Es gibt also eine große Zahl von behandlungsbedürftigen Traumabetroffenen, welche dringend psychotherapeutische Hilfe benötigen. Viele Traumatisierte tragen ihr Leid oft jahre- oder jahrzehntelang mit sich herum, bevor sie Hilfe suchen und Worte für das Erlittene finden.

Auch die vor Krieg, Terror und Verfolgung Geflüchteten, die bei uns Zuflucht suchen, stellen eine enorme traumatherapeutische Herausforderung dar. Die aktuelle Studienlage geht davon aus, dass sich die Prävalenz der PTBS bei Geflüchteten in Deutschland zwischen 30 und 40 Prozent bewegt (Nesterko & Glaesmer, 2016). Die Bereitschaft, sich hier ärztlich-therapeutische Unterstützung zu holen, ist bei vielen vorhanden. Trotz teilweiser enormer kultureller Unterschiede sind die Vorstellungen von Gesundheit und Krankheit und auch die Annahme psychophysischer Wechselwirkungen bei Menschen mit Migrationshintergrund durchaus mit unseren kompatibel (Romanus, 1998). Eine effektive Hilfe scheitert eher an Mangelversorgung, bürokratischen Hürden und mangelhafter Kultursensibilität aufseiten des hiesigen Gesundheitssystems. Für diese enorme gesellschaftliche Aufgabe ist unsere „Traumatherapielandschaft" noch nicht ausreichend gewappnet. Es gibt hilfreiche Literatur zur Arbeit mit Menschen aus anderen Kulturen, und obwohl inzwischen viele gute traumatherapeutische Weiterbildungen angeboten werden, gibt es noch zu wenig Therapeuten, die sich traumatherapeutisch kompetent genug fühlen und auch dauerhaft mit Traumatisierten arbeiten. Die Gründe dafür sind sehr vielschichtig.

Manfred Spitzer hat in seinem Buch *Lernen: Gehirnforschung und die Schule des Lebens* (2006) auf gut verständliche Weise dargestellt, dass wir immer nach dem gleichen Muster lernen: erst die Basics, die Strukturen einer Sache, das „Grundgerüst", dann das Detailwissen, die Specials. Die zweite Dimension ist, dass wir immer durch Erfahrung lernen: Die Struktur einer Sache zu erfassen und Erfahrungen zu machen – das geht immer Hand in Hand, wenn das Lernen effektiv sein soll. Allerdings ist auch noch mehr Mut aufseiten der traumatherapeutisch ausgebildeten Kolleginnen wünschenswert. Viele Kolleginnen und Kollegen wagen selbst nach abgeschlossener Weiterbildung den „Sprung ins kalte Wasser", ins tatsächliche Tun nicht, oder scheuen den Aufwand, supervisorische Unterstützung in Anspruch zu nehmen. Die hier geäußerten Ideen für mögliche Weiterentwicklungen sollen nicht darüber hinwegtäuschen, dass es bereits viele Kolleginnen und Kollegen gibt, welche sich in bewundernswerter Weise für traumatisierte Menschen engagieren. Und es gibt, wie schon mehrfach erwähnt, Traumatherapieausbildungen, die nicht nur in fachlicher, sondern auch in menschlicher Hinsicht bereichern, motivieren und für die Arbeit mit Traumabetroffenen sensibilisieren. An dieser Stelle möchte ich mich bei allen bedanken, von denen ich so viel Wertvolles lernen durfte. Das RebiT-Konzept ist dem Wunsch entsprungen, das Erlernte möglichst umfassend und sinnvoll in meinen Alltag zu integrieren und auch anderen an der Schnittstelle von Lernen und Umsetzen ein kleines Stückchen weiterzuhelfen, indem es ein Grundgerüst vorschlägt für die traumatherapeutische Arbeit. Der Ansatz bietet einen Einblick in die Grundzüge therapeutischen Arbeitens mit Traumatisierten. Es versteht sich von selbst, dass das Umsetzen in der Praxis erfahren und geübt werden muss. Insbesondere die hier vorgestellte Traumakonfrontationstechnik (NaTs) kann nicht aus der Theorie heraus gelernt werden, sondern sollte praktisch und unter Supervision geübt werden. Auch das allgemein anerkannte traumatherapeutische Vorgehen mit den drei Phasen Stabilisierung, Traumakonfrontation, Neuorientierung (zurückzuführen auf Judith Herman) ist durch Erfahrung entstanden, es hat sich im Laufe der Zeit herauskristallisiert, was Traumabetroffenen bei der Verarbeitung des Erlebten und bei der Bewältigung der Folgen hilft. Wie auch an manchen Stellen in diesem Buch anklingt, kann die Hirnbiologie viele Hinweise darauf geben, warum und wie Traumatherapie effektiv ist. Bezüglich der Wirkweise und Effektivität von verschiedenen traumatherapeutischen Ansätzen und auch Konfrontationstechniken besteht noch großer Forschungsbedarf.

Meines Erachtens sollte auch in den psychotherapeutischen Ausbildungsinstituten eine traumatherapeutische Grundausbildung ein fester Bestandteil sein. Dann würde sich die Verantwortung für die Behandlung der zahlreichen Traumabetroffenen auf mehr Schultern verteilen.

Das aktuelle Problem besteht auch in merkwürdig polarisierten Haltungen, welche nicht hilfreich sind: Zum einen gibt es die Tendenz, traumatisierte Klientinnen „weiterzuschicken", um ihnen eine spezialisierte Behandlung zukommen zu lassen, zum anderen die Haltung, man könne einfach „normale Psychotherapie" machen, ohne die Besonderheiten der Traumasymptomatik und -behandlung zu berücksichtigen. Beides ist nicht im Sinne der Betroffenen, wünschenswert wäre eine traumatherapeutische Grundausbildung vieler Behandler, mittelfristig am besten die Integration der traumspezifischen Behandlungsgrundlagen in alle psychotherapeutischen Ausbildungen.

Doch es gibt auch in den letzten Jahren viele positive Entwicklungen. Das Anliegen, traumatisierte Menschen zu erreichen und ihnen Hilfe zukommen zu lassen, ist auch in der Politik mehr und mehr angekommen. Sehr erfreulich ist in diesem Sinne zum Beispiel der zurzeit stattfindende Ausbau der Beratungsstellen insbesondere für traumatisierte Frauen und Mädchen. Bundesfamilienministerin Dr. Franziska Giffey hat ein Konzept vorgelegt, welches die Strukturen für den Schutz von Kindern und Jugendlichen vor sexualisierter Gewalt stärkt und auch schnellere und umfassendere Hilfen für die Betroffenen ermöglichen soll. Kern dieses neuen Konzeptes ist die dauerhafte Einrichtung des Amtes „Unabhängiger Beauftragter für Fragen des sexuellen Kindesmissbrauchs". Inzwischen wurde auch entschieden, dass die Arbeit der „Unabhängigen Kommission zur Aufarbeitung sexuellen Kindesmissbrauchs in Deutschland" fortgesetzt werden soll.

Der positive Effekt dieser Aufdeckung, Aufarbeitung und Aufklärung könnte natürlich noch gesteigert werden durch mehr für die Weitervermittlung zur Verfügung stehende traumakompetente Therapeutinnen.

Ebenfalls sehr erfreulich ist die allmähliche Weiterentwicklung von Literatur und Internetseiten, die Trauma-Selbsthilfe zum Thema haben (z. B. „Trauma heilen" von Reddemann & Dehner-Rau, 2018, Selbsthilfe bei posttraumatischen Symptomen von Rost, C.& Overkamp, B., 2018)

Vielleicht sollten wir auch so manche Prinzipien infrage stellen, die einer umfangreicheren Versorgung von Klienten im Wege stehen, wie zum Beispiel die Vorstellung, dass Gruppentherapien für Traumabetroffene grundsätzlich ungeeignet sind. Meines Erachtens gibt es weder theoretische noch praktische Gründe, warum traumatisierte Klientinnen nicht eine Kombination aus Einzel- und Gruppentherapie machen können. Einige der Big Five können sehr gut in der Gruppe erlernt werden, wenn Betroffene für eine Gruppensetting stabil genug sind (für diese Einschätzung braucht es natürlich Erfahrung und Feingefühl) und sich dafür öffnen. Voraussetzung ist natürlich, dass Traumainhalte nur im Einzelgespräch thematisiert werden. Meine bisherigen vorsichtigen Erfahrungen damit sind sehr positiv, was auch nicht überrascht, nimmt man die Resilienzforschung ernst, die Sozialkontakte als den Resilienzfaktor Nummer eins bezeichnet.

Nicht zuletzt kann die „allgemeine Psychotherapie" etwas von den traumatherapeutischen Ansätzen lernen (vgl. Kap. 8): mehr Ressourcenorientierung, mehr Fokus auf Stärkung der Resilienz, konsequentes und frühzeitiges Stärken der Selbstwirksamkeit – all das ist ebenso wichtig wie das Anerkennen und Würdigen, dass unsere Erfahrungen unser Erleben und auch die Struktur unseres Gehirns prägen. Das Ziel muss also sein, durch Psychotherapie einen Raum zu schaffen für neue, heilsame Erfahrungen und neue Zukunftsperspektiven.

Anhang

A. Fragen aus dem Adult Attachment Interview

1. Könnten Sie mir zunächst einen kurzen Überblick über Ihre frühe Familiensituation geben? Also wo Sie mit Ihren Eltern gelebt haben usw.?
   Vielleicht beginnen Sie damit, wo Sie geboren worden sind, ob Sie häufig umgezogen sind, d. h., wovon Ihre Familie gelebt hat.
2. Bitte versuchen Sie einmal, die Beziehung zu beschreiben, die Sie als kleines Kind zu Ihren Eltern hatten. Könnten Sie dabei mit Ihren frühesten Erinnerungen beginnen?
3. Jetzt möchte ich Sie bitten, mir fünf Adjektive oder Wörter zu nennen, die die Beziehung zu Ihrer Mutter in Ihrer Kindheit widerspiegeln. Fangen Sie mit den frühesten Erinnerungen an – sagen wir mal vom fünften bis zum zwölften Lebensjahr. Ich weiß, dass das etwas dauern kann, nehmen Sie sich diese Zeit und überlegen Sie ruhig eine Minute.
   Ich werde Sie dann auch fragen, warum Sie diese ausgewählt haben, und jedes in der Reihenfolge aufschreiben.
4. Könnten Sie mir nun bitte fünf Adjektive nennen, die Ihre Beziehung zu Ihrem Vater in Ihrer Kindheit beschreiben? Gehen Sie wieder so weit in Ihrer Erinnerung zurück wie möglich, sagen wir bis zum Alter zwischen fünf und zwölf Jahren. Ich weiß, dass das möglicherweise etwas Zeit braucht, nehmen Sie sich diese Zeit und überlegen Sie ruhig eine Minute.
5. Können Sie mir sagen, welchem Elternteil Sie sich am nahesten gefühlt haben und warum? Warum hatten Sie dieses Gefühl gegenüber dem anderen Elternteil nicht?
6. Wenn Sie als Kind irgendwie durcheinander oder beunruhigt waren oder sich nicht wohlgefühlt haben, was haben Sie dann getan?
7. Wann waren Sie das erste Mal von Ihren Eltern getrennt, soweit Sie sich erinnern können?
8. Haben Sie sich als kleines Kind jemals zurückgewiesen gefühlt? Möglicherweise erscheint Ihnen das rückblickend nicht mehr als Zurückweisung, aber mir kommt es hier darauf an, ob Sie sich als Kind zurückgewiesen gefühlt haben?

   8 a. Hatten Sie jemals Angst oder machten Sie sich Sorgen als Kind?
9. Haben Ihre Eltern Ihnen jemals mit etwas gedroht, vielleicht aus disziplinarischen Gründen, oder einfach nur zum Spaß?
10. In welcher Weise, glauben Sie, haben diese ganzen Erfahrungen mit Ihren Eltern Ihre Persönlichkeit als Erwachsener beeinflusst?
11. Warum, glauben Sie, haben sich Ihre Eltern während Ihrer Kindheit so verhalten, wie sie es getan haben?

12. Gab es in Ihrer Kindheit noch andere Erwachsene, die Ihnen wie Eltern nahestanden?

13. Haben Sie als Kind einen Elternteil, eine nahestehende Person, z. B. ein Geschwister oder einen anderen nahen Verwandten, durch Tod verloren?

    13 a. Haben Sie während Ihrer Kindheit irgendwelche anderen wichtigen Personen verloren?

    13 b. Haben Sie im Erwachsenenalter andere Ihnen nahestehende Personen verloren?

14. Haben Sie irgendwelche anderen Erlebnisse gehabt, außer den schwierigen Erlebnissen, die Sie schon beschrieben haben, die Sie als potenziell traumatisch betrachten würden?

15. Jetzt würde ich Ihnen gerne noch ein paar Fragen zu Ihrer Beziehung mit Ihren Eltern stellen. Hat es in Ihrer Beziehung zu Ihren Eltern seit Ihrer Kindheit viele Veränderungen gegeben? Wir kommen gleich noch zum heutigen Zeitpunkt, aber jetzt meine ich Veränderungen, die ungefähr zwischen Ihrer Kindheit und dem Erwachsenwerden liegen.

16. Jetzt würde ich Sie gerne fragen, wie Ihre Beziehung zu Ihren Eltern (oder zum noch lebenden Elternteil) heute für Sie als Erwachsener ist? Ich frage jetzt nach Ihrer augenblicklichen Beziehung.

17. Ich würde jetzt gerne zu einer anderen Art von Fragen übergehen – es geht nicht mehr um Ihre Beziehung zu Ihren Eltern. Es geht um Ihre heutige Beziehung zu Ihrem Kind bzw. Ihren Kindern. Mit welchen Gefühlen reagieren Sie jetzt auf Trennungen von Ihrem Kind / Ihren Kindern?

18. Wenn Sie drei Wünsche für Ihr Kind frei hätten, wenn es 20 Jahre älter ist als heute, welche wären das? Ich denke u. a. daran, was für eine Zukunft Sie Ihrem Kind wünschen. Lassen Sie sich ruhig eine Minute Zeit, um darüber nachzudenken.

19. Gibt es irgendetwas Bestimmtes, von dem Sie glauben, dass Sie es durch Ihre Kindheitserfahrungen gelernt haben? Was haben Sie, ihrer Meinung nach, aus Ihrer persönlichen Kindheit gewonnen?

20. Wir sind in diesem Interview sehr viel auf die Vergangenheit eingegangen, aber ich möchte damit abschließen, dass Sie in die Zukunft blicken. Wir haben gerade darüber geredet, was Sie glauben, von Ihren Kindheitserlebnissen gelernt zu haben. Ich würde zum Schluss gerne fragen: Was hoffen Sie, wird Ihr Kind (oder Ihr vorgestelltes Kind) einmal durch seine Erfahrung mit Ihnen als Eltern gelernt haben?

(Wir danken Carol George für die freundliche Übertragung der Nutzungsrechte sowie dem Hogrefe Verlag für die Abdruckgenehmigung der deutschen Übersetzung. Die Fragen sind folgendem Buch entnommen: Gloger-Tippelt, Gabriele [Hrsg.] [2001]: *Bindung im Erwachsenenalter: Ein Handbuch für Forschung und Praxis* [3., unveränd. Auflage]. Hogrefe.

B. | Zieleschema

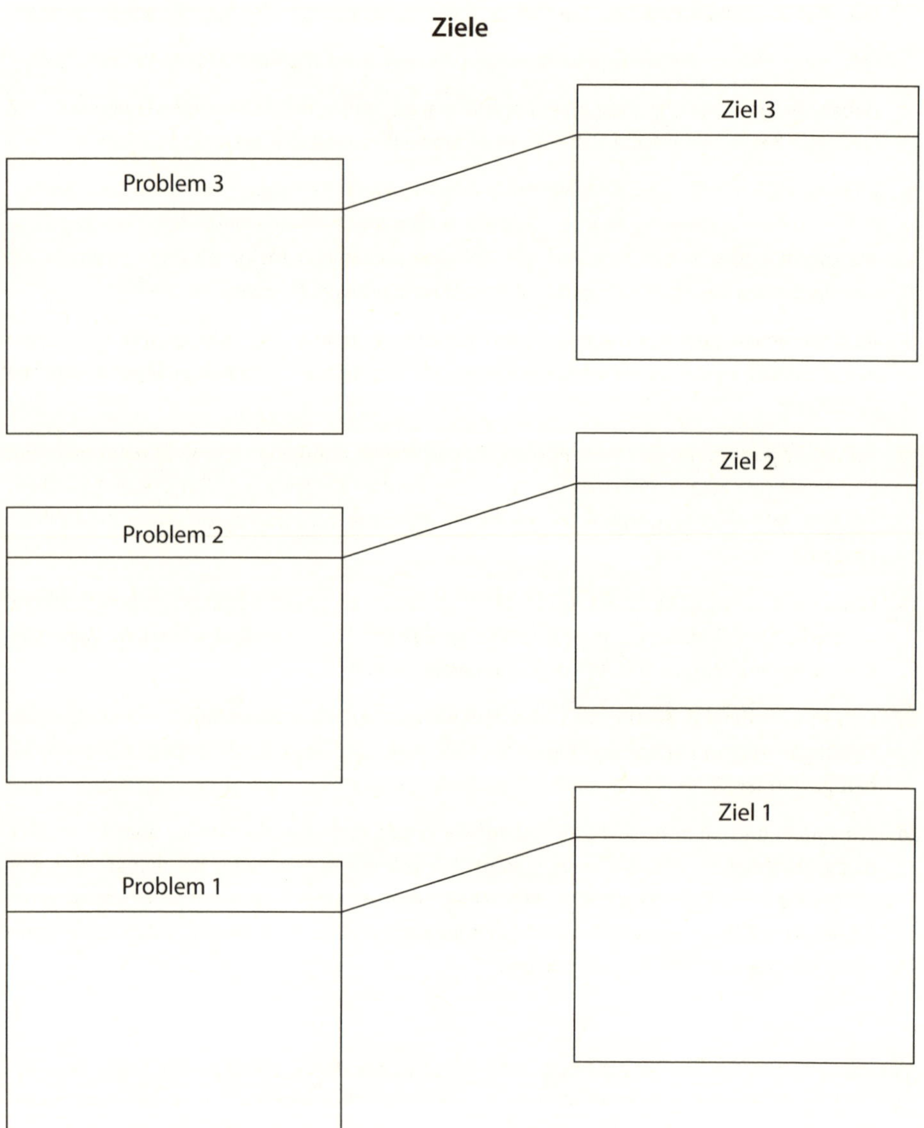

C. | Liste positiver / stärkender Lebensereignisse

(Momente von Zufriedenheit, Freude, Stolz oder Glück)

Ereignis / Szene (Bild)	Zeitpunkt / Alter	Stärke des positiven Gefühls (0–10) damals – heute		Was ist mein *persönlicher Beitrag* zu diesem positiven Ereignis? (eigene Fähigkeiten, Eigenschaften) Stärksten Beitrag bitte markieren!	Welches *Symbol*, welcher *Gegenstand* oder welches Ritual kann mich daran erinnern?

D. Dokumentationshilfe zu den Imaginations- und Distanzierungsübungen

Imaginationsübung	Datum der Übungseinheit und Effekt (+ = gut, +/– = noch nicht klar, – = negativer Effekt)			
„Innerer sicherer Ort“				
„Gepäck ablegen“				
„Kraftbaum“				
Distanzierungsübung	**Datum der Übungseinheit und Effekt (+ = gut, +/– = noch nicht klar, – = negativer Effekt)**			
„Tresor“				
„Fernbedienung“				

E. | Stressregler

Was passiert?		Was kann ich tun?
	10	
	9	
	8	
	7	
	6	
	5	
	4	
	3	
	2	
	1	

F. Liste belastender Lebensereignisse

Belastendes Ereignis	Zeitpunkt/ Alter	Grad der Belastung (0–10) damals – heute		Wie habe ich *versucht*, es zu bewältigen? Was war meine unmittelbare Reaktion?	Auswirkungen des Ereignisses (unmittelbar und auch langfristig)		Welche Ressource hat mir geholfen?

Literatur

ANGELOU, M. (1993): *On the pulse of morning.* New York: Random House.

ANTONOVSKY, A. (1997): *Salutogenese: Zur Entmystifizierung der Gesundheit.* Tübingen: dgvt.

BENDER, D. & LÖSEL, F. (1999): „Von generellen Schutzfaktoren zu differenziellen protektiven Prozessen: Ergebnisse und Probleme der Resilienzforschung". In Opp, G., Fingerle, M. & Freytag, A. (Hrsg.), *Was Kinder stärkt. Erziehung zwischen Risiko und Resilienz.* München: Ernst Reinhard, S. 37–58.

BEEBE, B., JAFFE, J., LACHMANN, F., FELDSTEIN, F., CROWN, C., JASNOW, M. (2002): „Koordination von Sprachrhythmus und Bindung". In Brisch, K.-H., Grossmann, K., Grossmann, K. E. & Köhler, L. (Hrsg.), *Bindung und seelische Entwicklungswege.* Stuttgart: Klett-Cotta, S. 64.

BERNDT, C. (2013): *Resilienz. Das Geheimnis der psychischen Widerstandskraft.* München: dtv.

BERNSTEIN, B. (1964): „Elaborated and Restricted Codes: Their Origins and Some Consequences". In Gumperz, J. J. & Hymes, D. (Hrsg.), *The Ethnography of Communication.* Sonderheft *American Anthropologist* 66 (6), Teil 2: 55–69.

BLICKHAN, D. (2018): *Positive Psychologie. Ein Handbuch für die Praxis* (2. Auflage). Paderborn: Junfermann.

BOWLBY, J. (1973): *Mütterliche Zuwendung und geistige Gesundheit.* München: Kindler.

BOWLBY, J. (1980): *Bindung – Eine Analyse der Mutter-Kind-Beziehung.* München: Kindler.

BOWLBY, J. (1976): *Trennung. Psychische Schäden als Folge der Trennung von Mutter und Kind.* München: Kindler.

BRAUN, B. G. (1985): „The transgenerational incidence of dissociation and multiple personality disorder: A preliminary report". In Kluft, R. P. (Hrsg.), *Childhood Antecedents of Multiple Personality Disorder.* Washington DC: American Psychiatric Press, S. 127–150.

BRAUN, K. & BOCK, J. (2003): „Die Narben der Kindheit". *Gehirn und Geist*, 1/2003, S. 50–53.

BRISCH, K.-H. (2018): *Bindungsstörungen: Von der Bindungstheorie zur Therapie.* Stuttgart: Klett-Cotta.

BRISCH, K.-H. & HELLBRÜGGE, T. (Hrsg.) (2015): *Bindung und Trauma: Risiken und Schutzfaktoren für die Entwicklung von Kindern* (5. Auflage). Stuttgart: Klett-Cotta.

BRISCH, K.-H., GROSSMANN, K., GROSSMANN, K. E. & KÖHLER, L. (Hrsg.) (2002): *Bindung und seelische Entwicklungswege.* Stuttgart: Klett-Cotta.

BRISCH, K.-H. (Hrsg.) (2017): *Bindungstraumatisierungen.* Stuttgart: Klett-Cotta.

CANNON, W. B. (1915): *Bodily Changes in Pain, Hunger, Fear and Rage – an Account of Recent Researches into the Function of Emotional Excitement.* New York: D. Appleton and Company.

CHIOMPI, L. (1997a): *Die emotionalen Grundlagen des Denkens. Entwurf einer fraktalen Affektlogik.* Göttingen: Vandenhoeck & Ruprecht.

CHIOMPI, L. (2011): „Symbolische Affektkanalisation - eine therapeutische Grundfunktion von Ritualen". In Welter-Enderlin, R. & Hildenbrand, B. (Hrsg.) (2011): *Rituale-Vielfalt in Alltag und Therapie* (3. Auflage). Heidelberg: Carl-Auer.

CHROUSSOUS, G. P. & GOLD, P. W. (1992): „The concepts of stress and stress system disorders. An overview of psychical and behavioural homeostasis". *Journal of the American Medical Association*, Vol. 267, 1244–1252.

CREAMER, M., BURGESS, P. & PATTISON, P. (1992): „Reaction to trauma. A cognitive processing model". *Journal of Abnormal Psychology*, 101, 452–459.

CSIKSZENTMIHALYI, M. (1992): *Flow.* Stuttgart: Klett-Cotta.

CURTIS, W. J. & CICCETTI, D. (2003): „Moving research on resilience into the 21st century: Theoretical and methodological considerations in examining the biological contributions to resilience". *Development and Psychopathology*, 15: 773–810.

Dannemeyer, P., Dannemeyer, R. (2018): *NLP – Master – Lehrbuch. Die Magie der Veränderung mit Neurolinguistischem Programmieren.* Paderborn: Junfermann.

Deegener, G. (1998): *Kindesmissbrauch. Erkennen – helfen – vorbeugen.* Weinheim: Beltz.

De Shazer, S. & Dolan, Y. (2016): *Mehr als ein Wunder. Lösungsfokussierte Kurztherapie heute.* Heidelberg: Carl-Auer.

Dilling, H., Mombour, W. & Schmidt, M. H. (Hrsg.) (1991): *Internationale Klassifikation psychischer Störungen. ICD-10 Kapitel V(F) Klinisch-diagnostische Leitlinien.* Bern: Hans Huber.

Fani, N., King, T. Z., Jovanovic, T., Glover, E. M., Bradley, B., Choi, K., Ely, T., Gutman, D. A. & Ressler, K. J. (2012): „White Matter Integrity in Highly Traumatized Adults With and Without Post-Traumatic Stress Disorder". *Neuropsychopharmacology* 37(12): 2740–2746.

Fonagy, P., Gergely, G., Jurist, E. L. & Target, M. (2004): *Affektregulierung, Mentalisierung und die Entwicklung des Selbst.* Stuttgart: Klett-Cotta.

Fooken, I. & Zinnecker, J. (Hrsg.) (2007): *Trauma und Resilienz.* Weinheim: Juventa.

Frankl, V. E. (2007): *Ärztliche Seelsorge. Grundlagen der Logotherapie und Existenzanalyse.* München: dtv.

Friedman, M., Charney, D. & Deutch, A. (Hrsg.) (1995): *Neurobiological and Clinical Consequences of Stress: From Normal Adaptation to PTSD.* Philadephia: Lippincott-Raven.

Gloger-Tippelt, G. (Hrsg.) (2016): *Bindung im Erwachsenenalter* (3. Auflage). Bern: Huber.

Gäbler, I. & Maercker, A. (2011): „Revenge after trauma. Theoretical outline". In Linden, M. & Maercker, A. (Hrsg.), *Embitterment. Societal, psychological and clinical perspectives.* Wien, New York: Springer, S. 42–69.

Grässer, M., Iskenius, E.-L. & Hovermann, E. (2017): *Therapietools. Psychotherapie für Menschen mit Migrations- und Fluchterfahrung.* Weinheim: Beltz.

Grawe, K. (2004): *Neuropsychotherapie.* Göttingen: Hogrefe.

Grossmann, K. & Grossmann, K. E. (2004): *Bindungen. Das Gefüge psychischer Sicherheit.* Stuttgart: Klett-Cotta.

Grün, A. (2017): *Zur inneren Balance finden: Was das Leben leichter macht.* Freiburg: Herder.

Grün, A. (2018): *Staunen – Die Wunder im Alltag entdecken.* Freiburg: Herder.

Herbold, W. & Sachsse, U. (2007): *Das so genannte Innere Kind.* Stuttgart: Schattauer.

Herman, J. L. (2018): *Die Narben der Gewalt.* Paderborn: Junfermann.

Hirsch, M. (2002): *Schuld und Schuldgefühl.* Göttingen: Vandenhoeck & Ruprecht.

Hofmann, A. (1999): *EMDR in der Therapie psychotraumatischer Belastungssyndrome.* Stuttgart: Thieme.

Holmes, J. (2002): *John Bowlby und die Bindungstheorie.* München: Ernst Reinhardt.

Holmes, T. & Holmes, L. (2007): *Reisen in die Innenwelt.* München: Kösel.

Huber, M. (2004): *Multiple Persönlichkeiten – Überlebende extremer Gewalt. Ein Handbuch.* Frankfurt: Fischer.

Huber, M. (2003a): *Trauma und die Folgen: Trauma und Traumabehandlung, Teil 1.* Paderborn: Junfermann.

Huber, M. (2003b): *Wege der Traumabehandlung: Trauma und Traumabehandlung, Teil 2.* Paderborn: Junfermann.

Huber, M. (2005): *Der innere Garten.* Paderborn: Junfermann.

Huber, M. (2010): *Multiple Persönlichkeiten.* Paderborn: Junfermann.

Huber, M. (2011): *Viele sein. Ein Handbuch.* Paderborn: Junfermann.

Huber, M. (2013): *Der Feind im Innern.* Paderborn: Junfermann.

Hüther, G. (2002): *Bedienungsanleitung für ein menschliches Gehirn.* Göttingen: Vandenhoeck & Ruprecht.

Hüther, G. (2014): *Die Macht der inneren Bilder.* Göttingen: Vandenhoeck & Ruprecht.

Hüther, G. (2012): *Biologie der Angst.* Göttingen: Vandenhoeck & Ruprecht.

Hüther, G. (2013): *Was wir sind und was wir sein könnten. Ein neurobiologischer Mutmacher.* Frankfurt am Main: Fischer.

Kampusch, N. (2012): *3096 Tage*. Berlin: Ullstein.

Kast, V. (1982): *Trauern. Phasen und Chancen des psychischen Prozesses*. Stuttgart: Kreuz.

Kluft, R. P. & Fine, C. G. (Hrsg.) (1993): *Clinical Perspectives on Multiple Personality Disorder*. Washington DC: American Psychiatric Press.

Kluft, R. P. (1996): „Outpatient treatment of dissociative identity disorder and allied forms of dissociative disorders not otherwise specified in children and adolescents". *Child and Adolescent Psychiatric Clinics of North America*, 5, 471–494.

Kluft, R. P. & Foote, B. (1999): „Dissociative identity disorder: Recent developments". *American Journal of Psychotherapy*, Vol.53(3), 283–288.

Kühner, C. & Weber, I. (2001): *Depressionen vorbeugen*. Göttingen: Hogrefe.

Levine, P. A. (1998): *Trauma-Heilung*. Essen: Synthesis.

Levine, P. A. & Kline, M. (2008): *Kinder vor seelischen Verletzungen schützen*. München: Kösel.

Linehan, M. (1996): *Dialektisch-Behaviorale Therapie der Borderline-Persönlichkeitsstörung*. München: CIP Medien.

Luthar, S. S., Ciccetti, D. & Becker, B. (2000): „The construct of resilience: a critical evaluation and guidelines for future work". *Child development*, 71: 543–562.

Luthar, S. S., Zigler, E. & Goldstein, D. (1992): „Methodological and conceptual issues in research on childhood resilience". *Journal of Child Psychology and Psychiatrie*, 33: 361–373.

Maercker, A., Beauducel, A. & Schützwohl, M. (2000): „Trauma severity and initial reactions as precipitating factors for posttraumatic stress symptoms and chronic dissociation in former political prisoners". *Journal of Traumatic Stress*, Vol.13(4), 651–660.

Maercker, A. & Ehlert, U. (Hrsg.) (2001): *Psychotraumatologie. Jahrbuch der Medizinischen Psychologie*. Göttingen: Hogrefe.

Marmar, C. R., Weiss, D. S., Schlenger, W. E., Fairbank, J. A., Jordan, B. K., Kulka, R. A. & Hough, R. L. (1994a): „Peritraumatic dissociation and posttraumatic stress in male vietnam veterans". *American Journal of Psychiatry*, 151, 902–907.

Marmar, C. R., Weiss, D. S., Metzler, T. J. & Ronfeldt, H. M. (1994b): „Predicting symptomatic distress in emergency services personnel". *Journal of Consulting and Clinical Psychology*.

Marmar, C. R., Weiss, D. S. & Metzler, T. J. (1998): „Peritraumatic Dissociation and Posttraumatic Stress Disorder". In Bremner, J. D. & Marmar, C. R. (Hrsg.), *Trauma, Memory and Dissociation*, S. 229–252. Washington DC: American Psychiatric Press.

McFarlane, A. C. (1992): „Avoidance and intrusion in posttraumatic stress disorder". *Journal of Nervous and Mental Disease*, 180 (7), 439–445.

Masten, A. S., Best, K. M. & Garmezy, N. (1990): „Resilience and development: Contributions from the study of children who overcome adversity". *Development and Psychopathology*, 2, 425–444.

Metcalfe, J. & Jacobs, W. J. (1996): „Hot System/Cool System": View of Memory under Stress. *PTSD Research Quarterly*, Vol. 7, 1–3.

Nesterko, Y. & Glaesmer, H. (2016): „Migration und Flucht als Prozess". *Trauma und Gewalt*, 4, 270–286.

Nier, H. (2018): *Polizeiliche Kriminalstatistik: Wenn Kinder Opfer von Gewalt werden*. Statista – Das Statistik-Portal. Einzusehen unter ↗ https://de.statista.com/infografik/14133/polizeilich-registrierte-faelle-von-gewalt-an-kindern (letzter Aufruf am 07.02.2019).

Ostaseki, F. (2017): *Die fünf Einladungen: Was wir vom Tod lernen können, um erfüllt zu leben*. München: Knaur.

Peichl, J. (2007): *Innere Kinder, Täter, Helfer und Co. Ego-State-Therapie des traumatisierten Selbst*. Stuttgart: Klett-Cotta.

Peichl, J. (2012): *Hypno-analytische Teilearbeit. Ego-State-Therapie mit inneren Selbstanteilen*. Stuttgart: Klett-Cotta.

Peichl, J. (2013): *Innere Kritiker, Verfolger und Zerstörer*. Ein Praxishandbuch für die Arbeit mit Täterintrojekten. Stuttgart: Klett-Cotta.

Peichl, J. (2014): *Rote Karte für den inneren Kritiker.* München: Kösel.

Peichl, J. (2018): *Integration in der Traumatherapie: Vom Opfer zum Überlebenden.* Stuttgart: Klett-Cotta.

Peichl, J. (2019): *Einführung in die hypnosystemische Teiletherapie.* Heidelberg: Carl-Auer.

Perry, B. D. & Szalavitz, M. (2013): *Der Junge, der wie ein Hund gehalten wurde. Was traumatisierte Kinder uns über Leid, Liebe und Heilung lehren können.* München: Kösel.

Petzold, T. D. (2016): „Resilienz und Salutogenese: Über die Fokussierung auf Stress und die gesunde Entwicklung des Menschen". *Der Mensch* 52/2016. Einzusehen unter ↗ https://www.dachverband-salutogenese.de/cms/fileadmin/user_upload/Mensch52/05_DM_52_Leitthema_Petzold.pdf (letzter Aufruf am 07.02.2019).

Post, R., Weiss, S. & Smith, M. (1995): „Sensitization and kindling: Implications for the evolving neural substrate of post-traumatic stress disorder". In Friedman, M., Charney, D. S. & Deutch, A. Y. (Hrsg.), *Neurobiological and Clinical Consequences of Stress: From Normal Adaptation to Post-Traumatic Stress Disorder*, S: 203–224. Philadelphia: Lippincott-Raven.

Post, R., Weiss, S., Smith, M., Li, H. & Mc Cann, U. (1997): „Kindling versus quenching. Implications for the evolution and treatment of posttraumatic stress disorder". *Annals of the New York Academy of Sciences*, Vol. 821, 285–295.

Putnam, F. W. (1989): „Pierre Janet and modern views on dissociation". *Journal of Traumatic Stress*, 2 (4), 413–430.

Putnam, F. W. (1997): *Dissociation In Children and Adolescents.* New York: Guilford.

Rabinak, C. A., Angstadt, M., Welsh, R. C., Kenndy, A. E., Lyubkin, M., Martis, B. & Phan, K. L. (2011): „Altered amygdala resting-state functional connectivity in post-traumatic stress disorder". *Frontiers in Psychiatrie*, 14.11.2011, 2:62.

Reddemann, L. (2001): *Imagination als heilsame Kraft.* Stuttgart: Klett-Cotta.

Reddemann, L. (2006): *Überlebenskunst.* Stuttgart: Klett-Cotta.

Reddemann, L. & Dehner-Rau, C. (2018): *Trauma heilen.* Stuttgart: Trias

Romanus, A. (1998): *Laienkulturelle Vorstellungen von Gesundheit und Krankheit, gesundheitsbezogene Handlungstendenzen – zur Frage der Akkomodation und Akkulturation türkischer Migrantinnen in Deutschland.* Dissertation, Medizinische Hochschule Hannover.

Rost, C. (Hrsg.) (2014): *Ressourcenarbeit mit EMDR.* Paderborn: Junfermann.

Rost, C. & Overkamp, B. (2018): *Selbsthilfe bei posttraumatischen Symptomen: Übungen für Körper, Geist und Seele.* Paderborn: Junfermann.

Rutter, M. (2000): „Resilience reconsidered: Conceptual considerations, empirical findings, and policy implications". In Shonkoff, J. P. & Meisels, S. J. (Hrsg.), *Handbook of early childhood intervention.* Cambridge: Cambridge University Press, S. 651–682.

Sachsse, U. (1997): *Selbstverletzendes Verhalten. Psychodynamik-Psychotherapie. Das Trauma, die Dissoziation und ihre Behandlung.* Göttingen: Vandenhoeck & Ruprecht.

Sack, M. & Hofmann, A. (2001): *Interview zur komplexen Posttraumatischen Belastungsstörung (IK-PTBS). Erstellt auf der Grundlage des SIDES-Interviews.* Einzusehen unter ↗ http://www.martinsack.de/_downloads/Interview_zur_komplexen_PTBS.pdf (letzter Aufruf am 25.02.2019).

Schmidt, G. (2004): *Liebesaffairen zwischen Problem und Lösung – Hypnosystemisches Arbeiten in schwierigen Kontexten.* Heidelberg: Carl-Auer.

Schuhmacher, J., Wilz, G., Gunzelmann, T. & Brähler, E. (2000): „Die Sense of Coherence Scale von Antonovsky – teststatistische Überprüfung in einer bevölkerungsrepräsentativen Stichprobe und Konstruktion einer Kurzskala". *Psychotherapie Psychosomatik Medizinische Psychologie*, 50: 472–482.

Schuhmacher, J., Leppert, K., Gunzelmann, T., Strauss, B. & Brähler, E. (2005): „Ein Fragebogen zur Erfassung der psychischen Widerstandsfähigkeit als Personmerkmal". *Zeitschrift für Klinische Psychologie, Psychiatrie und Psychotherapie*, 53,1: 16–39.

Selye, H. (1976): *The stress of life.* New York: McGraw-Hill.

Shapiro, F. (2012): *EMDR. Grundlagen und Praxis. Handbuch zur Behandlung traumatisierter Menschen*. Paderborn: Junfermann.

Siegel, D. J. (2011): *Mindsight. The new Science of Personal Transformation*. New York: Bantam Books Trade Paperback Edition.

Siegel, D. J. (2012a): *The developing mind: How relationships and the brain interact to shape who we are*. New York: Guilford Press.

Siegel, D. J. (2012b): *Der achtsame Therapeut. Ein Leitfaden für die Praxis*. München: Kösel.

Siegel, D. J. (2014): *Das achtsame Gehirn*. Freiburg: Arbor.

Siegel, D. J. & Bryson, T. (2018): *Wie Kinder aufblühen. Unterstützen Sie ihr Kind darin, resilienter, eigenständiger und kreativer zu werden*. Freiburg: Arbor.

Sommer, J. (2016): „Die psychotherapeutische Versorgungsrealität komplex traumatisierter Menschen in Deutschland". *Trauma und Gewalt* 4/2016, 308–319.

Spitzer, M. (2006): *Lernen: Gehirnforschung und die Schule des Lebens*. Heidelberg: Springer.

Streek-Fischer, A. (Hrsg.) (1998): *Adoleszenz und Trauma*. Göttingen: Hogrefe.

Streek-Fischer, A., Sachsse, U. & Özkan, I. (Hrsg.) (2001): *Körper, Seele, Trauma. Biologie, Klinik und Praxis*. Göttingen: Vandenhoeck & Ruprecht.

van der Hart, O., Steele, K., Boon, S. & Brown, P. (1993): „The Treatment of Traumatic Momories: Synthesis, Realization, and Integration". *Dissociation*, 6(2/3), 162–180.

van der Hart, O., Nijenhuis, E. & Steele, K. (2008): *Das verfolgte Selbst: Strukturelle Dissoziation. Die Behandlung chronischer Traumatisierung*. Paderborn: Junfermann.

Van der Kolk, B. A. (1997): „The psychobiology of posttraumtic stress disorder". *Journal of Clinical Psychiatry*. Vol. 58(9), 16–24.

Van der Kolk, B. A. & Fisler, R. (1995): „Dissociation and the fragmentary nature of traumatic memories: Review and experimental confirmation". *Journal of Traumatic Stress*, 8 (4), 505–525.

Van der Kolk, B. A., McFarlane, A. C. & Weisaeth, L. (Hrsg.) (2000): *Traumatic Stress: Theorie, Praxis, Forschung zu posttraumatischem Streß. Grundlagen & Behandlungsansätze*. Paderborn: Junfermann.

Van der Kolk, B., Pelcovitz, D., Herman, J. Roth, G., Kaplan, S., Waldinger, R. J., Guastella, A. J. & Spitzer, M. (1999): *Structured Interview for Disorders of Extreme Stress (SIDES)*. Einzusehen unter ↗ http://www.traumacenter.org/products/pdf_files/SIDES_Interview.pdf (letzter Aufruf am 25.02.2019).

Watkins, J. G., Watkins, H. H. (2012): *Ego-States. Theorie und Therapie*. Ein Handbuch. Heidelberg: Carl-Auer.

Welter-Enderlin, R. & Hildenbrand, B. (Hrsg.) (2006): *Resilienz-Gedeihen trotz widriger Umstände*. Heidelberg: Carl-Auer.

Welter-Enderlin, R. & Hidenbrand, B. (Hrsg.) (2011): *Rituale-Vielfalt in Alltag und Therapie*. Heidelberg: Carl-Auer.

Werner, E. E. (1991): „Protektive Faktoren bei Risikokindern. Teil I: Lebensbegünstigende Eigenschaften in den verschiedenen Altersstufen". *Sozialpädiatrie*, 13: 284–288.

Werner, E. E. & Smith, R. S. (1982): *Vulnerable but invincible-A longitudinal study of resilient children and youth*. New York: McGraw Hill.

Werner, E. E., Smith, R. S. (1992): *Overcoming the odds. High risk children from birth to adulthood*. Ithaca: Cornell University Press.

Werner, E. E., Smith, R. S. (2001): *Journeys from Childhood to Midlife. Risk, Resilience and Recovery*. New York (Cornell University).

Yehuda, R. (Hrsg.) (1998): *Psychological trauma*. Washington: American Psychiatric Press.

Yehuda, R. (2001): „Die Neuroendokrinologie bei Posttraumatischer Belastungsstörung im Licht neuer neuroanatomischer Befunde". In Streek-Fischer, A. Sachsse, U. & Özkan, I. (2002), *Körper, Seele, Trauma: Biologie, Körper und Praxis*, S. 351–365.

Yehuda, R., Giller, W., Levengood, R., Southwick, S. & Siever, L. (1995): „Hypothalamic-pituitary-adrenal dysfunction in posttraumatic stress disorder". *Biological Psychiatry* 30(10):1031–48.

Index

Über die Autorin

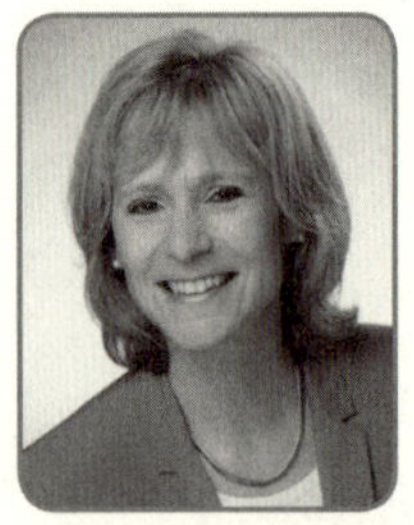

Alice Romanus-Ludewig ist Fachärztin für Psychiatrie und Psychotherapie, Ärztliche Psychotherapeutin in eigener Praxis und Leiterin des Winput-Institutes (Weiterbildungsinstitut für Psychotherapie und Traumatherapie) in Hannover. Neben der tiefenpsychologischen Therapie hat sie Weiterbildungen in Hypnotherapie, Traumatherapie, NLP und EMDR abgeschlossen. In ihren zertifizierten Traumatherapieseminaren lernen Therapeuten alles, was sie über Trauma, Traumafolgen und Traumatherapie wissen müssen, um Betroffenen wirksam helfen zu können.

Darüber hinaus bietet sie angehenden Psychotherapeuten die Möglichkeit, die für die Facharztprüfung geforderte Selbsterfahrung in Gruppen zu absolvieren. Als Supervisorin begleitet sie Therapeuten in ihren Klientenbehandlungen und ist auch in Institutionen tätig.